糖尿病足
胫骨横向骨搬移治疗
与围手术期管理

齐 勇 编著

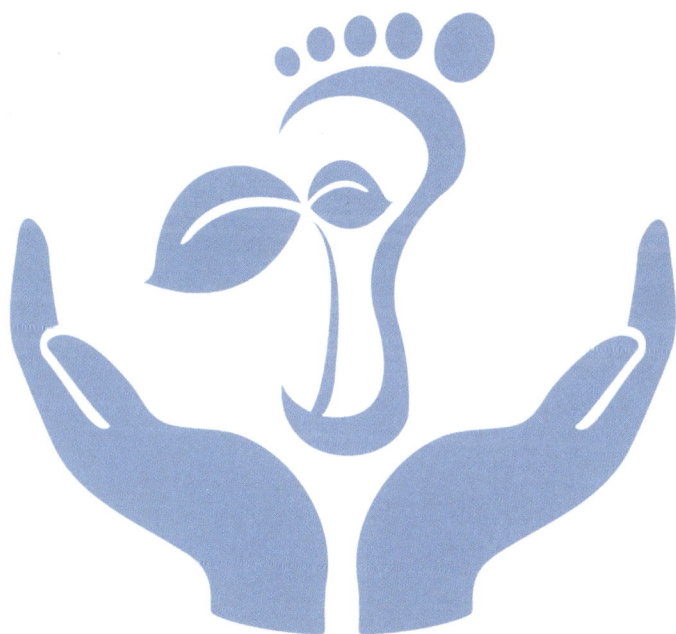

济南出版社

图书在版编目（CIP）数据

糖尿病足胫骨横向骨搬移治疗与围手术期管理 / 齐
勇编著 . -- 济南：济南出版社，2025. 6. -- ISBN 978-
7-5488-7284-9

Ⅰ . R587.2；R658.3

中国国家版本馆 CIP 数据核字第 2025H9V422 号

糖尿病足胫骨横向骨搬移治疗与围手术期管理

TANGNIAOBINGZU JINGGU HENGXIANG GUBANYI
ZHILIAO YU WEISHOUSHUQI GUANLI

齐 勇 编著

图书统筹 刘庆吉
责任编辑 朱 琦 代莹莹 李泽群 于 畅 叶 子
封面设计 谭 正
内文设计 胡大伟

出版发行 济南出版社
地　　址 山东省济南市二环南路 1 号（250002）
总 编 室 0531-86131715
印　　刷 山东联志智能印刷有限公司
版　　次 2025 年 6 月第 1 版
印　　次 2025 年 6 月第 1 次印刷
开　　本 170mm×240mm　16 开
印　　张 17.25
字　　数 250 千字
书　　号 ISBN 978-7-5488-7284-9
定　　价 68.00 元

如有印装质量问题 请与出版社出版部联系调换
电话：0531-86131736

编委会

主　编：齐　勇

副主编：许长鹏　欧栓机　潘红香

编　委：（按姓氏汉语拼音排序）

陈　波　　陈鹏程　　陈　涯　　方　恋　　何廷宇
黄汉文　　雷佳涛　　李贵涛　　李佳轩　　李立恒
李文俊　　李武龙　　列柳琪　　刘　昊　　刘佳宝
刘彦英　　卢芳连　　牟　勇　　钱传沐　　屈玉敦
孙鸿涛　　王益敏　　温建平　　吴晓东　　夏长粮
肖承江　　杨青青　　杨荣燊　　杨　洋　　曾　威
张　然　　祝李霖

前 言

欲渡黄河冰塞川，将登太行雪满山。

我相信每一个处理过糖尿病足的医师都有一些让人听来感觉悲痛和惋惜的故事，而我亲历的一个个有关糖尿病足患者痛苦的求医经历，曾一度让我对我的职业感到恐慌和怀疑。

"糖尿病足"这四个字，对于糖尿病患者来讲，意味着躯体上的巨大痛苦、经济上的负担、精神上的折磨。尽管这些年来医学不断发展，医师已能够通过一些技术处理血管闭塞带来的问题，如技艺高超的血管科医师可以进行血管搭桥，介入科医师可以通过血管球囊扩张术、支架植入术来解决血管闭塞问题，骨科或者显微修复科的医师可以通过负压封闭引流技术（VSD）、植皮或者皮瓣来解决糖尿病足创面的问题，凡此种种，但效果并不理想，糖尿病足患者的截肢率依然非常高，保肢的成功率依然非常低。有资料显示，全世界范围内平均每 30 秒就有一例患者因为糖尿病足而接受截肢。当一个个患者经过各种尝试而最终保肢失败，不得不接受截肢的时候，当抬头看见患者和家属无助的眼神的时候，我感觉愧对每一个糖尿病足患者，愧对这个职业。

山重水复疑无路，柳暗花明又一村。

胫骨横向骨搬移术的出现，对于糖尿病足的治疗来讲，可谓是枯木逢春。1972 年，伊里扎洛夫（Ilizarov）和列贾耶夫（Ledjajev）医师设计了一种将骨头纵向切开后横向牵拉使骨头增粗的技术；1976 年，伊里扎洛夫将这种技术用在脊髓灰质炎患者的胫骨上，使细小的胫骨得以变粗，恢复一个令人满意的外观，同时他发现该技术还可以增加下肢的血运。当中国医生把这种技术用在糖尿病足的治疗上并取得巨大成功后，不得不说，这是一个创举，用"柳暗花明"这个词语来形容其对于糖尿病足治疗的意义，再贴切不过了。

近几年来，中国骨科医师在临床经验积累的基础上，不断努力尝试对手术技术加以改进，对临床应用的适应症不断优化，胫骨横向骨搬移的手术效果得到广大学者的认同。国内学者秦泗河、曲龙、花奇凯等人在该技术的推广上做出了很大的贡献。目前无论是临床研究，还是基础研究，都将该技术的应用研究和理论研究推向了新的高度。

我们团队与国内外同道一起推广该技术的临床应用，通过大量的病例资料积累，对胫骨横向骨搬移这一技术治疗糖尿病足以及其他原因导致的动脉闭塞性疾病有了一定的心得体会。我们觉得有必要将我们的经验进一步总结出来，于是大家一起努力，出版这本《糖尿病足胫骨横向骨搬移治疗与围手术期管理》，希望能够对那些想开展该技术的同行或者初学者有一些帮助，使更多的糖尿病患者受益。

齐勇

2021 年 10 月 6 日

目 录

第一章 概述

第一节 糖尿病足的流行病学现状

2021 年，全球共有 5.37 亿人患有糖尿病，而据预测，到 2045 年，人数将会激增至 7.83 亿。更为严峻的是，这些患者中，有高达 75% 的人生活在经济相对落后的低收入或中等收入国家。糖尿病足溃疡（Diabetic Foot Ulcer, DFU）是糖尿病患者面临的一大经济与社会负担来源，其发病率和严重程度在不同地区间存在显著差异，这主要归因于各地经济社会条件、文化背景、足病诊疗技术以及就诊难易程度的差异。糖尿病足溃疡在临床上的识别并不困难，其发病率在高收入国家每年约为 2%~4%。然而，在低收入国家，这一数字很可能更高，终生患病率高达 19%~34%。全球糖尿病足溃疡的患病率为 6.3%，男性高于女性，分别为 4.5% 和 3.5%；2 型糖尿病患者的患病率高于 1 型糖尿病患者，分别为 6.4% 和 5.5%；北美地区的糖尿病足溃疡患病率最高，为 13%，大洋洲最低，为 3%，亚洲、欧洲和非洲的患病率分别为 5.5%、5.1% 和 7.2%；在具体的国家中，比利时的糖尿病足溃疡患病率最高，为 16.6%，其次是加拿大（14.8%）、美国（13%）和澳大利亚（1.5%）。糖尿病在我国的发病率已从昔日的罕见状态转变为如今的流行态势，与此同时，糖尿病足的患病率也呈现出显著的增长趋势。特别是对于我国 50 岁以上的糖尿病患者而言，他们面临糖尿病足的风险尤为突出，发病率高达 8.1%。

糖尿病足溃疡是糖尿病患者致残、致死的严重慢性并发症之一，其发病率高，治疗困难，花费巨大。糖尿病足是指糖尿病患者因糖尿病所致的下肢远端神经病变和（或）不同程度的血管病变导致的足部溃疡和（或）深层组织破坏，伴或不伴感染。糖尿病高危足是指糖尿病患者未出现足溃疡但存在周围神经病变，不管是否存在足畸形或周围动脉病变或足溃疡史或截肢（趾）史。

时至今日，糖尿病足已然演变成为一个不容忽视的公共卫生挑战。随着研究的深入，人们逐渐意识到糖尿病足并非单一的症状表现，而是一系列足部问题的综合体现。其构成要素缺一不可：首先，患者必须为糖尿病患者；其次，足部须出现溃疡或坏疽的症状；最后，还须伴随一定程度的下肢神经和（或）血管病变。只有同时满足这三个条件，才能被确诊为糖尿病足。与未患糖尿病足的患者相比，糖尿病足患者的群体特征显著，他们往往年龄偏大、体重指数偏低，且糖尿病病史更长，同时高血压、糖尿病视网膜病变以及吸烟史的比例也更高。

糖尿病足一般分为三种类型，即神经型、缺血型和神经缺血型（也称混合型）。在发达国家中，新出现的溃疡病例中有60%与周围动脉病变紧密相关，这类溃疡通常为神经缺血型或缺血型溃疡；相比之下，在发展中国家，神经性溃疡则更为普遍。我国糖尿病足以混合型为主，其次为缺血型，而单纯神经型比较少见。

根据2004年开展的一项多中心调查，我国DFU患者的溃疡类型以单发、Wagner 1级（Wagner分级是评估糖尿病足严重程度的常用方法，中文医学文献中，通常保留原名称"Wagner"）和2级为主，其中有28.8%的患者溃疡部位合并了坏疽，且这些溃疡多发生在足趾部位。在病因方面，DFU以神经缺血性为主，且高达67.9%的溃疡存在合并感染的情况。2012年的调查显示，DFU的感染率有所上升，Wagner 3级以上及Texas分期（Texas分级是糖尿病足的一种分级分期方法，中文医学文献中，通常保留原名称"Texas"）D期的比例也有所增加，与 2004 年相比，虽然总截肢率有所上升，但大截肢率却呈现下降趋势，愈合率则有了显著提升，患者的住院天数也从 21 天缩短到了 18 天。而近期的调查则显示，有 45% 的患者溃疡程度已经达到了 Wagner 3 级以上，总截肢率为 19.03%，其中大截肢率为 2.14%，小截肢率为 16.88%。

全球范围内，糖尿病患者的截肢风险极高，据估算，每 20 秒就有一例患者不得不面对这样的命运。在所有糖尿病患者的截肢手术中，85% 的患者之前发生了足部溃疡，随后恶化为严重的感染或坏疽。糖尿病足的预后极差，其造成的病死率和致残率甚至高于多数癌症类型，仅低于肺癌、胰腺癌等少数几种癌症。DFU 患者年死亡率高达 11%，而对于已经接受过截肢手术的患者，这一死亡率更是飙升至 22%。天津地区的 245 例截趾手术患者被纳入了长达 5 年的随访研究，研究结果显示，第 1 年、第 3 年和第 5 年的累计发生率分别为 27.3%、57.2% 和 76.4%，再截趾风险也在逐年攀升，对应年份的再截趾率分别为 12.5%、22.3% 和 47.1%。死亡率也是一个令人担忧的问题，这些患者在第 1 年、第 3 年和第 5 年的死亡率分别为 5.8%、15.1% 和 32.7%。50%~70% 的下肢截肢事件与糖尿病存在关联，瓦迪韦洛（Vadiveloo）等人的研究报告指出，存在足病高危因素的患者群体中，其两年内的死亡风险竟然是截肢风险的 9 倍，已经愈合的糖尿病足溃疡患者相较于活动性糖尿病足溃疡患者来说，无截肢存活率更低，但后者截肢风险更高。在所有的非外伤性低位截肢手术中，糖尿病患者占 40%~60%，在糖尿病患者中，每 5 个发生溃疡的糖尿病足中有 4 个是因为外伤而诱发或恶化。

在国内，根据现有的文献资料显示，糖尿病导致的下肢血管病变形势同样十分严峻，我国多中心资料显示，50 岁以上糖尿病人群下肢动脉病变的比例为 19.47%；60 岁以上糖尿病人群下肢动脉病变的比例为 35.36%。我国糖尿病患者 1 年内新发溃疡发生率为 8.1%，愈合的 DFU 患者 1 年内再发溃疡发生率为 31.6%。

在发达国家，糖尿病足占用了 12%~15% 的糖尿病医疗卫生资源，而在发展中国家，则高达 40%。美国糖尿病医疗费用的三分之一用于糖尿病足患者，故糖尿病足造成了巨大的社会和家庭经济负担。美国糖尿病患者约有 2230 万，2012 年度糖尿病医疗花费是 2450 亿美元，其中糖尿病足的人均花费是 8658 美元。除了基础的糖尿病花费以外，糖尿病足的医疗费用为 90 亿~130 亿美元。与对照者相比，DFU 患者住院时间更长、家庭医护费用更多，医疗费用是非足溃疡者的 2 倍，人均年增加医疗费用 11711 美元（医疗保险卡使用者）和 15890 美元（私人保险）。英国 2010~2011 年糖尿病足医疗费用约为 5.80 亿英镑，占全国医疗卫生支出的 0.6%，该费用的一半以上（3.07 亿英镑）用于社区和一级医疗服务单位 DFU 的护理，住院 DFU 费用为 2.19 亿英镑，截肢费用为 5500 万英镑。我国 2004 年多中心调查显示，DFU 患者平均住院天数为 25 d，次均总费用 14906 元；2012 年再次多中心调查显示，DFU 患者住院费用高于 2004 年，日均住院费用升高（955 元比 589 元），但住院天数缩短［18（12~32）d 比 21（15~32）d］，经过消费价格指数校正后，两组住院费用差异无统计学意义。我国 2010 年多中心糖尿病截肢率调查显示，病程大于 20 年的患者住院天数最长（42 d），住院费用最多（34253 元）；随着 Wagner 分级的增加，住院天数无明显增加，但住院费用却明显增加；小截肢患者与大截肢患者比较，住院时间平均少 3 d，住院费用平均低 10000 元；二次或多次截肢及死亡患者不但住院时间明显延长，费用也显著增加。

第二节 糖尿病足溃疡的危险因素

一、年龄和病程

糖尿病足溃疡的发生率与年龄和病程具有明显的相关性，糖尿病病程与糖尿病足风险分级呈正相关，随着病程的延长，糖尿病足的风险分级增加，糖尿病足溃疡的发生率逐渐增高，且病程越长，其足部病变越严重。大截肢（踝关节以上）有 85.1% 发生在 60 岁以上，其中 91% 的患者病程在 10 年以上。

二、性别

糖尿病足溃疡的发生与性别相关，男性患者的发病率高于女性，男性患者大截肢和小截肢（趾）的风险分别是女性的 1.39 倍和 1.77 倍。目前具体机制尚不明确，但考虑可能与雌激素对血管系统具有保护作用有关。

三、血管病变

糖尿病患者不仅出现周围动脉硬化、钙化和狭窄，还伴发微血管病变和微循环障碍，使下肢血流量减少，组织缺氧和营养成分供给不足，出现下肢发凉、疼痛和间歇性跛行，严重供血不足者可致溃疡、肢体坏疽。糖尿病患者晚期均存在不同程度的全身中小动脉及微循环的血管病变，糖尿病视网膜病变、糖尿病肾病以及糖尿病足的发生均与血液循环障碍密切相关。糖尿病足患者双侧下肢动脉均发生广泛病变，从股总动脉至足背动脉均可受累，以小腿胫前动脉受累最明显，其次是胫后动脉，再次是股浅动脉，股总动脉内中膜增厚最明显却受累最轻。我国 50 岁以上糖尿病 LEAD（下肢动脉病变）的患病率为 21.2%，且随着年龄增加患病率也增加，单纯下肢血管病变引起的 DFU 约占 24%。下肢血管病变在糖尿病下肢溃疡的发生发展过程中起着重要的作用。外周血管病变（Peripheral Vascular Disease，PVD）的发病率随年龄增加而升高。60 岁以下的人 PVD 发病率为 3%，75 岁以上的人发病率为 20%，而只有 25% 的 PVD 患者有症状。糖尿病患者发生下肢血管病变时，运动后由于肢体缺血加重，会感觉肢体沉重甚至疼痛。目前能够较准确地评估下肢血管病变的方法为多普勒测量踝肱指数（ABI），以 ABI<0.9 作为下肢血管病变的诊断标准。应用动脉造影确诊了血管病变，那么使用 ABI 诊断敏感度为 95%，特异度接近 100%。

四、神经病变

周围神经病变是导致糖尿病足溃疡发生的最常见的原因之一。神经病变使患者肢体麻木，感受外界刺激与伤害的能力减弱，自我保护能力降低。外周神经病变的发生率随患者年龄及其糖尿病病程的增加而升高。周围神经病变主要通过两种方式导致糖尿病足溃疡发生。一方面，运动神经病变影响了足部肌肉的牵引张力，使足部肌肉萎缩，从而改变了足底受压部位，导致足畸形，如爪形趾、锤状趾等。爪形趾趾间关节弯曲，跖骨头突出，这一部位的切应力增加，因此，跖骨头是发生溃疡的常见部位之一。另一方面，感觉神经受损或丧失，使足部对不合适的鞋袜、异物或对热感觉的反应性下降，导致皮肤易破损，形成溃疡。自主神经病变使患者皮肤泌汗功能减弱，从而出现足部皮肤干燥皲裂，易引发细菌感染。运动神经、感觉神经及自主神经病变可以分别或共同成为糖尿病足发生的危险因素，影响糖尿病足的预后。

感觉神经病变可以通过 S-W 单纤丝试验进行评价。如果跖骨表面单纤丝试验不能达到 5.07，就有发生足部溃疡的危险。此外，还有深腱反射、振动觉、压力觉、痛觉和两点辨别觉等筛查方法。这些感觉的丧失是足溃疡发生的重要危险因素。发生周围神经病变或足背动脉无搏动的患者应加强日常足部检查，糖尿病患者足部强化护理能够预防足溃疡导致的截肢。

五、感染

高血糖状态使机体免疫力降低，且伤口一旦护理不当，容易出现严重的感染。感染是糖尿病足溃疡的独立危险因素。Wagner 3 级以上感染同时累及骨组织，截肢率高出 11 倍。糖尿病足溃疡感染最常见的病原体是耐甲氧西林金黄色葡萄球菌（MRSA），与其他病原体感染相比较，MRSA 感染的患者治愈率低，截肢率和病死率高。MRSA 感染的标准治疗方案是应用万古霉素，目前又有一些新的抗 MRSA 药物问世，如利奈唑胺。

六、代谢紊乱

代谢紊乱与糖尿病足密切相关，低甘油三酯、低胆固醇，高密度脂蛋白胆固醇降低与低密度脂蛋白胆固醇水平升高等脂代谢异常，低白蛋白血症、高尿酸血症、贫血、肥胖等均是 DFU 发生的危险因素或是独立危险因素。血清胆红素、胱抑素 C 及纤维蛋白原水平也与糖尿病足发病及严重程度相关。

血糖控制较差的患者糖尿病足溃疡发生率较高。血糖控制不良以及糖化血红蛋白（HbA1c）较高与糖尿病足溃疡密切相关。与 HbA1c 较低者相比，入院时 HbA1c 较高的糖尿病足溃疡患者伤口愈合时间明显延长。入院时 HbA1c 水平是糖尿病足住院患者截肢的独立危险因素。高血糖的长期刺激促进血管内皮细胞凋亡，同时产生大量终末糖基化产物，从而导致血管壁增生，管腔狭窄，加速闭塞性动脉硬化症形成以及神经病变的发生，加之高血糖易诱发感染，使溃疡不易愈合。美国糖尿病协会推荐将 HbA1c 控制在 7.1% 以下，而对于有并发症的患者要进行个体化调整。良好的血糖控制可以减少 DFU 的发生。血脂升高造成下肢血管动脉粥样硬化。大量脂质侵入血管壁使动脉基底膜增厚及血管腔狭窄，收缩期阻力指数增大，引起内源性凝血因子增加，易形成血栓，导致糖尿病足溃疡。血脂升高的 2 型糖尿病患者更易发生管腔狭窄，使肢体远端血供明显减少，加剧局部缺血，从而加重足部溃疡。美国糖尿病协会推荐使用低密度脂蛋白胆固醇评价血脂的控制和治疗情况，并认为低密度脂蛋白胆固醇 <100 mg/dl、高密度脂蛋白胆固醇 >50 mg/dl、三酰甘油 <150 mg/dl 的成年人处于低风险。

七、血压

收缩压升高是糖尿病足溃疡发病的独立危险因素。持久的高血压导致动脉壁弹性减弱、顺应性下降、内膜厚度增加、内皮细胞损伤，同时内皮细胞生成一氧化氮减少或其生物利用度下降，从而加速了动脉粥样硬化的形成。内皮细胞破坏使血管自身调节受损，足部血液供应减少，造成组织缺血、缺氧，致使糖尿病足溃疡的发生。

八、吸烟

吸烟是糖尿病足溃疡发生的独立危险因素，糖尿病足溃疡的发生率随着吸烟量的增加而升高。吸烟的患者截肢的概率增大，吸烟是糖尿病足早期重要的独立危险因素。吸烟产生的一氧化碳和氰化物抑制了正常的组织代谢，同时烟草中的尼古丁刺激了肾上腺素和去甲肾上腺素的释放，使血管收缩、痉挛，从而造成组织缺血缺氧；组织灌流量减少使糖尿病患者易发生足部溃疡，且溃疡一旦发生便不易愈合。吸烟是周围动脉疾病重要的危险因素，戒烟有助于减少高危患者足溃疡的发生，降低截肢率，因此，戒烟对于预防足病非常重要。

九、胰岛素的使用

使用胰岛素的糖尿病患者足部溃疡的发生率明显高于使用口服药物或仅饮食控制血糖的患者。胰岛素的使用预示着糖尿病病情严重，如可能已出现神经病变等并发症。胰岛素的使用能否作为糖尿病足溃疡发生的危险因素，尚不明确。使用胰岛素的患者比未使用的患者更倾向于进行定期的足部检查。目前，临床上对糖尿病患者主张早期使用胰岛素，将血糖控制在理想水平，再进行治疗效果评估。因此，无论是使用胰岛素控制血糖，还是应用口服药物或饮食运动调节血糖的糖尿病患者，临床医生均应给予重视，防止足部溃疡的发生。

十、足部的生物力学改变

足底胼胝形成所导致的足底局部压力增高是糖尿病足溃疡发生的独立高危因素，相关性高达 70%~90%。长时间足底压力过高，导致足底局部缺血和组织分解，产生炎症，进而形成 DFU。Charcot（夏科氏）神经骨关节病、畸形足、胼胝、不合适的鞋袜都可能引起足的生物力学（压力）异常而导致 DFU 发生。临床上足部好发溃疡的区域有足底中部、足跟外侧、足跟内侧、第二跖骨、大拇指，而这些部位正是胼胝的好发部位。胼胝多因足底长期受力不均匀，导致局部压力增高，形成增厚的结缔组织，同时角化细胞的活性增强，在足底局部形成质地坚硬的胼胝。通常鞋袜不合适可造成足底局部过度受压，形成胼胝。在积极控制血糖和抗感染治疗的同时，先对足底胼胝进行彻底切除，再进行溃疡伤口的清创引流，同时帮助患者选择适当的鞋进行局部减压，效果明显高于未减压组。积极治疗胼胝，减轻足底受压，可以有效预防糖尿病足溃疡发生。

十一、截肢（趾）病史

既往有足溃疡史者，再次发生足溃疡的危险性是无足溃疡史者的 13 倍，有足溃疡史者，截肢的危险性是无足溃疡史者的 2~10.5 倍，有截肢史者，一半以上的患者在 5 年内需进行第 2 次截肢。有足溃疡史的糖尿病患者病死率明显高于无足溃疡史患者。

十二、鞋袜不合适

鞋袜不合适是导致糖尿病足溃疡形成的机制之一。糖尿病患者由于发生了周围神经病变，感觉不到鞋袜的存在，因此所穿鞋袜相对较小，易造成挤伤，从而发生溃疡。专家推荐糖尿病患者穿鞋时鞋长应大于脚长 10~15 mm，建议糖尿病患者，尤其是发生周围神经病变的患者，要穿比自己脚稍大的鞋子，而且穿鞋前要注意检查鞋内有无异物，以免发生不必要的损伤。

第三节 糖尿病足的临床表现

糖尿病足的临床表现多样，主要与糖尿病引起的神经病变和血管病变有关。糖尿病足的主要症状包括足部溃疡、感染和感觉的丧失等，糖尿病患者持续的高血糖会损害腿和脚的神经，导致神经病变。另外，由于脂肪沉积导致动脉狭窄，腿部和足部的血流量会减少（缺血），导致外周动脉疾病。神经病变和（或）外周动脉疾病会削弱腿部和足部的感觉，导致溃疡，称为糖尿病足溃疡（DFU）。多达30%的糖尿病患者会在其一生中发生DFU。糖尿病患者的足部感染是也一个越来越常见的问题，并与潜在的严重后遗症有关。糖尿病足感染（DFI）通常发生在周围（感觉和运动）神经病变导致的皮肤溃疡或某种形式的创伤引起的伤口中。各种微生物不可避免地在伤口上定居；在一些患者中，一种或多种生物体在伤口中增殖，这可能会导致组织损伤，然后是伴随炎症的宿主反应，即临床感染。这些感染随后可以连续传播，包括进入更深的组织，通常到达骨骼。

一、神经病变的临床表现

远端对称性多发性神经病变：双侧肢体麻木、刺痛、烧灼感、触电样疼痛及感觉异常等，这些症状可能呈袜套样分布。

近端运动神经病变：一侧下肢近端严重疼痛为多见，可与双侧远端运动神经同时受累，伴迅速进展的肌无力和肌萎缩，可能导致肌肉萎缩和足部畸形，如爪形趾、锤状趾等。

局灶性单神经病变：可累及颅神经或脊神经。颅神经损伤以上睑下垂（动眼神经）最常见，其次为面瘫（面神经）、眼球固定（外展神经）、面部疼痛（三叉神经）及听力损害（听神经）。

非对称性的多发局灶性神经病变：同时累及多个单神经，出现麻木或疼痛。

多发神经根病变：最常见为腰段多发神经根病变，主要为 L2、L3 和 L4 等高腰段的神经根病变引起的单侧下肢近端麻木、疼痛等。

自主神经病变：可累及心血管（直立性低血压、晕厥、冠状动脉舒缩功能异常、无痛性心肌梗死、心脏骤停或猝死），消化（吞咽困难、呃逆、上腹饱胀、胃部不适、便秘、腹泻及排便障碍等），泌尿生殖［排尿障碍、尿失禁、尿潴留、尿路感染等，性功能障碍如男性表现为勃起功能障碍和（或）逆向射精，女性表现为性欲减退、性交疼痛］等系统，还可出现体温调节、泌汗异常，对低血糖感知减退或无反应，低血糖恢复的过程延长及神经内分泌障碍。

二、血管病变的临床表现

皮肤营养不良、肌肉萎缩，皮肤干燥、弹性差，皮温下降，色素沉着，肢端动脉搏动减弱或消失，患者可合并有下肢间歇性跛行症状。随着病变进展，可出现静息痛，趾端出现坏疽，足跟或跖趾关节受压部位出现溃疡，部分患者可肢体感染。

糖尿病下肢缺血是由于糖尿病患者同时出现下肢动脉硬化、闭塞，无论二者发生先后，只要具备这两个因素就称为糖尿病下肢缺血。糖尿病下肢缺血具有的临床表现基本与单纯动脉硬化造成下肢缺血相似，但前者症状与体征更严重。主要表现为：早期缺血症状，足部麻木，皮肤发凉，仅在活动后有疼痛感，即为间歇性跛行；中期的代偿期，即足部静息痛；晚期的组织缺损，主要包括足部溃疡（甚至溃疡伴感染），足部部分组织坏疽（甚至坏疽且伴有感染）。

三、糖尿病足感染（DFI）

（一）糖尿病足感染的病原体特点

1. 浅部感染病原体

（1）需氧革兰阳性球菌

①金黄色葡萄球菌：包括耐甲氧西林金黄色葡萄球菌（MRSA），常寄生于人体皮肤和鼻腔，当足部皮肤出现破损时，容易侵入并引发感染。其产生的毒素可导致局部组织炎症反应加剧，形成红肿、疼痛、化脓等症状。

②无乳链球菌、化脓性链球菌等：这些细菌也是浅部感染的常见致病菌，可引起足部皮肤和软组织的炎症，表现为局部红斑、肿胀、发热等。

（2）感染途径与危险因素

浅部感染的病原体主要通过皮肤损伤处侵入，如擦伤、抓伤、水疱破裂等。长期穿着不合适的鞋子、足部多汗、不注意足部卫生等因素都会增加感染的风险。

2. 深部感染病原体

（1）多种细菌混合感染

除了上述需氧革兰阳性球菌外，深部感染还可能涉及肠杆菌和厌氧菌。例如，大肠杆菌、克雷伯氏菌等肠杆菌属细菌在肠道中大量存在，当机体抵抗力下降或发生胃肠道疾病时，可能通过血液循环或淋巴系统传播至足部。厌氧菌如消化球菌、消化链球菌等则在缺氧环境下生长繁殖，常见于深部组织坏死或脓肿形成的区域。

（2）感染机制与影响因素

深部感染的发生往往与足部的缺血、神经病变密切相关。糖尿病患者长期高血糖会导致血管内皮损伤，引起动脉粥样硬化，使足部血液供应减少，局部组织缺氧，为厌氧菌的生长创造了有利条件。同时，神经病变导致患者感觉减退，容易受到外伤而不自知，进一步增加了感染的机会。

（二）糖尿病足感染的临床表现

患者可出现发热、畏寒、寒战等典型的全身炎症表现；足部皮肤红、热、肿胀、变硬、疼痛或触痛、创面出现脓性分泌物等感染的症状和体征。但约 50% 的 DFI 患者临床表现不典型，这些患者大多存在严重的周围血管病变、周围神经病变以及长期的高血糖，尤其是严重缺血和长病程的老年患者。对于面积 >2 cm^2、深度 >3 mm 的创面，如果伴有非脓性分泌物、着色异常、臭味、肉芽组织易碎和（或）易出血、伤口边缘变黑和（或）坏死、无明确诱因的伤口疼痛或触痛加剧，尽管治疗合理但未见明显好转。DFI 开始常为表浅感染，但随着时间的推移，细菌可蔓延至皮下组织，包括筋膜、肌肉、肌腱、关节和骨组织。足部在解剖上存在多个纵行腔隙，有利于感染向近端蔓延。

（三）皮肤和足部变化

皮肤变化：皮肤可能变得干燥、脱屑、温度低、色素沉着增加。

足部畸形：可能导致肌肉萎缩和足部畸形，如爪形趾、锤状趾等。

感染：由于感觉减退和血液循环不良，足部易发生感染，且感染可能迅速恶化。

四、Charcot 神经骨关节病

常见于有多年糖尿病史（病程常超过 10 年），血糖控制不佳，且有周围神经病变的中老年患者。临床上，Charcot 神经骨关节病的特征因急性或慢性起病不同而表现不同。急性 Charcot 神经骨关节病常表现为足踝部肿胀，可有红、肿、热、痛急性炎症表现，关节局部有轻到中等程度的疼痛或不适（有的表现为无痛）；患足病变部位与正常足相比，皮肤温度差异≥2℃，足背与胫后动脉搏动正常甚至增强，这一阶段的临床表现类似于深静脉血栓、急性痛风和蜂窝织炎。慢性 Charcot 神经骨关节病可表现为急性期炎症的缓解和足畸形的形成，主要表现为足部畸形、足弓塌陷，可能伴有皮肤溃疡、骨髓炎等，标志性畸形是中足塌陷，被描述为"摇椅足（Rocker-bottom Foot）"。

第四节　糖尿病足的诊断

一、糖尿病足的概念

糖尿病足指的是糖尿病患者因糖尿病所致的下肢远端神经病变和（或）不同程度的血管病变导致的足部溃疡和（或）深层组织破坏，伴或不伴感染。糖尿病高危足指的是糖尿病患者未出现足溃疡但存在周围神经病变，不管是否存在足畸形或周围动脉病变或足溃疡史或截肢（趾）史。

二、糖尿病下肢动脉病变（LEAD）

（一）血管病变检查

1.体检：通过触诊，扪及股、腘、足背动脉和（或）胫后动脉搏动了解下肢血管病变；通过 Buerger 试验（肢体抬高试验）了解下肢缺血情况。

2.皮肤温度检查：红外线皮肤温度检查是一种简单、实用的评估局部血供的方法，最好采用温度差判断肢体血供。

3.踝动脉–肱动脉血压比值：又称踝肱指数（Ankle Brachial Index，ABI），反映的是肢体的血运状况，正常值为 0.9~1.3，0.71~0.89 为轻度缺血，0.4~0.7 为中度缺血，<0.4 为重度缺血，重度缺血的患者容易发生下肢（趾）坏疽。如果踝动脉收缩压过高，如高于 200 mmHg 或 ABI>1.3，则应高度怀疑患者有下肢动脉钙化，部分 ABI 正常患者，可能存在假阴性，可采用平板运动试验或趾臂指数（Toe Brachial Index，TBI）测定来纠正。

4. 经皮氧分压（Transcutaneous Oxygen Pressure，$TcPO_2$）：正常人足背 $TcPO_2 > 40$ mmHg；如 <30 mmHg 提示周围血液供应不足，足部易发生溃疡，或已有的溃疡难以愈合；如 $TcPO_2 < 20$ mmHg，足溃疡几乎没有愈合的可能。

5. 血管影像检查：包括动脉彩色多普勒超声检查、CT 血管造影、磁共振血管造影和数字减影血管造影。血管彩色多普勒检查具有无创、简便的特点，可以了解动脉硬化斑块状况及有无动脉狭窄或闭塞，适用于血管病变大范围筛查。CT 血管造影和磁共振血管造影具有成像清晰的特点，可以显示血管有无狭窄或闭塞，但准确率低于数字减影血管造影。数字减影血管造影仍是诊断下肢血管病变的"金标准"，可以准确显示动脉堵塞状况及侧支循环建立情况，对治疗方案的选择有重要作用。

（二）糖尿病下肢动脉病变（LEAD）的诊断

1. 符合糖尿病诊断。

2. 下肢动脉狭窄或闭塞的临床表现。

3. 如果患者静息 ABI ≤ 0.9，无论患者有无下肢不适的症状，应该诊断 LEAD。

4. 运动时出现下肢不适且静息 ABI ≥ 0.9 的患者，如踏车平板试验后 ABI 下降 15%~20% 或影像学提示血管存在狭窄，应该诊断 LEAD。

5. 患者超声多普勒、CTA、MRA 和 DSA 检查下肢动脉有狭窄或闭塞病变。

6. 如果患者静息 ABI<0.4 或踝动脉压 <50 mmHg 或趾动脉压 <30 mmHg，应该诊断严重肢体缺血。

LEAD 一旦诊断，临床上应该进行 Fontaine（中文医学文献中，通常保留原名称"Fontaine"）分期。

表 1　下肢动脉粥样硬化性病变的 Fontaine 分期

分期	临床评估
I	无症状
II a	轻度间歇性跛行
II b	中到重度间歇性跛行
III	缺血性静息痛
IV	缺血性溃疡或坏疽

三、糖尿病周围神经病变（DPN）

（一）糖尿病足的外周神经病变检查

糖尿病周围神经病变（Diabetic Peripheral Neuropathy，DPN），可以通过以下几种方法得到诊断，但必须要排除其他原因导致的周围神经病变。

1. 10 g 尼龙丝检查法：该方法是较为简便的感觉神经检测方法，要准备一根特制的尼龙丝（其弯曲 45° 能够产生 10 g 的压力）。检查开始前，通常在患者手掌或前臂试用该尼龙丝 2~3 次，让患者感受 10 g 尼龙丝产生压力的正常感觉。测试应对双侧足部进行检查；每个检查点施压时间 2~3 s，时间不宜过长；检查部位应避开胼胝、水疱和溃疡面等。建议检测点为第 1、3、5 趾腹，第 1、3、5 跖骨头处，足心，足掌外侧，足跟及足背第 1、2 跖骨间共 10 个点，患者有 2 个或 2 个以上感觉异常点则视为异常。

2. 振动觉：该检查是对深部组织感觉的半定量检查。首先将振动的音叉柄置于患者乳突处让其感受音叉的振动，然后分别置于双足的骨性凸起部位进行比较检查（第 1 跖趾关节内侧，内、外踝）。

3. 踝反射、针刺痛觉、温度觉：这 3 种检查方法也可以应用于糖尿病周围神经病变的诊断。

4. 神经传导速度（Nerve Conduction Velocity，NCV）过去被认为是 DPN

诊断的"金标准"，通常认为有 2 项或 2 项以上 NCV 减慢者，结合其他症状体征及辅助检查可考虑存在 DPN。

（二）DPN 的诊断标准

1. 明确的糖尿病病史。

2. 在诊断糖尿病时或之后出现的神经病变。

3. 具有 5 项下肢神经病变临床表现中的 2 项以上异常：温度觉异常；尼龙丝检查，足部感觉减退或消失；振动觉异常；踝反射消失；NCV 有 2 项或 2 项以上减慢。

此诊断尚须排除其他病变，如颈腰椎病变（神经根压迫、椎管狭窄、颈腰椎退行性变），脑梗死，格林巴利综合征，严重动静脉血管性病变（静脉栓塞、淋巴管炎）等，尚需鉴别药物尤其是化疗药物引起的神经毒性作用以及肾功能不全引起的代谢毒物对神经的损伤。

（三）DPN 的诊断分层

1. 确诊：有远端对称性多发性神经病变的症状或体征，同时存在神经传导功能异常。

2. 临床诊断：有远端对称性多发性神经病变的症状及 1 项阳性体征，或无症状但有 2 项或 2 项以上体征为阳性。

3. 疑似：有远端对称性多发性神经病变的症状但无体征，或无症状但有 1 项体征为阳性。

4. 亚临床：无远端对称性多发性神经病变症状和体征，仅存在神经传导功能异常。

（四）DPN 的类型诊断

1. 远端对称性多发性神经病变：表现为双侧肢体疼痛、麻木、感觉异常等。

2. 近端运动神经病变：累及下肢近端运动神经，可与双侧远端运动神经同时受累。

3. 局灶性单神经病变：累及单根颅神经或脊神经。

4. 非对称性的多发局灶性神经病变：同时累及多个单神经的神经病变称为多灶性单神经病变或非对称性多神经病变。

5. 多发神经根病变：主要为 L2～L4 等高腰段的神经根病变。

6. 自主神经病变：可累及心血管、消化、呼吸、泌尿生殖等系统，还可出现体温调节、泌汗异常及神经内分泌障碍。

第二章　糖尿病足的分型与分级

不同国家和地区、不同学会组织对糖尿病足采用了不同的分类方法和分解方法。这些分类，均是基于周围神经病变、周围血管病变、软组织和骨感染、溃疡深度、面积、部位、足结构等的检查。各类糖尿病足的分类方法各有各的特点，每种方法也都存在各自的不足。根据不同的情况选择合适的分型方法将有利于我们的临床和研究工作。

一、Wagner 分级法

Wagner 分级法是目前临床及科研中应用最为广泛的分级方法（表1）。Wagner 分级各级对应的临床症状如下。

0级：皮肤无开放性病灶。常表现肢端供血不足，皮肤凉，颜色紫绀或苍白，麻木感觉迟钝或丧失，肢端刺痛或灼痛。

1级：肢端皮肤有开放性病灶。水泡、血泡、鸡眼或胼胝，冻伤或烫伤及其他皮肤损伤所引起的浅表溃疡，但病灶尚未波及深部组织，及早外用药膏可有效防护避免恶化。

2级：感染病灶已侵犯深部肌肉组织。常有轻度蜂窝织炎，多发性脓灶及窦道形成感染沿肌肉隙扩大，造成足底、足背贯通性溃疡或坏疽，脓性分泌物较多，足或指趾皮肤灶性干性坏疽，但肌腱韧带尚无破溃。

3级：肌腱韧带组织破溃。蜂窝织炎融合形成大脓腔，脓性分泌物及坏死组织增多，足或少数趾（指）干性坏疽，但骨质破坏尚不明显。

4 级：严重感染已造成骨质破坏、骨髓炎、骨关节破坏或已形成假关节、夏科氏关节，部分指趾或部分手足发生湿性或干性严重坏疽。

5 级：足的大部或全部感染或缺血，导致严重的湿性或干性坏疽，肢端变黑，尸干，常波及踝关节及小腿。

表 1　糖尿病足的 Wagner 分级法

分级	临床表现
0 级	有发生足溃疡的危险因素，但目前无溃疡
1 级	足部表浅溃疡，无感染征象，穿透皮肤表层或全层
2 级	深达韧带、肌腱、关节囊或深筋膜的溃疡，无脓肿或骨髓炎
3 级	深部溃疡伴脓肿、骨髓炎或败血症
4 级	局限性坏疽（趾、足跟或前足背），其特征为缺血性坏疽，通常合并神经病变
5 级	全足坏疽

二、Texas 分级分期

Texas 分级分期（表 2）考虑了病因与程度两方面的因素，截肢率随溃疡的深度和分期的严重程度而增加，如感染的非缺血性溃疡，随访期间无一截肢。此分级方法从病变程度和病因两个方面对糖尿病足溃疡及坏疽进行评估，更好地体现了创面感染和缺血的情况，相对于 Wagner 分级在评价创面的严重性和预测肢体预后情况上更好。

表 2　糖尿病足的 Texas 分级分期

分级	特点	分期	特点
0 级	足部溃疡史	A 期	无感染和缺血
1 级	表浅溃疡	B 期	合并感染
2 级	溃疡累及肌腱	C 期	合并缺血
3 级	溃疡累及骨和关节	D 期	感染和缺血并存

三、Edmonds 和 Foster 简单分级系统

Edmonds 和 Foster 简单分级系统是英国的埃德蒙兹（Edmonds）和福斯特（Foster）提出的一种简单易记的糖尿病足病分类方法。该分级系统是在区分神经性病变和神经缺血性病变基础上进行的，能够清楚地区别糖尿病足的神经病变和神经缺血性病变，可以依据此分类系统选择治疗方法。

1 级：正常足。

2 级：高危足。

3 级：溃疡足。

4 级：合并感染的足。

5 级：坏死的足。

3~5 级还可以进一步分为神经性溃疡和缺血性溃疡。1~2 级主要是预防，3~5 级需要积极治疗。从临床实践来看，3 级的神经性溃疡患者需要局部处理和支具减轻局部压力，缺血性溃疡患者需要特制的鞋；4 级患者需要静脉应用抗生素，缺血性溃疡患者需要重建血管；5 级患者需要应用抗生素和截肢。

四、IWGDF 分级系统

IWGDF 分级系统由国际糖尿病足工作组（International Working Group on the Diabetic Foot）制定，从灌注、病变范围、感染、感觉功能四个维度对糖尿病足进行分级。

1. 灌注。

1 级：无周围血管病变（PAD）的症状或体征，足背动脉、胫后动脉搏动可触及或 0.9 ≤踝肱指数（ABI）≤ 1.1 或趾臂指数（TBI）>0.6 或经皮氧分压 >60 mmHg。

2 级：有周围血管病变（PAD）的症状或体征，但无严重肢体缺血。

间歇性跛行或 ABI<0.9（但踝部血压 >50 mmHg）或 TBI<0.6（但足趾收缩压 >30 mmHg）或经皮氧分压 30 ~ 60 mmHg 或其他符合 PAD 诊断的非侵入性检查（但无严重肢体缺血）。

3 级：严重肢体缺血，定义为踝部收缩压 <50 mmHg 或经皮氧分压 <30 mmHg。

2. 病变范围。

如果可能，损伤范围（用平方厘米表示）应在清创后确定，深度或组织缺损在首次清创后评估。

1 级：浅表全层皮肤溃疡，损伤不超过真皮层。

2 级：深溃疡，穿透真皮至皮下组织，包括筋膜、肌肉或肌腱。

3 级：涉及更深组织，包括骨和（或）关节（骨质暴露，可探及骨质）。

3. 感染。

1 级：无感染的症状或体征。

2 级：感染仅累及皮肤和皮下组织，至少存在以下症状中两项：局部肿胀或硬结；溃疡周围红斑 >0.5 ~ 2 cm；局部触痛或疼痛；局部皮温升高；流脓。无全身症状。

3 级：溃疡周围红斑 >2 cm 加以上任意一项，或感染累及更深层组织，如脓肿形成、骨髓炎、脓毒性关节炎、筋膜炎。无全身症状。

4 级：具备以下两种或更多项的任何足感染。

体温 >38℃ 或 <36℃；心率 >90 次 / 分，呼吸 >20 次 / 分，二氧化碳分压 <32 mmHg；白细胞 >12 × 10^9/L 或 <4 × 10^9/L，>10% 幼稚细胞。

4. 感觉。

1 级：受累足保护性感觉未丧失。

2 级：丧失感觉，定义为 10 g 尼龙丝触觉缺失，或 128 赫兹音叉振动觉缺失或震动感觉阈值 >25 V。

五、S（AD）SAD 分级（1999 年）

S（AD）SAD 分级由麦克法兰（Macfarlane）提出。S（AD）SAD 代表以下 5 个参数。

1. 面积：无破损，0 分；<1 cm²，1 分；1~3 cm²，2 分；>3 cm²，3 分。

2. 深度：无破损，0 分；表浅溃疡，1 分；累及肌腱、关节囊、骨膜，2 分；累及骨或关节，3 分。

3. 脓血症：无，0 分；表面，1 分；蜂窝织炎，2 分；骨髓炎，3 分。

4. 动脉病变：足背动脉搏动存在，0 分；足背动脉搏动减弱或一侧消失，1 分；足背动脉搏动双侧消失，2 分；坏疽，3 分。

5. 周围神经病变（PN）：针刺感存在、减弱、消失分别为 0、1、2 分；Charcot 关节病，3 分。

此分级不需专业人员即可进行，它同时考虑了缺血、周围神经病变、感染等对糖尿病足溃疡的影响。与 Texas 法不同，该分级将这些参数进行了细分。特里斯（Treece）等用该分级对 300 位患者进行半年的前瞻性研究，发现溃疡面积、深度、动脉病变都能独立预测患者预后，且证实此分级有效。杰夫科特（Jeffcoate）等认为，与 Texas 法相比，S（AD）SAD 更适合于统计研究。

六、DEPA 评分系统（2004 年）

约旦大学医院足科在 2004 年提出 DEPA 评分系统。DEPA 代表以下 4 个参数。

1. 深度：皮肤层，1 分；软组织层，2 分；深及骨，3 分。

2. 细菌定植：污染，1 分；感染，2 分；感染坏死，3 分。

3. 溃疡状态：有肉芽，1 分；炎性反应，2 分；不愈合，3 分。

4. 病因：周围神经病变，1 分；骨畸形，2 分；缺血，3 分。

所有评分加起来再对溃疡分级：<6 分为低级，7~9 分为中级，10~12 分或湿性坏疽为高级。该方法先对溃疡评分，再对溃疡进行分级，从而可用于预测预后，采取相应的治疗措施，这是以前所有分级没有的。≤6 分，预后较好，愈合需 4~6 周；≥10 分，只有 15% 的患者可能在 20 周内完全愈合，截肢比长时间非手术治疗效果好；7~10 分的患者可进行非手术治疗，预后相对较好。研究认为，DEPA 法比 Texas 法能更好地预测患者的预后。

七、PEDIS 分级系统（2004 年）

PEDIS（Perfusion、Extent、Depth、Infection、Sensation）是国际糖尿病足工作组为临床糖尿病足病研究而提出的一种分级方法。

1. 血流灌注。

1 级，无 PVD 症状和体征（足背动脉搏动可触及或 ABI 在 0.9~1.1，或 TBI>0.6，或 $TcPO_2$>60 mmHg）。

2 级，有 PAD 症状，但无严重缺血（ABI<0.9，但踝部收缩压 >50 mmHg 或 TBI<0.6，足趾收缩压 >30 mmHg 或 $TcPO_2$ 在 30~60 mmHg）。

3 级，严重缺血（踝部收缩压 <50 mmHg 或足趾收缩压 <30 mmHg 或 $TcPO_2$<30 mmHg）。

2. 溃疡大小：用创面两侧最大垂直径的乘积来计算。

3. 深度。

1 级，表浅溃疡。

2 级，溃疡深及真皮至皮下组织。

3 级，溃疡深及骨和（或）关节。

4. 感染。

1 级，无感染。

2 级，感染到皮肤和皮下组织（至少有以下两项：水肿或硬结、溃疡周的红斑直径 0.5~2 cm、局部压痛、局部皮温高、脓性分泌物）。

3 级，红斑 >2 cm 加以上感染征象中的任一项或感染深达肌肉和（或）骨组织。

4 级，有全身症状。

5.感觉。

1 级，无感觉缺失。

2 级，保护性感觉缺失。

八、Strauss 分级系统（2005 年）

Strauss 分级由施特劳斯（Strauss）和阿克西诺夫（Aksenov）提出。

1.伤口外观：发红，2 分；苍白、发黄，1 分；变黑，0 分。

2.溃疡面积大小：小于患者趾，2 分；趾到拳头大小，1 分；大于拳头，0 分。

3.深度：至皮肤或皮下组织，2 分；至肌肉或肌腱，1 分；至骨或关节，0 分。

4.微生物：微生物定植，2 分；蜂窝织炎，1 分；脓血症，0 分。

5.血液灌注：可触及动脉搏动，2 分；多普勒三相或双相波形，1 分；多普勒单相波形或没有脉搏为 0 分。

根据总分将伤口分成 3 种：8~10 分，正常；4~7 分是问题伤口，需进行清创、制动等及时正确的治疗，约 80% 患者预后佳；0~3 分是无效伤口，几乎都需截肢。

九、DUSS 分级系统（2006 年）

糖尿病足溃疡严重评分（Diabetic Ulcer Severity Score, DUSS）由德国蒂宾根大学贝克特（Beckert）等提出。评分如下。

1.足背动脉搏动消失为 1 分，有为 0 分。

2.探测到骨为 1 分，未探及为 0 分。

3. 足部溃疡为 1 分，足趾溃疡为 0 分。

4. 多发溃疡为 1 分，单发溃疡为 0 分。

最高分是 4 分。

该评分第一次把足趾溃疡和足部溃疡、单发溃疡和多发溃疡分开。贝克特等对 1000 例患者做了 1 年的前瞻性研究发现，随着分数增高，大截肢的比例从 0%（0 分）升高到 11.2%（3 分），每升高 1 分愈合率减少 35%。

第三章　糖尿病患者下肢动脉的超声评估

糖尿病是导致下肢动脉异常的主要危险因素之一，尤其在血糖长期控制不良的情况下，容易引发下肢动脉病变，通常表现为动脉硬化、狭窄、闭塞和微循环障碍。下肢动脉病变不仅影响患者的生活质量，还可能导致截肢等严重后果。因此，对糖尿病患者进行下肢动脉病变的早期评估和干预具有重要意义。超声检查作为一种无创、安全、便捷且高效的评估方法，检查过程无痛且舒适，因而备受青睐，在糖尿病患者下肢动脉的诊断和管理中具有不可替代的优势。

对于糖尿病患者而言，定期检查下肢动脉血管是至关重要的，这有助于评估和预测可能出现的不良预后。全面评估外周动脉疾病的状态，是为患者制订评估、治疗方案的关键。而在评估下肢动脉病变的多种影像学手段中，超声技术能够精确评估糖尿病患者的下肢动脉血管状况，包括血管内径、血流速度、频谱形态（是否呈现正常的三相波）、管腔内血流信号的充盈状态、斑块导致的狭窄及闭塞情况，以及狭窄和闭塞的具体部位，为临床医生提供全面的诊断信息。这些详细的超声分析，为糖尿病患者的下肢动脉病变的早期诊断、后续治疗方案的制订以及预后和评估提供了科学的依据，使其成为糖尿病患者下肢动脉病变评估的首选方法之一。

一、超声技术在下肢动脉评估中的应用

（一）超声技术的基本原理

超声技术是一种利用高频声波对人体进行成像的检查方法。当超声波遇到不同密度的组织时，会产生反射和散射现象，通过接收这些反射和散射回来的声波信号并进行处理，即可得到人体内部的图像信息。在下肢动脉评估中，超声技术主要用于观察血管壁的结构、内膜厚度、斑块形成情况以及血流动力学变化等。

（二）超声检查方法与流程

在进行下肢动脉超声检查时，患者通常取仰卧位或俯卧位，充分暴露下肢。检查过程中，在患者下肢涂抹耦合剂以减少声波的衰减和干扰。随后，使用超声探头对下肢动脉进行逐一扫描，观察血管壁的结构、内膜厚度、斑块形成情况以及血流动力学变化等。对于可疑病变部位，进行多角度、多切面的扫查以获取更全面的诊断信息。整个检查过程通常持续数十分钟至数小时不等，具体时间取决于患者的病情和检查部位的数量。

（三）超声评估的参数与指标

在下肢动脉超声评估中，常用的参数与指标包括血管内径、内膜厚度、斑块大小与性质、血流速度与阻力指数等。血管内径是指血管腔的最大直径，通过测量血管内径可以了解血管是否狭窄或闭塞。内膜厚度是指血管壁内膜层的厚度，内膜增厚是动脉硬化的重要表现之一。斑块大小与性质则反映了斑块的稳定性和危险性，大的软斑块更容易破裂，导致血栓形成。血流速度与阻力指数则反映了血管的血流动力学状态，通过测量这些指标可以了解血管的供血情况和功能状态。

二、糖尿病患者下肢动脉超声影像特征分析

在下肢动脉粥样硬化超声报告描述中，首先应定位，病变位于哪侧肢体、累及动脉名称，其次是定性，动脉内中膜增厚、斑块形成 [单发、多发（斑块 ≥ 2 个 ）]、斑块回声特征（均质性和不均质性）；最后是定量，即病变程度。对于下肢动脉狭窄闭塞性病变的超声诊断提示也应遵循定位、定性、定量的基本原则。

（一）血管内膜厚度

糖尿病患者下肢动脉内膜厚度的增加是动脉硬化的重要表现之一。正常情况下，血管内膜层较薄且光滑，而糖尿病患者由于长期高血糖状态的影响，血管内膜层逐渐增厚且变得粗糙不平。超声检查时，可以清晰地观察到内膜增厚的部位和程度，为临床医生提供直观的诊断依据。此外，内膜增厚还与糖尿病患者下肢动脉病变的严重程度和预后密切相关，因此，对其进行准确评估具有重要意义。

人体各部位大中型动脉结构相似，超声可以清楚显示动脉壁三层结构，即内膜、中层和外膜。下肢动脉的内中膜厚度（Intima-Media Thickness，IMT）是指内膜层与中膜层联合厚度，即内膜上缘至中层与外膜分界面之间的距离（见图 1、2）。它主要反映了动脉壁的结构变化，如内皮损伤、脂质沉积、炎症反应及钙化等，是评估动脉硬化程度和预测心血管疾病风险的重要指标。

一般来讲，在超声远场（深部）动脉壁测量内中膜厚度更准确，在超声近场（浅层）动脉壁测量时，由于近场外膜的高回声影响外膜与中膜分界的清晰度，影响 IMT 测量的准确度。

关于下肢动脉 IMT 的标准，目前在国际上尚无统一的固定标准值。通常，学术上将 IMT ≥ 1.0 mm 定义为内中膜增厚，IMT ≥ 1.5 mm 或者局部 IMT 高

于周边相邻正常部位 IMT 的 50% 并凸向管腔定义为斑块。小腿动脉及足背动脉等较细，对其内中膜增厚目前没有统一的标准，对内中膜厚度及斑块厚度的测量不做要求。

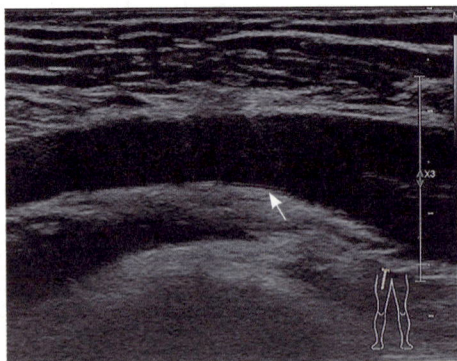

图 1 箭头所示股总动脉内中膜　　　　图 2 箭头所示股浅动脉内中膜

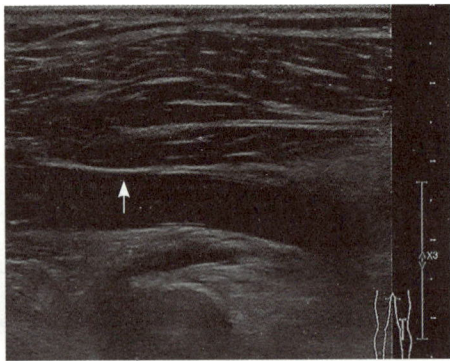

（二）斑块形成的特点与分类

下肢动脉斑块是糖尿病患者下肢动脉病变的重要特征之一。斑块的形成是血管壁内脂质沉积和纤维组织增生共同作用的结果。根据斑块的性质和成分不同，可以分为软斑、硬斑和混合斑等类型。软斑主要由富含脂质的泡沫细胞组成，具有较高的破裂风险；硬斑则主要由钙盐沉积和纤维组织增生组成，较为稳定但易导致血管狭窄；混合斑则包含上述两种成分的特点。超声检查时，可以根据斑块的回声特征和形态学表现对其进行分类和评估。

斑块的测量应包括斑块的厚度（斑块顶部与基底部之间的最大垂直距离）及长度（斑块上、下肩部之间的最大距离）。在纵切面测量斑块长度。采用横切面测量动脉壁不同位置的内中膜厚度及斑块厚度，均相对准确。可根据斑块位置及回声情况进行横切面与纵切面联合测量，提高下肢动脉粥样硬化斑块长度与厚度测量的准确度。如果斑块较大，导致动脉管腔狭窄，需要测量狭窄处及其近心端、远心端的收缩期峰值流速，同时测量最狭窄处的残余管腔内径及原始管径。当患者体型肥胖或下肢水肿明显时,线阵探头检查深度及穿透力相对受限,可考虑使用微凸或凸阵探头进行扫查。

糖尿病患者下肢动脉斑块的超声识别与评估是外周动脉疾病管理中的关键部分。糖尿病患者由于长期高血糖和血管内皮损伤,更容易发生动脉粥样硬化,形成动脉斑块,导致动脉狭窄或闭塞。

斑块的超声描述一般从四个方面进行,分别为:

1. 斑块发生的部位:例如股浅动脉上段、中段或下段,以及动脉前壁、后壁或侧壁。

2. 斑块的大小:横切面扫查测量斑块最大厚度值,纵切面扫查测量斑块长度值,建议表述为长 × 厚(mm)。

3. 斑块的形态:规则、不规则,斑块表面纤维帽结构是否连续或溃疡(对于能观察的斑块)。

4. 斑块回声特征:均质性和不均质性,均质性斑块又分为强回声、高回声(图4)、等回声、低回声(图3)、低至无回声。要注意斑块内出现低至无回声时,特别是狭窄病变部位,应考虑斑块内出血的可能,是易损斑块特征之一。

(三)血流动力学变化的超声表现

糖尿病患者下肢动脉病变时,血流动力学会发生显著变化。超声检查时,可以观察到血流速度减慢、阻力指数增高等现象。这些变化主要是血管狭窄或闭塞导致的血流受阻引起的。此外,还可以观察到血流波形的改变,如收缩期峰值流速降低、舒张末期流速升高等。这些血流动力学变化不仅反映了血管的功能状态,还为临床医生提供了重要的诊断线索。

下肢超声影像的检查中,灰阶超声为基础,可观察动脉的解剖结构,识别斑块、钙化、血栓等改变,并为多普勒评估提供定位信息;彩色多普勒及能量多普勒提供血流动态信息，显示血流的变化、局部涡流或湍流等表现，帮助定位并初步识别狭窄程度；脉冲多普勒频谱主要用于评估动脉狭窄程度，通过血流速度和波形变化，可以更加精确地量化狭窄程度（图6、7、8），从而为血管的评价和治疗决策提供依据。

表1　下肢动脉狭窄超声诊断标准（Cossman）

动脉狭窄程度	病变处 PSV（cm/s）	RPSV
正常	< 150	< 1.5 : 1
30% ~ 49%	150 ~ 200	1.5 : 1 ~ 2 : 1
50% ~ 75%	200 ~ 400	2 : 1 ~ 4 : 1
> 75%	> 400	> 4 : 1
闭塞	无血流信号	

　　关于下肢动脉狭窄的诊断标准，目前在国际和国内都尚未形成统一的认识。而科斯曼（Cossman）标准作为应用较早且相对广泛的一种，其特点在于简洁明了，既能有效评估单发局限性动脉狭窄的程度，也适用于多发串联性的节段性动脉狭窄的评估。然而，这一标准也存在局限性，那就是在评估长段弥漫性动脉狭窄时显得力不从心。尤其当使用 Cossman 标准时，狭窄处的峰值流速（PSV）仅适用于单发性股腘动脉局限性狭窄的评估。对于两处或以上的多发性节段性下肢动脉狭窄，则需要借助收缩期峰值流速比值 RPSV 来进行狭窄程度的评估。由于动脉狭窄会产生高速射流以及狭窄后段的血流动力学紊乱，这些变化在经过相当于几倍动脉管径的距离后才会逐渐消失，而一般情况下，传播距离会 < 3 cm。因此，当两处节段性动脉狭窄之间的距离 > 3 cm 时，可以采用 RPSV 来进行评估。但如果两处狭窄之间的距离 < 3 cm，且第一处狭窄为重度狭窄时，狭窄后的血流紊乱会非常明显，这时 RPSV 在评估第二处动脉狭窄程度时的价值可能会受到限制。

　　对于长段的弥漫性动脉狭窄，Cossman 标准就不再适用了。这时，我们主要依赖彩色多普勒血流成像以及灰阶超声来进行观察和测量，同时还需要结合狭窄远心端的血流频谱特征，如低速、低搏动、收缩期达峰时间明显延长等，来进行综合判断。

对于动脉狭窄程度的判断，可根据动脉长轴方向钙化延伸范围（长度）进行评估：对于范围局限的斑块（长度≤1～2 cm），常规测量 PSV 狭窄近心端、狭窄处 PSV 狭窄处，可采用斑块管腔远端的 PSV 代替 PSV 狭窄处，或紧邻斑块管腔远端的 PSV 代替 PSV 狭窄处，采用 RPSV 评估狭窄程度；对于沿动脉长轴方向钙化延伸范围较大的斑块（长度≥2 cm），RPSV 评估法则不能准确反映动脉狭窄程度，这是频谱多普勒测量在下肢动脉狭窄病变评估中的局限性，必要时推荐其他影像学方法判断狭窄程度。

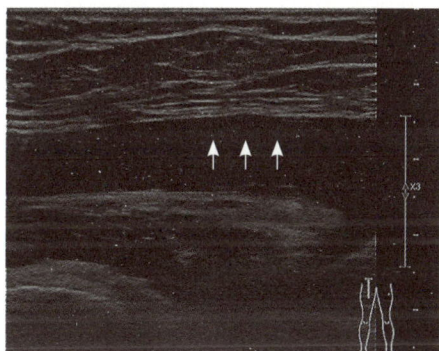

图 3 箭头所示股总动脉低回声斑块图像

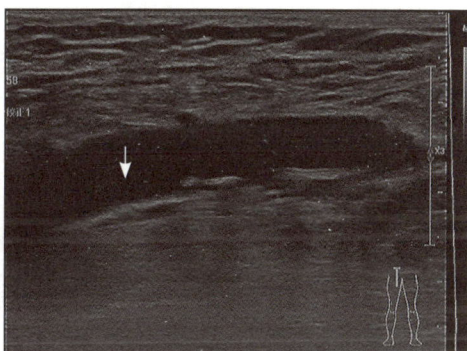

图 4 箭头所示股总动脉高回声斑块图像

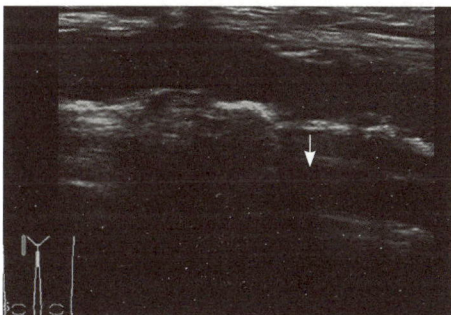

图 5 箭头所示股动脉混合斑块图像

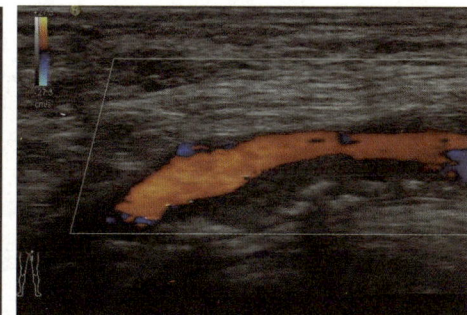

图 6 股浅动脉斑块彩色多普勒图像，管腔见充盈缺损，管腔狭窄

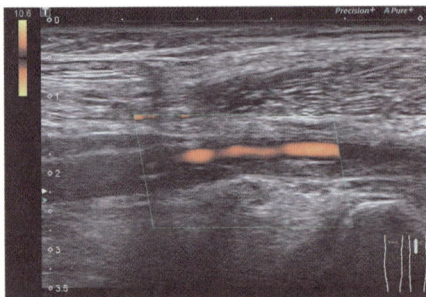

图 7 腘动脉斑块能量多普勒图像，管腔见充盈缺损，管腔狭窄

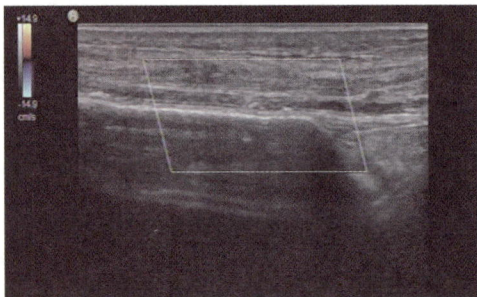

图 8 足背动脉闭塞的彩色多普勒图像，管腔未见彩色血流信号显示

三、超声评估在糖尿病患者下肢动脉病变诊断、监测及风险评估的价值

（一）诊断的重要性

诊断对于糖尿病患者下肢动脉病变的治疗和预后具有重要意义。通过早期发现病变并采取相应的治疗措施，可以有效延缓病情进展、改善患者生活质量并降低截肢等严重后果的风险，早期患者甚至有逆转的可能。超声评估作为一种无创、便捷的检查手段，在糖尿病患者下肢动脉病变的早期诊断中发挥着重要作用。通过定期进行超声检查，可以及时发现血管内膜增厚、斑块形成等早期病变迹象，为临床医生提供有力的诊断依据。

（二）超声评估与其他诊断方法的比较

与其他诊断方法相比，超声评估在糖尿病患者下肢动脉病变的早期诊断中具有独特的优势。首先，超声检查无创且便捷，患者易于接受；其次，超声检查可以清晰地显示血管壁的结构、内膜厚度、斑块形成情况以及血流动力学变化等，为临床医生提供丰富的诊断信息；最后，超声检查还具有可重复性强的优点，便于对病情进行动态监测和随访。相比之下，其他诊断方法如 CT 血管造影、磁共振血管造影和数字减影血管造影等虽然具有较高的分辨率和准确性，但存在创伤大、费用高、操作复杂等缺点，不适合作为常规筛查手段。

（三）超声评估在糖尿病患者下肢动脉病变病情监测中的作用

对于已经确诊为下肢动脉病变的糖尿病患者而言，病情监测是治疗过程中不可或缺的一环。通过定期监测病情变化，可以及时调整治疗方案、评估治疗效果并预测疾病发展趋势。超声评估作为一种无创、便捷的检查手段，在糖尿病患者下肢动脉病变的病情监测中发挥着重要作用。通过定期进行超声检查，可以实时观察血管内膜厚度、斑块大小与性质以及血流动力学变化等指标的变化情况，为临床医生提供全面的病情信息。

对于超声评估所得的病情监测结果，需要进行全面的分析与解读。首先，要关注血管内膜厚度的变化情况。如果内膜厚度持续增加，说明动脉硬化进程在加速，需要加强降脂、抗凝等治疗措施以延缓病情进展。其次，要关注斑块大小与性质的变化情况。如果斑块增大或性质发生变化（由硬斑变为软斑），说明斑块稳定性下降，容易破裂导致血栓形成，需要密切关注并采取相应的治疗措施。最后，要关注血流动力学变化情况。如果血流速度持续下降或阻力指数持续升高，说明血管狭窄程度加重，供血不足情况加剧，需要及时采取介入治疗或手术治疗等措施以恢复血管通畅性。

（四）二维超声与彩色多普勒超声的比较

二维超声和彩色多普勒超声是下肢动脉评估中常用的两种超声技术。二维超声主要通过灰阶图像显示血管壁的结构、内膜厚度以及斑块形成情况等形态学信息，而彩色多普勒超声则在此基础上增加了血流动力学信息的显示功能。两者各有优势：二维超声操作简单、价格低廉且适用于大多数患者，而彩色多普勒超声则能更准确地评估血流动力学状态，但操作相对复杂且价格较高。在实际应用中应根据患者的具体情况和检查需求选择合适的超声技术或联合应用以提高诊断准确性。

（五）多普勒超声与其他高级超声技术的比较

除了多普勒超声外，还有多种高级超声技术可用于糖尿病患者下肢动脉评估，如三维超声重建、超声造影以及弹性成像等。这些高级技术各具特色：三维超声重建能够提供更加直观和立体的血管图像，有助于更准确地评估病变范围和程度；超声造影则通过向血管内注入造影剂来增强超声信号，从而提高图像质量和对比度；弹性成像则能够评估血管壁的硬度和弹性，为动脉硬化的早期诊断提供新的思路和方法。然而这些高级技术也存在操作复杂、价格昂贵以及适用范围有限等缺点，因此，在实际应用中需要权衡利弊并根据患者的具体情况进行选择。

（六）超声评估在糖尿病足风险评估中的应用

超声评估在糖尿病足风险评估中发挥着重要作用。通过定期进行下肢动脉超声检查，可以及时发现血管内膜增厚、斑块形成以及血流动力学异常等糖尿病足前期病变迹象，从而预测患者发生糖尿病足的风险水平。此外，超声评估还可以结合其他临床指标（如血糖控制情况、神经病变程度等）进行综合评估，以制订个性化的预防和治疗方案。

（七）超声评估在糖尿病足治疗决策中的作用

在糖尿病足的治疗过程中，超声评估也发挥着重要作用。首先，通过超声检查可以明确病变部位和范围，为手术或介入治疗提供定位信息；其次，超声评估还可以监测治疗效果，评估血管通畅性恢复情况以及预测疾病复发风险；最后，对于需要截肢的患者而言，超声评估还可以帮助确定截肢平面和范围，以最大程度地保留肢体功能并提高生活质量。

第四章 糖尿病足的基础治疗

糖尿病足治疗的目标是实现组织愈合，同时保持足够的功能和负重行走。治疗目的包括预防全身动脉粥样硬化疾病的进展、预防心血管事件发生、预防缺血导致的溃疡和肢端坏疽、预防截肢或降低截肢平面、改善间歇性跛行患者的下肢功能状态。糖尿病足的基础包括纠正不良生活方式，如戒烟、控制体重和严格控制血糖、血压、血脂。治疗应根据危险因素、血管病变的严重程度评估后进行综合干预，仍不能改善症状和溃疡愈合时给予血管重建。对侵入性感染的抗生素治疗结合组织清创或截肢，以及减轻足部压力直到愈合是基本的管理原则。在出现严重缺血的患者中，控制感染优先于肢体血运重建。截肢的风险可以通过血管外科学会的组织丢失分类、缺血严重程度和有无创足部感染的存在来评估。出现晚期组织损伤、足部脉搏缺失和侵入性感染的患者需要住院治疗。当足部脓毒症出现时，骨科、血管外科、介入科、内分泌科联合会诊是必要的。紧急的足部清创可能是挽救生命的关键，拖延则可能导致感染迅速进展，而导致截肢。在糖尿病足的治疗中，糖尿病医生、护理教育者、假肢医生和家庭护理护士的多学科团队的参与是必不可少的，以协助外科医生治疗有侵袭性足部感染、神经性溃疡或组织缺血伴或不伴坏疽的患者。

一、改善生活方式

生活方式的改善在预防和延缓糖尿病并发症方面有着重要的作用。吸烟是糖尿病足的重要危险因素。持续吸烟不仅与肢体相关事件及心血管不良事件有密切联系，还会显著增加患者发展为严重肢体缺血甚至截肢的风险。此外，持续吸烟的患者下肢动脉旁路术失败的风险至少增加3倍。与那些持续吸烟者相比，糖尿病足患者戒烟后提高了总存活率。因此，建议所有吸烟的糖尿病足患者得到积极的戒烟辅导，并制订规范的戒烟计划。难以戒烟的患者在无禁忌证的情况下可采用尼古丁替代品进行药物戒烟干预，以达到完全戒烟的目标。

对于足部皮肤完整的缺血型或神经缺血型患者，运动锻炼能改善间歇性跛行患者的步行距离及行走时间。与安慰剂或常规护理相比较，监督下的运动康复锻炼可显著提高下肢动脉病变患者的最大步行距离、无痛行走距离、6分钟步行距离。同时还可以显著提高下肢动脉病变患者的运动功能指标，如行走受损问卷的距离评分、速度评分、爬梯评分。提示强化步行运动可以提高足部皮肤完整的缺血型或神经缺血型患者的运动耐受性，改善运动功能，且减少不良事件的发生，是一种安全有效的治疗方式。

二、糖尿病足的内科治疗

糖尿病足常分为3种类型，即神经型、缺血型和神经缺血型。我国糖尿病足以混合型为主，其次为缺血型，而单纯神经型的比例相对前二者类型低一些。对于神经病变，目前除治疗神经病变外，重要的是通过给患肢减压、局部清创来促进溃疡愈合；对于缺血型病变则可以通过药物治疗、运动锻炼来重建下肢血流；混合型病变患者，如果血流得到改善，其神经病变也可得到部分缓解。

（一）良好的代谢管理

血糖控制不佳是糖尿病患者下肢血管疾病发生的罪魁祸首。长期的血糖控制不佳导致血管内皮细胞损伤，平滑肌增殖，葡萄糖与大分子物质如核酸、蛋白等结合使细胞功能异常，凝血功能紊乱，血栓形成，微循环障碍，最终导致下肢缺血、缺氧，引起代谢障碍，严重者可致局部溃疡坏死。糖化血红蛋白的控制水平与溃疡、截肢的发生率密切相关。空腹血糖宜控制在5~7 mmol/L，餐后2小时血糖控制在8~11 mmol/L，但针对伴有全身其他疾病的患者应进行个性化调整。积极进行血糖控制，同时尽可能减少低血糖的发生，以降低足溃疡和感染的发生率，继而降低患者的截肢风险。

高血压是下肢动脉病变的主要危险因素，血压增加将导致动脉弹性减退、动脉内膜损伤、血管壁发生动脉粥样硬化性改变，从而影响肢体远端尤其是足部血液供应，造成组织缺血、缺氧、足部溃疡。及时调整血压能够明显降低大血管病变的发生率，同时辅助性治疗足部溃疡。对于合并高血压的患者，抗高血压药物均可使用，推荐使用血管紧张素转换酶抑制剂，应将血压控制在130/80 mmHg以下。糖尿病足合并脂代谢异常患者，应给予他汀类药物治疗，将低密度脂蛋白胆固醇水平控制在2.6 mmol/L以下，若患者同时合并下肢动脉病变，则应将低密度脂蛋白胆固醇水平控制在1.8 mmol/L以下。

（二）扩张血管药物治疗

目前临床所用的血管扩张药包括脂微球前列地尔注射液、贝前列素钠、西洛他唑、盐酸沙格雷酯和己酮可可碱等。

西洛他唑是一种强效磷酸二酯酶Ⅲ抑制剂，2007年被泛大西洋协作组织（TASC）Ⅱ指南推荐作为治疗间歇性跛行的一线药物。在糖尿病足的治疗中，西洛他唑既可以抑制血小板的聚集，防止血栓形成，也能够通过扩张血管的作用，增加狭窄动脉的血流量，改善患肢缺血状态。西洛他唑的应用可以大幅延迟糖尿病患者截肢的发生，并且改善糖尿病足患者下肢动脉缺血的情况。24 周的西洛他唑（100 mg，2 次 /d）治疗可以有效预防糖尿病足患者发生溃疡；经 8 周的西洛他唑（100 mg，2 次 /d）治疗，2 型糖尿病下肢缺血患者的经皮氧分压、间歇性跛行、肢体冷感以及疼痛感等显著改善，且优于阿司匹林。西洛他唑的不良反应主要有头痛、腹泻、大便异常、头晕以及心悸，但症状轻微可以忍受，严重不良事件包括心血管事件及死亡率与安慰剂相比并没有增加，但长期有效性尚不明确。

盐酸沙格雷酯是一种多靶点循环改善剂，对血小板以及血管平滑肌的 5-羟色胺 2 受体具有特异性拮抗作用，从而抑制 5- 羟色胺 2 受体导致的血小板凝聚，抑制血管收缩和平滑肌细胞增殖；改善红细胞的变形能力，改善侧支循环及微循环障碍。盐酸沙格雷酯被推荐用于治疗慢性动脉闭塞症所引起的溃疡、疼痛以及冷感等缺血性症状，尤其对静息痛的疗效显著。

在前列腺素类药物中，脂微球前列地尔注射液的疗效和耐受性最好。荟萃分析表明，与安慰剂相比，前列腺素 E1 能够显著增加患者的步行距离，且停药后步行距离仍持于较高水平。脂微球前列地尔注射液的剂量根据患者病变程度推荐为 10 μg/ 次，1~2 次 /d，静脉推注或静脉滴注，疗程 14~21d。贝前列素钠治疗能改善糖尿病性周围血管病变患者下肢的主观症状，如烧灼样感觉、冷感觉、水肿、劳力性疼痛、针刺样疼痛及感觉异常。因此，贝前列素钠能有效地改善间歇性跛行患者的症状。

己酮可可碱为非选择性磷酸二酯酶抑制剂，是第一个被美国 FDA 批准（1984 年）用于治疗间歇性跛行的药物，能够抑制血小板磷酸二酯酶活性，使环磷酸腺苷升高，从而使二磷酸腺苷下降，抑制血小板黏附及凝聚，降低血液黏滞度，预防血栓形成；可刺激血管内皮细胞释放前列腺素，抑制内皮细胞合成内皮素，进而发挥扩张血管的作用；可以降低粒细胞肿瘤坏死因子 α 的转录水平，抑制炎症因子的表达。

通塞脉片（胶囊）具有促进血管内皮细胞修复，促进侧支循环建立，促进血流动力学改善，从而促进血液微循环改善的作用。临床证据表明，通塞脉片能够改善患者间歇性跛行、静息痛症状，消除下肢麻木、疼痛、肿胀，提高患者 ABI 比值、经皮氧分压含量。

（三）抗血小板药物治疗

对于糖尿病足患者，氯吡格雷是有适应证的抗血小板药物，与阿司匹林相比，氯吡格雷联合阿司匹林的抗血小板治疗能显著降低其全因死亡率和心血管事件发生，但严重出血的风险轻度增加。此外，氯吡格雷联合阿司匹林的双联抗血小板治疗能显著降低下肢血管重建术后的大截肢事件。因此，目前推荐氯吡格雷为对阿司匹林不耐受或对阿司匹林过敏的患者的另一种治疗选择。

此外，血管旁路手术的糖尿病足患者，阿司匹林或阿司匹林联合双嘧达莫治疗能显著改善移植人工血管的血管通畅率。但在自体静脉移植血管中任何时间点均未发现这种效果，而在人造血管移植中的各个时间点都能发现这种益处，包括在移植 12 个月后。阿司匹林联合氯吡格雷与阿司匹林比较，所有血管移植物的通畅率在 24 个月时差异均无显著性，组间的截肢或死亡发生率差异无显著性，而阿司匹林联合氯吡格雷虽然不增加大出血或致死性出血风险，但增加总的出血风险，包括轻度出血和中度出血。

（四）抗凝治疗

目前没有明确的证据支持在糖尿病足前期的间歇性跛行阶段应用抗凝血治疗。不过，有研究证实，在外周动脉疾病的患者中使用新型口服抗凝药物利伐沙班可以有效减少肢体缺血事件的发生。与单用阿司匹林相比，外周动脉疾病患者联用利伐沙班（2.5 mg，2 次 /d）加阿司匹林能显著减少肢体主要不良事件（需要进行干预的严重肢体缺血事件和血管原因导致足部以上的截肢）的发生率达 46%。同时，联合治疗方案可以减少 70% 的重大截肢事件。不仅如此，与阿司匹林相比，利伐沙班（5 mg，2 次 /d）单药治疗还可以显著降低肢体主要不良事件的发生率达 33%。同时，与单用阿司匹林相比，外周动脉疾病患者联用利伐沙班（2.5 mg，2 次 /d）加阿司匹林还可以显著减少主要心血管事件的发生率达 28%。与单用阿司匹林相比，对于已经发生了肢体主要不良事件的外周动脉疾病患者，使用利伐沙班（2.5 mg，2 次 /d）加阿司匹林仍可较单用阿司匹林显著降低再次进行截肢的风险，再次进行血管介入的风险也显著降低。

与单用阿司匹林相比，在严重肢体缺血患者中，低分子肝素联合阿司匹林能显著降低血管腔内微创治疗（球囊扩张及支架植入）的糖尿病足患者的血管闭塞 / 再狭窄率（高达 85%）。

巴曲酶联合阿司匹林可显著降低糖尿病患者的血管再狭窄率，不伴出血和其他消化道不良事件的显著增加。在急性肢体缺血的初期治疗中，起始手术或者溶栓治疗对于 30 天、6 个月或 1 年的保肢或死亡发生，两者差异无显著性，但起始溶栓治疗组（1.3%）30 天的卒中发生率较起始手术治疗组（0%）显著增加；30 天的大出血发生率分别为 8.8% 与 3.3%；病灶远端的栓塞发生率分别为 12.4% 与 0%。因此，在急性肢体缺血患者中，起始手术治疗或者溶栓治疗对于保肢或死亡差异均无显著性，但起始溶栓治疗会使肢体缺血与出血并发症风险增加。

上述药物治疗方法仅仅延缓轻至中度的下肢动脉缺血性病变的发展，是糖尿病足治疗的基础性治疗，但对于严重下肢缺血患者多数并不能达到改善症状、保肢的目的。因此，对于缺血严重而内科常规治疗无效者，需做经皮介入治疗或外科手术治疗。

（五）营养神经及神经修复

活性维生素 B12 制剂如甲钴胺，可明显改善 DPN 的临床症状、体征以及神经传导速度，且甲钴胺与前列腺素 E1 脂微球载体制剂联合应用疗效更优于单药。推荐用法：甲钴胺针剂 500~1000 μg/d 肌注或静脉滴注，2~4 周，其后给予甲钴胺片 500 μg 3 次 /d 口服。该类药物安全性好，无明显副作用。

（六）抗氧化应激

α - 硫辛酸是目前临床应用最广的强抗氧化剂。α - 硫辛酸 600 mg/d 静滴 3 周，可改善神经感觉症状（TSS 评分）和神经传导速度，600 mg 3 次 /d 长期口服亦可改善电生理改变，且安全性好，并建议尽早给予治疗。推荐用法：α - 硫辛酸针剂 600 mg/d 静滴 2~4 周，其后 600 mg 3 次 /d 口服，疗程 3 个月，该药安全性良好。

（七）改善代谢紊乱

常用药物为醛糖还原酶抑制剂，如依帕司他（epalrestat）对 DPN 有改善症状和延缓进展的疗效。推荐用法：依帕司他片，50 mg 3 次 /d 口服，长期应用耐受性较好，副作用为偶有恶心、腹痛等，长期服用应注意肝酶学的变化，其代谢产物有颜色而致眼泪和尿色变粉红。

三、糖尿病足的抗感染治疗

（一）糖尿病足抗感染治疗的原则

1. 早期治疗原则

（1）重要性与必要性

早期发现和及时治疗糖尿病足感染是控制病情发展的关键。一旦患者出现足部红肿、疼痛、发热、伤口分泌物增多等症状，应立即就医。研究表明，在感染初期的 24~48 小时内开始规范治疗的患者，其预后明显优于延误治疗的患者。因为早期感染仅局限于局部组织，及时使用抗生素可以有效杀灭病原菌，防止感染扩散。

（2）临床判断与诊断方法

临床医生应提高对糖尿病足早期感染症状的警惕性，详细询问患者的病史，包括糖尿病病程、血糖控制情况、足部外伤史等。同时，进行全面的足部检查，观察皮肤颜色、温度、肿胀程度、溃疡大小和深度等。必要时，进行实验室检查，如血常规、C反应蛋白、红细胞沉降率等炎症指标检测，以及病原菌培养和药敏试验，以明确诊断。

2. 个体化治疗原则

（1）根据患者情况制订方案

每位糖尿病足患者的身体状况、病情严重程度、合并症以及过敏史等都存在差异，因此，治疗方案应根据个体情况进行定制。例如，对于肝肾功能正常的患者，可选择经肝肾代谢的抗生素；而对于肝肾功能不全的患者，则需要调整药物剂量或选择对肝肾功能影响较小的药物。

（2）综合考虑合并症与并发症

许多糖尿病足患者常合并有心血管疾病、肾脏疾病、神经系统疾病等其他慢性疾病。在选择抗生素时，要充分考虑这些合并症对药物代谢和排泄的影响，避免药物相互作用和不良反应的发生。同时，对于伴有骨髓炎、坏疽等严重并发症的患者，需要联合使用多种抗生素，并根据病情的变化及时调整治疗方案。

3. 联合治疗原则

（1）内科与外科治疗相结合

内科治疗主要包括抗感染、控制血糖、改善微循环、营养神经等。外科治疗则侧重于清创、引流、切除坏死组织等。彻底的清创术是控制感染的基础，能够去除感染源和坏死组织，为抗生素的作用创造良好的条件。例如，对于深部脓肿或骨髓炎的患者，在清创后配合敏感抗生素治疗，可以显著提高治疗效果。

（2）不同给药途径的联合应用

根据患者的病情和感染部位，选择合适的给药途径可以提高药物的疗效。口服抗生素方便、经济，适用于轻、中度感染且患者能够耐受的情况。静脉给药能够使药物迅速达到有效血药浓度，适用于重度感染、全身症状明显或口服抗生素无效的患者。局部外用抗生素如含抗生素的敷料可以增加局部药物浓度，促进感染的控制和创面的愈合。但在联合使用时，需要注意药物的配伍禁忌和相互作用。

（二）糖尿病足抗感染治疗的常用药物

1. β - 内酰胺类抗生素

（1）青霉素类

①代表药物：阿莫西林、氨苄西林等。

②作用机制与抗菌谱：通过抑制细菌细胞壁的合成来发挥杀菌作用，对多数革兰阳性球菌和部分革兰阴性杆菌具有良好的抗菌活性。例如，阿莫西林对金黄色葡萄球菌、链球菌等引起的浅部感染有较好的疗效。

③临床应用与注意事项：可用于轻度至中度糖尿病足感染的初始治疗。但对于产酶菌株感染效果较差，且部分患者可能对青霉素类药物过敏，使用前需进行皮试。

（2）头孢菌素类

①代表药物：头孢呋辛、头孢他啶、头孢吡肟等。

②作用机制与抗菌谱：具有广谱抗菌活性，对革兰阳性球菌和革兰阴性杆菌均有较强的抗菌作用。第一代头孢菌素如头孢呋辛对革兰阳性菌的作用较强，而第三代、第四代头孢菌素如头孢他啶、头孢吡肟对革兰阴性杆菌的

抗菌活性更高，且对 β－内酰胺酶较稳定。

③临床应用与注意事项：根据感染的病原菌种类和严重程度选择不同的头孢菌素类药物。例如，头孢呋辛适用于轻、中度感染；头孢他啶可用于中、重度感染，尤其是对铜绿假单胞菌等假单胞菌属细菌有较好的抗菌活性。在使用过程中，要注意监测患者的肾功能，因为部分头孢菌素类药物主要经肾脏排泄。

（3）碳青霉烯类

①代表药物：亚胺培南／西司他丁、美罗培南等。

②作用机制与抗菌谱：通过抑制细菌细胞壁的合成来发挥抗菌作用，对革兰阳性球菌和革兰阴性杆菌包括耐药菌株都有强大的抗菌活性，是一类广谱、强效的抗生素。

③临床应用与注意事项：常用于严重感染、多重耐药菌感染或对其他抗生素治疗无效的患者。但由于其价格较高，且可能引起癫痫发作等不良反应，使用时需要权衡利弊。同时，要注意与其他药物的相互作用，如不能与丙戊酸等抗癫痫药物合用。

2. 氨基糖苷类抗生素

①代表药物：庆大霉素、阿米卡星、妥布霉素等。

②作用机制与抗菌谱：通过抑制细菌蛋白质的合成来发挥杀菌作用，对革兰阴性杆菌如大肠杆菌、克雷伯氏菌等有良好的抗菌活性，对部分革兰阳性球菌也有一定的作用。

③临床应用与注意事项：常与 β－内酰胺类抗生素联合用于中、重度感染，以增强抗菌效果。但由于其耳毒性和肾毒性较大，使用时需要监测患者的听力和肾功能，避免长期大量使用。

④新型氨基糖苷类抗生素：奈替米星等。相较于传统氨基糖苷类抗生素，奈替米星的抗菌谱更广，抗菌活性更强，且耳毒性和肾毒性相对较低。在糖

尿病足感染的治疗中，可根据药敏试验结果选用。

3. 喹诺酮类抗生素

①代表药物：左氧氟沙星、环丙沙星等。

②作用机制与抗菌谱：通过抑制细菌 DNA 旋转酶来发挥抗菌作用，对革兰阴性杆菌如大肠杆菌、变形杆菌等有较强的抗菌活性，对革兰阳性球菌如金黄色葡萄球菌等也有一定的作用。

③临床应用与注意事项：可用于轻、中度感染的治疗，尤其适用于对青霉素类和头孢菌素类抗生素过敏的患者。但近年来，随着细菌耐药性的增加，其临床应用受到了一定的限制。同时，这类药物可能会引起胃肠道反应、光敏反应等不良反应。

④新型喹诺酮类抗生素：莫西沙星等。莫西沙星具有更强的抗菌活性和更广的抗菌谱，对厌氧菌也有一定的抗菌作用。在糖尿病足感染的治疗中，对于一些复杂感染或混合感染可能有更好的疗效。

4. 大环内酯类抗生素

①代表药物：阿奇霉素、克拉霉素等。

②作用机制与抗菌谱：通过抑制细菌蛋白质的合成来发挥抗菌作用，对革兰阳性球菌如金黄色葡萄球菌、肺炎链球菌等有较好的抗菌活性，对部分革兰阴性杆菌也有一定的作用。此外，还具有一定的抗支原体、衣原体的作用。

③临床应用与注意事项：可用于轻、中度感染的治疗，尤其是对于那些对青霉素类和头孢菌素类抗生素过敏或耐药的患者。但大环内酯类抗生素可能引起胃肠道反应、肝功能异常等不良反应，使用时需要注意监测。

④新型大环内酯类抗生素：泰利霉素等。泰利霉素对呼吸道感染和皮肤软组织感染的常见病原菌有较强的抗菌活性，且对耐青霉素肺炎链球菌等耐药菌株也有较好的疗效。在糖尿病足感染的治疗中，对于一些特殊病原菌感染可能是一种选择。

5. 四环素类抗生素

①代表药物：多西环素、米诺环素等。

②作用机制与抗菌谱：通过抑制细菌蛋白质的合成来发挥抗菌作用，对革兰阳性球菌和革兰阴性杆菌包括厌氧菌都有一定的抗菌活性。

③临床应用与注意事项：可用于轻、中度感染的治疗，尤其是对于那些合并支原体、衣原体感染的患者。但由于其可能导致牙齿发黄、骨骼生长抑制等不良反应，一般不适用于儿童和孕妇。同时，长期使用可能会引起肠道菌群失调和真菌感染等二重感染。

④新型四环素类抗生素：替加环素等。替加环素是一种新型的四环素类抗生素，具有广谱抗菌活性，对多重耐药菌包括耐甲氧西林金黄色葡萄球菌（MRSA）、耐万古霉素肠球菌（VRE）等有较好的抗菌作用。在糖尿病足严重感染的治疗中，可作为一种替代或联合用药的选择。但目前关于其长期安全性的数据有限，使用时需要谨慎评估风险和效益。

（三）糖尿病足抗感染治疗的给药途径与疗程

1. 给药途径

（1）口服给药

①适用情况：适用于轻、中度感染且患者能够耐受口服药物的情况。对于一些门诊患者或病情相对稳定的患者，口服抗生素是一种方便、经济的治疗方式。例如，轻度皮肤感染或经治疗后病情好转的患者，可口服抗生素进行序贯治疗。

②注意事项：要考虑药物的吸收情况和生物利用度。某些抗生素如喹诺酮类、克林霉素等与静脉给药相比，生物利用度无明显差异，但有些药物如 β-内酰胺类抗生素口服后吸收较差，可能会影响治疗效果。同时，要注意患者的胃肠道功能和耐受性，避免出现恶心、呕吐、腹泻等不良反应。

（2）静脉给药

①适用情况：对于重度感染、全身症状明显、口服抗生素不能耐受或怀疑感染的细菌对口服抗生素不敏感的患者，应首选静脉给药。静脉给药能够使药物迅速达到有效血药浓度，保证药物在感染部位的浓度，从而提高治疗效果。例如，对于伴有高热、寒战、白细胞升高等全身中毒症状的患者，以及深部组织感染如骨髓炎的患者，需要静脉输注抗生素进行治疗。

②注意事项：静脉给药时要注意药物的配伍禁忌和滴速控制。不同抗生素之间的配伍可能会影响药物的稳定性和疗效，甚至产生不良反应。同时，过快或过慢的滴速都可能对身体造成不良影响，需要严格按照医嘱进行操作。

（3）局部外用给药

①适用情况：可作为辅助治疗手段，用于提高局部药物浓度，促进感染的控制和创面的愈合。常用的局部外用药物包括含抗生素的敷料，如银离子敷料、碘伏敷料等。这些敷料能够持续释放抗生素，保持局部湿润环境，有利于肉芽组织生长和创面修复。

②注意事项：使用局部外用药物时要注意伤口的清洁和换药频率。如果伤口分泌物较多，应及时更换敷料，避免敷料浸湿影响药物的释放和创面的透气性。同时，要注意观察局部皮肤的反应，防止出现过敏等不良反应。

2.疗程

（1）一般原则

糖尿病足感染的抗感染治疗疗程应根据患者的病情严重程度、感染的病原菌种类、治疗反应等因素综合确定。一般来说，轻度感染的疗程相对较短，而重度感染则需要较长时间的治疗。过早停药可能导致感染复发或细菌耐药，而过长时间使用抗生素可能会增加药物的副作用和耐药风险。

（2）不同感染程度的疗程建议

①轻度感染：抗生素治疗时间一般为 1～2 周。在治疗过程中，要密切观

察患者的症状和体征变化，如红肿、疼痛是否减轻，分泌物是否减少等。如果症状明显改善，可在完成预定疗程后停药。

②中度感染：通常需要 2~3 周的治疗时间。对于中度感染患者，除了全身症状的改善外，还需要关注局部创面的愈合情况。如果创面有肉芽组织生长，周围炎症逐渐消退，可在 2~3 周后根据病情考虑停药。但如果创面愈合不良或出现反复感染的迹象，可能需要延长疗程。

③重度感染：可能需要 3~4 周甚至更长时间的治疗。重度感染患者往往伴有全身中毒症状和深部组织破坏，病情较为复杂。在治疗过程中，需要定期进行实验室检查和影像学检查，评估治疗效果和病情变化。如果感染得到有效控制，症状明显改善，各项指标趋于正常，可在 3~4 周后逐渐减量停药；对于病情严重或恢复缓慢的患者，可能需要更长时间的治疗。

（四）糖尿病足抗感染治疗的停药时机与预后评估

1. 停药时机

（1）临床症状与体征消失

当患者的全身症状如发热、寒战、乏力等消失，局部症状如红肿、疼痛、渗出等明显减轻或消退时，提示感染得到了有效控制。但仅仅依靠临床症状来判断停药时机并不可靠，因为部分患者在感染得到控制后仍可能存在潜在的感染灶或细菌未被完全清除。因此，还需要结合其他指标进行综合评估。

（2）实验室检查结果正常

血常规检查中白细胞计数、中性粒细胞比例恢复正常范围，C 反应蛋白、红细胞沉降率等炎症指标降至正常水平，表明身体的炎症反应已经消退。同时，连续多次的病原菌培养结果为阴性，说明感染源已被清除或得到有效抑制。这些实验室检查结果的正常化是停药的重要依据之一。

（3）影像学检查稳定或好转

对于伴有深部组织感染如骨髓炎的患者，X线、CT或磁共振成像（MRI）等影像学检查显示骨质破坏停止进展、有新生骨形成或炎症迹象减轻，提示病情得到控制。此时结合其他临床指标综合判断是否停药。但需要注意的是，影像学检查的结果可能滞后于临床症状和实验室检查的变化，不能单独作为停药的依据。

2.预后评估

（1）短期预后评估

在停药后的1~2周内，要密切观察患者的病情变化。如果患者未出现发热、局部红肿疼痛加重等情况，且复查的实验室检查结果仍保持在正常范围内，说明抗感染治疗效果良好，短期预后较好。但在此期间仍需提醒患者注意休息、保持足部清洁干燥、合理饮食等，以促进身体的恢复和创面的愈合。

（2）长期预后评估

糖尿病足感染治愈后仍有较高的复发风险，因此需要对患者进行长期的随访和管理。定期复查血糖水平、检查足部情况，及时发现并处理任何潜在的问题。同时，指导患者养成良好的生活习惯，如戒烟限酒、合理控制饮食、适当运动等，以提高自身免疫力和预防疾病的复发。对于伴有血管病变或神经病变的患者，还应积极治疗基础疾病，改善足部血液循环和神经功能。此外，观察患者的生活质量和肢体功能恢复情况也是长期预后评估的重要内容之一。例如，患者能否正常行走、是否需要辅助器具等，以便及时调整治疗方案和康复计划。

糖尿病足的抗感染治疗是一个复杂而系统的过程，需要综合考虑病原体的特点、治疗原则、药物选择、给药途径、疗程以及停药时机等多个因素。在临床实践中，医生应根据患者的具体情况制订个体化的治疗方案，遵循早期、个体化、联合治疗的原则，合理选择抗生素和其他治疗方法，密切观察病情变化和治疗效果，及时调整治疗方案。同时，加强对患者的教育和随访管理，提高患者的依从性和自我管理能力，以降低糖尿病足的复发风险和致残率，改善患者的生活质量和预后。未来，还需要进一步开展临床研究和实践探索，不断优化糖尿病足的抗感染治疗策略，为患者提供更加安全、有效的治疗手段。

四、糖尿病足的镇痛治疗

（一）糖尿病足的镇痛治疗的原则

1. 个体化治疗

（1）评估疼痛程度和性质

采用视觉模拟评分法（VAS）、数字评分法（NRS）等工具评估患者疼痛程度。详细了解疼痛的性质、部位、发作频率、持续时间等，以便制订针对性的治疗方案。

（2）考虑患者个体差异

根据患者的年龄、性别、肝肾功能、药物过敏史等因素选择合适的镇痛药物和治疗方法。对于合并其他疾病的患者，如心血管疾病、肾脏疾病等，要综合考虑药物的相互作用和不良反应。

2. 综合治疗

（1）药物治疗与非药物治疗相结合

药物治疗是镇痛的基础，但对于一些顽固性疼痛，可联合物理治疗、心理治疗等非药物治疗方法。非药物治疗可以增强药物治疗的效果，减少药物的用量和副作用。

（2）病因治疗与对症治疗相结合

积极控制血糖、改善微循环、抗感染等病因治疗是缓解疼痛的根本措施。同时，根据疼痛的不同机制和表现，采用相应的对症治疗方法，如止痛药物、局部麻醉等。

3. 安全用药

（1）遵循药物使用原则

严格按照药物说明书和医嘱使用镇痛药物，避免滥用和误用。注意药物的剂量、疗程和给药途径，防止药物不良反应的发生。

（2）监测药物不良反应

定期检查患者的肝肾功能、血常规等指标，及时发现药物对身体的损害。观察患者是否出现恶心、呕吐、头晕、嗜睡等不良反应，如有异常应及时调整治疗方案。

（二）糖尿病足镇痛治疗的方法

1. 药物治疗

（1）非甾体抗炎药（NSAIDs）

①作用机制：通过抑制环氧化酶（COX）的活性，减少前列腺素的合成，从而减轻炎症和疼痛。

②常用药物：阿司匹林、布洛芬、萘普生等。

③注意事项：NSAIDs可能会引起胃肠道不适、出血等不良反应，尤其是长期使用时。对于有消化性溃疡、胃肠道出血病史的患者应慎用或禁用。同时，要注意药物之间的相互作用，避免与其他具有抗凝作用的药物合用。

（2）阿片类药物

①作用机制：主要作用于中枢神经系统的阿片受体，抑制痛觉传导，产生强大的镇痛效果。

②常用药物：吗啡、羟考酮、芬太尼等。

③注意事项：阿片类药物具有成瘾性和依赖性，应严格控制使用指征和剂量。在使用过程中要密切观察患者的呼吸、意识等生命体征，防止呼吸抑制等严重不良反应的发生。同时，要注意药物的耐受性和逐渐减量原则，避免突然停药导致的戒断症状。

（3）抗惊厥药

①作用机制：通过调节神经细胞膜的稳定性，减少神经冲动的异常发放，从而缓解神经病理性疼痛。

②常用药物：加巴喷丁、普瑞巴林等。

③注意事项：常见的不良反应包括头晕、嗜睡、共济失调等。在使用初期应缓慢滴定剂量，让患者逐渐适应药物的不良反应。同时，要注意药物与其他抗癫痫药物的相互作用，避免增加不良反应的风险。

（4）抗抑郁药

①作用机制：主要作用于中枢神经系统的神经递质，如5－羟色胺和去甲肾上腺素等，调节情绪和疼痛感知。

②常用药物：阿米替林、度洛西汀、文拉法辛等。

③注意事项：抗抑郁药可能会引起口干、便秘、视物模糊等不良反应。在使用过程中要注意监测患者的血压、心率等生命体征，尤其是对于老年患者或有心血管疾病的患者更应谨慎使用。同时，要注意药物的撤药反应，避免突然停药导致病情反复。

（5）局部麻醉药

①作用机制：通过阻断神经冲动的传导，使局部区域感觉丧失，从而达到镇痛的目的。

②常用药物：利多卡因、布比卡因等。

③注意事项：局部麻醉药可用于糖尿病足创面的局部浸润麻醉或周围神经阻滞麻醉，以缓解换药或手术时的疼痛。但在使用时要注意药物的浓度和剂量，避免过量使用导致局部组织坏死或全身毒性反应。同时，要密切观察患者的生命体征和局部反应，确保用药安全。

2. 非药物治疗

（1）物理治疗

①电疗：包括经皮神经电刺激（TENS）、脉冲射频消融术（PRF）等。TENS通过皮肤电极向神经传递低频电流，干扰疼痛信号的传递，从而减轻疼痛。PRF则是利用高频电流对神经进行选择性消融，破坏疼痛传导通路，达到长期镇痛的效果。

②磁疗：磁场作用于人体组织，可促进血液循环，减轻炎症反应，对糖尿病足疼痛有一定的缓解作用。如静磁场疗法、动磁场疗法等。

③超声波治疗：超声波能够穿透皮肤和组织，产生机械效应和热效应，促进组织修复和炎症吸收，缓解疼痛。常用的有超声药物透入疗法等。

④激光治疗：低强度激光照射可改善局部血液循环，促进神经功能恢复，对糖尿病足神经病理性疼痛有一定的疗效。高强度激光则主要用于感染创面的治疗，通过杀菌消炎减轻疼痛。

（2）心理治疗

①认知行为疗法（CBT）：帮助患者认识疼痛的产生机制和影响因素，改变对疼痛的认知和应对方式，提高患者的自我管理能力和心理调适能力。例如，通过放松训练、注意力转移等方法减轻疼痛感知。

②生物反馈疗法：利用仪器监测患者的生理指标，如心率、血压、肌肉张力等，并将这些信息反馈给患者，使其学会自我调节身体的生理状态，从而缓解疼痛。例如，通过训练患者放松肌肉来减轻因疼痛引起的肌肉紧张。

③心理咨询与支持：为患者提供心理疏导和支持，帮助患者缓解焦虑、抑郁等不良情绪，增强战胜疾病的信心。可以通过一对一咨询、小组支持等方式进行。

（3）神经阻滞技术

①外周神经阻滞：将局麻药注射到受损神经周围，阻断疼痛信号的传导。

常用的有踝关节阻滞、腓浅神经阻滞、腓深神经阻滞等。这种方法适用于局限性疼痛且药物治疗效果不佳的患者。但要注意穿刺部位的感染风险和神经损伤的可能性。

②椎管内阻滞：包括硬膜外阻滞和蛛网膜下腔阻滞。通过在椎管内注射局麻药或类固醇药物，达到广泛的镇痛效果。适用于下肢多处疼痛或需要手术治疗的患者。但由于椎管内操作风险较高，需要由经验丰富的医生进行操作，并密切监测患者的生命体征。

③交感神经节阻滞：通过阻滞交感神经节的传导，改善局部血液循环和神经营养状态，缓解疼痛。常用于糖尿病足合并血管病变或神经病变严重的患者。可采用化学阻滞或射频消融等方法进行。

（三）糖尿病足镇痛治疗的多学科协作

1. 内分泌科与疼痛科的协作

（1）共同制订治疗方案

内分泌科医生负责控制患者的血糖水平，调整降糖药物的使用方案，为疼痛治疗创造良好的基础条件。

疼痛科医生根据患者的疼痛程度和性质，选择合适的镇痛药物和治疗方法，并与内分泌科医生沟通药物之间的相互作用和对血糖的影响。

（2）定期评估和调整治疗

在治疗过程中，内分泌科医生和疼痛科医生应定期对患者进行联合评估，包括血糖控制情况、疼痛缓解程度、药物不良反应等。根据评估结果及时调整治疗方案，以达到最佳的治疗效果和最小的不良反应。

2. 外科与疼痛科的协作

（1）术前评估与准备

外科医生在制订手术方案前，应邀请疼痛科医生对患者的疼痛情况进行评估，确定是否需要在术前进行镇痛治疗以及选择合适的镇痛方法。例如，对于需要进行截肢手术的患者，可在术前采用神经阻滞或硬膜外阻滞等方法进行镇痛，以减轻患者的手术创伤和术后疼痛。

（2）术后镇痛管理

手术后，外科医生和疼痛科医生应密切合作，共同管理患者的术后镇痛。根据手术方式和患者的疼痛程度，选择合适的术后镇痛模式，如患者自控镇痛（PCA）、持续伤口浸润镇痛等。同时，要注意观察患者的生命体征和伤口愈合情况，及时处理可能出现的并发症和不良反应。

3. 康复科与疼痛科的协作

（1）康复训练与疼痛控制

康复科医生在制订康复训练计划时，应充分考虑患者的疼痛程度和耐受能力，避免过度训练导致疼痛加重。同时，疼痛科医生应根据康复训练的进度和患者的疼痛变化，及时调整镇痛药物的使用方案，以确保患者在无痛或微痛的状态下进行康复训练。

（2）物理治疗与疼痛缓解

康复科的物理治疗师可以与疼痛科医生配合，采用多种物理治疗方法缓解患者的疼痛。例如，在康复训练前后进行电疗、磁疗、超声波治疗等，有助于减轻肌肉疲劳和疼痛，提高康复效果。同时，物理治疗师还可以指导患者进行正确的姿势和体位调整，避免因姿势不当引起的疼痛加重。

第五章　糖尿病并发症诊断及防治策略

糖尿病是严重威胁人类健康的慢性代谢性疾病，长期高血糖状态可引起多器官多系统功能损害，如心脏、血管、眼睛、肾脏等病变，甚至出现情绪障碍等，导致各种急慢性并发症发生，尤其是对于中老年患者，成为致死致残的主要病因，严重影响糖尿病患者的生活质量。

一、糖尿病急性并发症

糖尿病急性并发症主要包括糖尿病酮症酸中毒、糖尿病高渗性昏迷等。这些急性并发症如果得不到及时处理，会对患者身体造成严重危害，甚至危及生命。因此，糖尿病患者平时要维持良好的血糖控制，避免急性并发症的发生。医护人员及早进行正确防治，已经成为临床诊治糖尿病的一个重要部分。

（一）糖尿病酮症酸中毒

1. 定义及诊断

糖尿病酮症酸中毒（Diabetic Ketoacidosis, DKA）是一种由胰岛素严重缺乏和升糖激素（皮质醇、生长激素、胰高血糖素、儿茶酚胺）不适当升高引起的糖尿病急性并发症，以高血糖、酮症、高阴离子间隙代谢性酸中毒为特征。糖尿病酮症酸中毒主要发生在1型糖尿病患者及某些特殊类型的2型糖尿病（成人迟发型自身免疫性糖尿病、Flatbush 型糖尿病）。另外还有妊娠期 DKA 及血糖正常 DKA 的报道。糖尿病酮症酸中毒病因是胰岛素分泌严重不足，造成身体未能有效利用葡萄糖来供能，转而分解脂肪产生能量，但脂肪分解会形成大量酮体（包括乙酰乙酸、β-羟丁酸和丙酮），当这些酮体在血液中堆积过多，就会导致 DKA。满足以下三点即可诊断为 DKA：血糖显著升高（一般大于 16.7 mmol/L），尿常规检查发现尿酮体阳性（++ 以上），血液 pH 值降低（pH<7.3）或二氧化碳结合力降低（HCO_3^-<18 mmol/L）。感染、未规律使用胰岛素（包括胰岛素泵问题等）是诱发 DKA 的常见因素，其他诱发因素有手术或情绪紧张，伴发疾病（如冠心病、严重外伤），药物（如皮质醇、氯氮平）等。

2. 症状及临床表现

糖尿病症状加重：如口渴、多饮、多尿、疲倦等症状加重，并迅速出现食欲不振、恶心、呕吐、极度口渴、尿量增多，常伴有头痛、嗜睡、烦躁、呼吸深快，常常呼吸时伴有烂苹果味。后期可能出现严重脱水、尿量减少、皮肤弹性差、眼球下陷、脉搏细速、血压下降、四肢厥冷、反射迟钝或消失，甚至意识障碍、昏迷。

心血管系统疾病：由于心肌收缩力减弱，心脏输出量减少，以及周围血管扩张和严重脱水导致血压下降，可能会导致出现心绞痛、心肌梗死、心律不齐或心力衰竭。

腹痛：少数患者可出现腹痛症状，并可伴有腹肌紧张、肠鸣音减弱或消失，易被误诊为急腹症，以儿童及老年患者多见。

电解质紊乱：低钾血症、钠代谢紊乱、低磷血症等。

脑水肿及脑血管急性事件：脑水肿多见于儿童患者，多为无症状性脑水肿。DKA 患者可出现缺血性和出血性脑血管疾病。

3. 治疗方法及措施

补液治疗：首选晶体液。补液应遵循先快后慢、先盐后糖的原则。第 1 小时输注 0.9%NaCl 15~20 mL/kg/h（一般成人 1~1.5 L），前 4 小时的液体总量 ≤ 40~50 mL/kg。在患者血糖高于 13.9 mmol/L 时，需补充盐水；当血糖逐渐下降到 13.9 mmol/L 以下时，可以给予含糖液体，并加入适量的胰岛素进行灭酮、补液治疗。

胰岛素治疗：给予患者负荷量的胰岛素治疗，可使血糖缓慢下降到安全范围内。连续静脉输注胰岛素 0.1 U/kg/h，重度 DKA 患者则以 0.1 U/kg 静注后以 0.1 U/kg/h 输注。使用胰岛素可有效抑制酮体生成，纠正高血糖状态。

纠正电解质紊乱：DKA 患者常发生低钾血症，随着降糖、补液治疗，血钾会进一步丢失。因此，应积极补充钾离子，避免低钾血症的发生。补钾时应根据患者尿量和血钾浓度来决定补钾的量和速度。若患者尿量正常，血钾 <5.2 mmol/L 即应静脉补钾，一般在每升输入溶液中加氯化钾 1.5~3 g，以维持血钾水平在 4~5 mmol/L 之间。

纠酸治疗：对于严重酸中毒，如 pH 值低于 7.1，可输入碳酸氢钠来纠正酸中毒。但补碱应谨慎，不宜过多过快，以免引发其他并发症。

祛除诱因和治疗并发症：积极治疗感染等诱因，防止病情恶化。同时，应密切监测患者生命体征，及时发现并处理可能发生的并发症，如休克、严重感染、心力衰竭等。

（二）高渗高血糖综合征

1. 定义及诊断

高渗高血糖综合征以严重的高血糖、脱水、高血钠、血浆渗透压升高为特征，但无明显的酮症酸中毒，患者常有意识障碍或昏迷。一般血糖 ≥ 33.3 mmol/L（600 mg/dl），血浆有效渗透压 ≥ 320 mmol/L，血清

[HCO₃–] ≥ 15 mmol/L 或动脉血气 pH ≥ 7.3 即可诊断。糖尿病高渗高血糖综合征的诱因有感染、血糖控制不佳、治疗中断、胰岛素泵故障。糖尿病高渗高血糖综合征是胰岛素仍足以抑制脂肪分解和酮体生成，但血糖升高造成有效血浆渗透压升高，产生渗透性利尿和进一步脱水。

2. 症状及临床表现

极度的口渴：血浆渗透压升高刺激下丘脑渴觉中枢，使患者感到极度口渴、多饮。

频繁排尿：葡萄糖在尿液中排泄增加，渗透性利尿导致尿量增多，加剧脱水状态。

体重显著下降：由于脱水和高血糖导致糖、脂代谢异常，脂肪和蛋白质迅速分解，患者体重会显著下降。

乏力：长期高血糖和脱水状态、营养缺乏会影响患者的体力。

神经系统症状：神经系统症状是该疾病的标志之一。高渗透压容易导致大脑半球功能障碍，表现多样。当血浆渗透压 ≥ 320 mmol/L 时，可出现精神症状（淡漠、嗜睡），血浆渗透压进一步升高（≥ 350 mmol/L），会出现定向障碍、幻觉、癫痫样发作、偏瘫、偏盲，甚至意识模糊、昏迷。

3. 治疗方法及措施

补液治疗：前 12 小时补充约 50% 丢失的液体，后 12 小时补充剩余的 50%，24 小时总补液量约为 100~200 mL/Kg，第 1 小时 1000~1500 mL，第 2 小时 1000 mL，第 3~5 小时 500~1000 mL/ 小时，第 6~12 小时 250~500 mL/ 小时。静脉以补充等渗或低渗生理盐水为主，可在短时间内缓解症状，临床上，我们还可以予以胃肠补液（饮水或胃管中注入温水）。补液时应遵循先快后慢的原则，并根据患者的血压、尿量、脉搏和神志改变来决定补液的速度和量。当血糖降至 16.4 mmol/L 时，需要补充 5% 的葡萄糖溶液和胰岛素以维持血糖稳定。

胰岛素治疗：小剂量胰岛素静脉输注是控制血糖的重要手段，建议先推注 0.1 U/Kg 胰岛素，后输注胰岛素 0.1 U/Kg/h，或者连续输注胰岛素 0.4 U/Kg/h。在使用过程中，需要密切监测血糖变化（约每小时监测 1 次），并根据血糖水平来调整胰岛素的剂量，使血糖维持在 13.9~16.7 mmol/L。

纠正水、电解质和酸碱平衡紊乱：除了补液和胰岛素治疗外，还需要纠正水、电解质和酸碱平衡紊乱。在补充胰岛素的时候，容易导致血钾下降，当血钾 ≤ 5.2 mmol/L 时，开始予以补钾，当血钾 ≤ 3.3 mmol/L 时，应停止胰岛素治疗。低镁血症也比较常见，如血镁降低，建议口服补镁为主。当磷酸盐水平 <1.0 mg/dL 时，可予补充 20~30 mEq/L 的磷酸钾。当动脉血气 pH<6.9 时，才考虑补碱，补碱时建议使用 5%NaHCO 注射液 2~3 ml/Kg。

二、糖尿病慢性并发症

糖尿病慢性并发症是长期高血糖对身体各个器官和系统造成损害，导致一系列大血管或微血管并发症，累及心、肾、眼和神经系统等，引起失明、肾衰竭、脑血管意外、心肌梗死、截肢等病变，严重影响患者的生活质量和健康状况，甚至危及其生命。因此，糖尿病患者需要积极控制血糖，定期接受医疗检查，及早发现并积极治疗慢性并发症是至关重要的。

（一）糖尿病肾病

1.定义及诊断

糖尿病肾病是由于长时间患糖尿病而导致蛋白尿以及肾小球滤过率进行性降低，是糖尿病全身微血管病合并症之一。慢性高血糖及高血压是糖尿病肾病的主要危险因素。T1DM 患者应在诊断后 5 年开始，T2DM 患者应在诊断时开始，每年筛查 1 次尿常规及肾功能。通过 24 小时尿蛋白定量或尿蛋白 / 肌酐比值来评估尿蛋白严重程度。尿蛋白排泄率持续升高是诊断糖尿病肾病的关键指标。

2. 症状及临床表现

尿频：在正常饮水的情况下，小便次数较前增多。

蛋白尿：早期蛋白尿可能仅表现为微量蛋白尿，随着病情进展，患者尿液中蛋白含量明显升高，可出现类似洗衣粉样的泡沫尿，经久不消。

水肿：肾脏功能受损，体内水分无法正常排出，导致水分在组织间隙积聚，患者出现下肢凹陷性水肿。

高血压：肾脏受损，体内水钠潴留导致血容量增加，进而引起血压升高，可出现头晕、视物模糊等症状。

其他症状：恶心呕吐、乏力、食欲不振等消化系统症状，以及体重下降、面色苍白、失眠、皮肤瘙痒等。

3. 治疗方法及措施

对于糖尿病肾脏病患者，常常需要更好地控制血糖、血压、血脂等指标。

为了减少对肾脏的损害，推荐使用胰岛素降糖，但一些口服降糖药也可选择使用。比如第二代磺脲类（格列喹酮和格列美脲），可应用于轻中度肾功能不全患者；噻唑烷二酮类（罗格列酮、吡格列酮等），通过增加胰岛素敏感性来降糖，同时抑制炎症和肾保护作用，适合糖尿病肾病患者使用；SGLT-2 抑制剂（达格列净片等），可以增加尿糖排泄，同时减轻体重、降低血压和改善血脂，降低肾小球内压以防止肾小球高滤过的进展，减少近端肾小管损伤，延缓肾脏病变的发展；GLP-1 受体激动剂（度拉糖肽、司美格鲁肽等），不仅能有效控制血糖，还可减轻体重、降低血压和改善血脂，对糖尿病肾病患者具有多重益处；DPP-4 抑制剂具有抗氧化和抗炎作用，可以保护肾脏，减量应用于肾功能不全患者，如利格列汀不需要调整剂量。

糖尿病肾脏病的患者，推荐使用 RAAS 阻断剂（ACEI、ARB）、盐皮质激素受体拮抗剂（MRA）降压，也可使用一些 β 受体阻滞剂、钙离子拮抗剂、利尿剂。血管紧张素转换酶抑制剂（ACEI）如卡托普利等是减少尿蛋白排泄最有效的药物，可预防和治疗糖尿病性肾病。血管紧张素 Ⅱ 受体拮抗剂（ARB）如缬沙坦等，通过直接阻断血管紧张素 Ⅱ 受体发挥降压作用，临床作用与 ACEI 相同，但患者耐受性方面可能更优。但不建议联合使用 ACEI 和 ARB。盐皮质激素受体拮抗剂（MRA）包括螺内酯、依普利酮、非奈利酮。在使用 RAAS 阻断剂的基础上，联合使用 MRA 可以有效控制血压和降低尿蛋白。β 受体阻滞剂如比索洛尔等，是治疗糖尿病合并高血压的常用药物。非二氢吡啶类钙通道阻滞剂如地尔硫卓可以减缓糖尿病肾病的进展速度。利尿剂如氢氯噻嗪等，有助于控制血压和减轻浮肿。

降脂药物推荐使用他汀类药物和贝特类药物。甘油三酯 >5.6 mmol/L，首选贝特类药物；2.3 mmol/L< 甘油三酯 ≤ 5.6 mmol/L，他汀类联合用药。贝特类药物最常用的是非诺贝特，其在轻中度肾功能不全时可减量使用，严重肾功能不全时禁用。他汀类药物可降低低密度脂蛋白胆固醇水平，肾功能不全时，阿托伐他汀不需要调整剂量。

低盐低脂饮食有助于控制血压和血脂，减轻肾脏负担。当糖尿病肾病进入 CKD3 期后，应给予优质低蛋白饮食，将蛋白质摄入量控制在 0.6~0.8 g/kg/d，以减轻肾脏负担。适度运动有助于减轻体重，进而降低血糖、血压和血脂水平。对于糖尿病肾病导致的肾衰竭患者，当肌酐清除率降低到一定水平时，可考虑进行腹膜透析、血液透析或肾脏移植手术等肾脏替代治疗。

（二）糖尿病视网膜病变

1. 定义及诊断

糖尿病视网膜病变（DR）是糖尿病对视网膜微血管造成损害所导致的病变，是糖尿病微血管病变的一种表现形式。当糖尿病患者长期血糖控制不佳时，高血糖会导致视网膜微血管发生一系列病理改变，包括微血管壁损伤、血管通透性增加、微血管瘤形成、血管闭塞等。这些改变会进一步影响视网膜的正常结构和功能，导致视网膜缺血、缺氧，进而引发一系列视网膜病变。散瞳后 ETDRS 标准 7 视野眼底照相通过记录标准的 7 个视野内视网膜微动脉瘤、视网膜出血、IRMA 及静脉"串珠样"改变等眼底病变特征并进行量化，是糖尿病视网膜病变诊断和分期的金标准。

2. 症状及临床表现

视力模糊：由于高血糖导致的视网膜血管损伤，患者常出现视力下降，可能会出现视力模糊、重影、视野缩小等问题。

眼前黑影：患者可能会看到眼前有小黑点或线条状黑影飘动，随着眼球的运动，黑影飘动的幅度可能会加大。这可能是视网膜上的血管破裂或渗漏，导致少量出血进入玻璃体腔所引起的。

闪光感：患者可能会感觉到眼前有闪光或火花。这可能是玻璃体收缩或剥离，导致视网膜的神经纤维遭受到牵拉，从而刺激视觉中枢所产生的。

视物变形：患者可能会发现看到的物体形状或大小发生了改变。这通常是视网膜水肿或黄斑病变引起的。黄斑区是视网膜上负责中央视力的部分，如果受损，会对视力产生严重影响。

眼压升高：糖尿病视网膜病变可能会导致眼压升高，进而引发青光眼，损害视神经，严重时可导致失明。

眼红、眼痛：患者可能会出现眼红、眼痛等症状。这可能是视网膜炎症或感染引起的。

视野缺损：周边视网膜血管闭塞或增殖性视网膜病变引起的视网膜脱离，可能导致视野中出现盲点或视野缺损，即无法看到某些区域。

视力丧失：在病变较为严重的阶段，患者可能会出现视力明显下降，甚至仅存光感。这通常是新生血管大量出血进入玻璃体腔导致的。

3. 治疗方法及措施

血糖控制：通过药物治疗，将血糖水平控制在稳定范围内，有助于预防视网膜病变。据报道，GLP-1 受体激动剂、HbA1c 大幅度降低可能会增加糖尿病视网膜病变风险。

药物治疗：在非增殖期，使用改善微循环药物以促进视网膜微循环，减轻视网膜水肿。使用营养神经药物促进视网膜神经细胞修复，缓解病变症状。如出现黄斑水肿，可应用玻璃体腔注射抗血管内皮生长因子（VEGF）抑制剂，以抑制眼内新生血管生长。

手术治疗：包括玻璃体切割术（PPV）、全视网膜激光光凝术（PRP）等。玻璃体切割术能够清除积血、去除混浊的玻璃体、切断纤维组织、松解牵拉，恢复视网膜正常解剖关系，是治疗增生期糖尿病视网膜病变（PDR）的首选手术方式。主要用于治疗玻璃体出血和牵拉性视网膜脱离。全视网膜激光光凝术用于封闭异常血管，减少出血和水肿，进一步稳定病情。激光治疗的目的是封闭无灌注区，减少新生血管形成，降低玻璃体出血的可能性，以稳定视力。它适用于中、重度患者，尤其是进入增殖期但尚未发生视网膜脱离或严重玻璃体积血的患者。

生活方式调整：患者应遵循低脂、低盐、高纤维的饮食原则，保持饮食清淡，多食用富含粗纤维的食物，避免摄入高糖、高脂食物。适量运动，如散步、慢跑、打太极拳等，避免剧烈运动导致眼底出血或视网膜脱落。注意眼部休息，避免长时间用眼或熬夜，合理安排工作和休息时间。

（三）糖尿病神经病变

1. 定义及诊断

糖尿病神经病变是指因长期高血糖状态导致神经系统损害，是糖尿病一种常见且严重的慢性并发症。它可累及周围神经、中枢神经及自主神经，引发一系列临床症状，严重影响患者生活质量。其分为弥漫性神经病变、单神经病变、神经根或神经丛病变，其中远端对称性多发性神经病变（DSPN）最常见。在诊断糖尿病时或之后出现四肢神经病变临床表现，以下 5 项检查中如果有 2 项或 2 项以上异常，排除其他疾病，即可诊断为糖尿病周围神经病变（DPN）：温度觉异常；10 g 尼龙丝压力觉试验提示足部感觉减退或消失；振动觉异常；踝反射消失；NCV 有 2 项或 2 项以上减慢。

2. 症状及临床表现

感觉异常：患者可能会出现手脚麻木、疼痛、烧灼感、蚁走感等感觉异常。这些症状通常从肢体远端开始，逐渐向上发展，形成"袜套样""手套样"感觉。由于高血糖对神经末梢的损害，导致感觉传导受损，患者感到疼痛或异常感觉，如钝痛、烧灼样感觉、刀割或针刺样疼痛，且大多在晚上更为显著，严重者可能会出现感觉丧失。

运动功能障碍：糖尿病神经病变还会导致肌肉无力、协调障碍，甚至足部畸形。多发性神经炎是糖尿病神经病变的常见形式，表现为两侧对称性感觉障碍和运动障碍。患者感到运动无力，甚至出现共济失调的症状。此外，骨盆带、肩胛带及四肢近端出现肌肉萎缩，特别是在糖尿病伴有低血钾时出现四肢麻痹。

自主神经功能障碍：自主神经病变涉及心血管、消化、泌尿等系统，可能出现以下症状：

心血管系统，影响交感神经和迷走神经，出现静息时心动过速、体位性低血压等症状。消化系统，胃肠功能紊乱，出现腹泻与便秘交替、恶心、呕吐、早饱和腹胀、上腹部疼痛、胃排空延迟等症状。泌尿系统，膀胱括约肌松弛，导致夜尿、尿频、尿急、排尿不畅、尿潴留或尿失禁。男性出现性欲下降、阳痿等问题，女性则容易发生尿路感染。

其他症状：泌汗功能障碍，可出现上肢多汗、下肢无汗等情况，出汗减少易导致感染风险增加，足部无汗增加足部溃疡发生率。皮肤改变，出现皮肤干燥、皲裂、溃疡不易愈合等，这与神经病变导致皮肤感觉和营养障碍有关。患者可能对温度变化不敏感，容易出现烫伤或冻伤。

3. 治疗方法及措施

血糖控制：糖尿病神经病变的根本原因是长期高血糖导致神经损伤。因此，严格控制血糖是预防和治疗糖尿病神经病变的关键。高血压和高血脂可加重神经损伤，因此，患者也需关注血压和血脂水平，必要时进行相应治疗。

药物治疗：甲钴胺片、维生素 B12 注射液等营养神经药物能够促进神经细胞代谢，提供必要的营养物质，有助于修复受损神经组织，提高神经传导速度。硫辛酸等抗氧化应激药物可直接清除活性氧簇和自由基，具有抗氧化和神经保护作用，可减少高血糖对神经的损伤。前列地尔、培哚普利、福辛普利等扩张血管药物可增加血管平滑肌细胞内环磷酸腺苷（cAMP）含量，改善神经组织血液循环，从而减轻神经损伤。依帕司他等抗醛糖还原酶抑制剂可抑制醛糖还原酶活性，减少山梨醇生成，从而减轻神经组织损伤。布洛芬缓释胶囊、塞来昔布胶囊等非甾体类抗炎药，可用于缓解疼痛和炎症反应。治疗痛性 DSPN 可以使用抗惊厥类药（首选普瑞巴林、美乐加巴林）、5-羟色胺-去甲肾上腺素再摄取抑制剂（首选度洛西汀）、三环类抗抑郁药、阿片类药物。

手术治疗：对于部分严重糖尿病神经病变患者，手术治疗可能是一种有效选择。手术方法包括减压手术、神经修复手术、血管重建手术等。这些手术旨在减轻神经组织压迫、促进神经再生和改善神经功能。

其他治疗：针灸可以刺激神经末梢，改善血液循环，缓解疼痛和麻木等症状。电刺激、按摩等物理治疗方法，可以辅助缓解神经病变引起的疼痛和麻木等症状。

（四）糖尿病下肢动脉病变

1. 定义及诊断

下肢动脉病变，也称为糖尿病性外周动脉疾病（Diabetic Peripheral Artery Disease，DPAD），是指糖尿病患者出现下肢动脉粥样硬化病变，通常由于血糖控制不佳导致血管壁发生炎症和损伤，出现斑块并阻塞血管，影响血液流向腿部和脚部。糖尿病下肢血管病变的诊断标准：符合糖尿病诊断；具有下肢缺血的临床表现和（或）体征；静息时 ABI<0.9，或静息时 ABI > 0.9，但运动时出现下肢不适症状，行平板运动试验后 ABI 降低 15%~20% 或影像学提示血管存在狭窄；下肢动脉彩色多普勒超声或者 CTA、MRA 等影像学检查均可明确诊断。

2. 症状及临床表现

下肢疼痛：这是糖尿病下肢动脉病变的常见症状之一。高血糖导致神经受损和血液循环障碍，出现炎症反应和组织损伤，患者感到腿部和脚踝疼痛，伴有刺痛感或烧灼感，严重时影响行走和日常生活。

间歇性跛行：累及骨骼肌供血动脉导致肌肉血流、局部供氧减少，表现为间歇性跛行，这是糖尿病下肢动脉病变的典型表现之一。

皮肤改变：由于下肢动脉狭窄或闭塞，导致血液供应不足，出现皮温降低、皮肤苍白、毛发减少等症状，严重时形成溃疡或坏疽。

静息痛：当下肢严重缺血时，患者即使在休息状态下也会感到足部疼痛，通常夜间发作，卧位时加剧，下肢下垂后疼痛有所缓解。

肢体末端坏疽：这是糖尿病下肢动脉病变发展到较严重阶段的表现。血管内壁增厚、管腔狭窄甚至闭塞，导致远端组织供血不足并发生缺氧和缺血状态。坏死通常从脚趾开始逐渐向上传播，最终导致整个下肢失去活力，甚至截肢。

3. 治疗方法及措施

血糖管理：严格控制血糖是预防和治疗糖尿病下肢动脉病变的基础。患者通过合理饮食、规律运动以及必要的药物治疗（如口服降糖药、注射胰岛素等）将血糖控制在正常范围内。

药物治疗：预防下肢动脉血栓形成，使用抗凝药物，如华法林、利伐沙班等，注意监测凝血功能，避免出血风险。改善缺血，使用扩张血管药物，如前列地尔、西洛他唑等。对于疼痛明显的患者，使用非甾体类抗炎药（如布洛芬）或阿片类药物（如吗啡）镇痛治疗。选择丹参、川芎嗪等中药制剂，具有活血化瘀、改善微循环的作用。

手术治疗：血管内支架植入术通过介入手术在狭窄或闭塞的动脉内植入支架，以恢复血流通道，适用于短段狭窄或闭塞的患者。血管旁路移植术采用自体血管或人工血管在狭窄或闭塞动脉的近远端之间建立旁路通道，以恢复血流，适用于长段狭窄或闭塞、血管内支架植入术禁忌或失败的患者。胫骨横向骨搬移手术利用张力—应力法则原理，通过产生生物组织缓慢牵张力，有效刺激下肢组织，尤其是血管系统再生，适用于血管内支架植入术失败的患者、血栓闭塞性脉管炎及糖尿病足患者。

其他治疗：采用中药汤剂、针灸、推拿等中医方法进行治疗，具有活血化瘀、疏通经络的作用。超声波治疗、磁疗等物理治疗方法，可以改善下肢血液循环，缓解疼痛和麻木等症状。

生活方式调整：吸烟会加速动脉硬化进程，患者应尽早戒烟。过量饮酒有害血管，患者应适量饮酒或戒酒。保持低脂、低盐、高纤维的饮食原则，避免摄入过多高糖、高脂食物。适量增加新鲜蔬菜和水果的摄入，有助于控制血糖和血脂水平。选择适合自己的运动方式，如散步、慢跑、游泳等，有助于改善下肢血液循环。但需注意避免剧烈运动导致下肢损伤。

综上所述，糖尿病发病率高，病程长，并发症多，治疗费用高，给个人和家庭造成严重经济负担。各级医护人员应加强糖尿病知识宣教，大力推广应用 2+N 糖尿病逆转新技术，形成"医防融合"由上而下的全程糖尿病综合管理体系，实现糖尿病患者主动健康干预管理，更好地控制血糖。这对延缓糖尿病并发症具有重要意义，从而能降低个人和家庭的经济负担，提高人们的生活质量，增加幸福感指数，实现健康中国梦战略。

第六章　糖尿病足腔内介入治疗的临床应用

　　腔内介入治疗在糖尿病足的治疗中具有显著的临床应用价值。其通过微创技术（如球囊扩张、支架置入等）直接修复血管病变，迅速改善下肢缺血症状，促进溃疡愈合。相较于传统手术，其创伤小、恢复快、并发症少，尤其适用于年老体弱或合并基础疾病的患者。适应证主要为下肢动脉狭窄超过50%的病变，禁忌症包括重要脏器衰竭、感染及无远端流出道等。围术期需精细管理抗凝药物及并发症，操作强调精准入路选择与术中监测。该技术为糖尿病足患者提供了高效、安全的血运重建方案。

　　图1示专用的数字减影机（DSA）及导管室内配套设备。

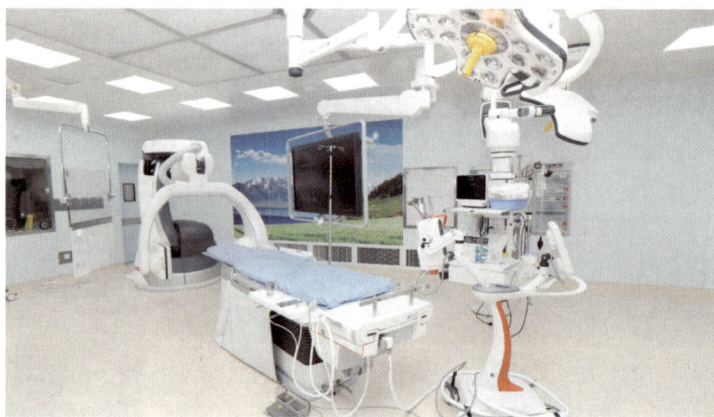

图1

一、糖尿病足腔内介入治疗概述

（一）介入治疗技术范畴与发展历程

糖尿病足腔内介入治疗是一种微创性的治疗手段，主要通过经皮穿刺技术，利用导管、导丝、球囊、支架等器械在血管腔内进行操作，以达到腔内修复糖尿病足血管病变的目的。其技术包括经皮腔内血管成形术（PTA）、血管内支架置入术、经导管动脉内溶栓、超声消融、粥样斑块旋切术、经皮斑块激光销蚀等。

糖尿病足腔内介入治疗的发展历程可以追溯到 20 世纪初。

1912 年，Carrell 提出"在血管内插管"的设想，为后续腔内治疗技术的发展奠定了基础。

1953 年，Seldinger 发明的经皮穿刺插管技术，极大地推动了腔内手术的进步，使其更加便捷与安全。

1963 年，Thomas Fogarty 发明血管内球囊导管。

1964 年，Charles Dotter 运用同轴导管系统成功为一位八旬老妪复通动脉硬化所致的下肢动脉闭塞，完成了世界上首例 PTA，这一标志性事件开启了血管腔内介入治疗的新纪元。

1969 年，Dotter 提出血管内支架的概念，并通过动物实验证实其可行性。

1974 年，Grunzing 发明双腔带囊导管用于腔内血管成形术，进一步普及了该技术的临床应用。

此后，随着球囊扩张导管及各种支架的相继研制成功，糖尿病足腔内介入治疗技术日益成熟。在我国，该技术起步相对较晚，但近年来发展迅速，已成为治疗糖尿病足的重要手段之一。

（二）腔内介入治疗的显著优势

与传统的外科手术治疗相比，糖尿病足腔内介入治疗具有显著的优势。

外科手术治疗往往需要较大的切口，对患者的身体造成较大的创伤，术后恢复时间长，且并发症较多，如麻醉风险、术区感染、出血、伤口愈合不良等。而腔内介入治疗通常为局部麻醉，仅需通过皮肤穿刺，将导管、导丝等器械送入血管内进行操作，创伤极小，术后恢复快，并发症少。例如，在经皮腔内血管成形术（PTA）中，只需在局部麻醉下将球囊导管送至血管狭窄部位，通过球囊扩张即可改善血管狭窄，恢复血流，患者术后次日即可下床活动。

与药物治疗相比，腔内介入治疗能够更直接地作用于病变血管，迅速改善下肢血液供应。临床上，药物治疗主要通过调节血糖、血脂、抗血小板聚集等方式来缓解糖尿病足的症状，但对于已经形成的血管狭窄或闭塞，药物治疗的效果往往有限；而介入治疗可以直接对狭窄或闭塞的血管进行扩张、溶栓、支架置入等操作，能够立竿见影地恢复血流，改善足部的缺血缺氧状态，促进溃疡愈合。

二、介入治疗手术适应证与禁忌症

（一）适应证的评估

1. 基于血管病变特征的评估

糖尿病足腔内介入治疗的适应证主要依据血管病变的部位、程度和范围来确定。对于下肢动脉狭窄或闭塞病变，若病变位于主髂动脉、股腘动脉等较大血管，且狭窄程度超过 50%，长度较短（一般小于 15 cm），介入治疗往往能取得较好的效果。例如，在一项针对股腘动脉狭窄患者的研究中，狭窄程度在 60%~80% 之间，病变长度平均为 6 cm 的患者，经皮腔内血管成形术（PTA）后，血管再通率可达 80% 以上，患者下肢缺血症状明显改善，ABI 指数显著升高。若病变累及小腿动脉或足部动脉等远端血管，虽然介入治疗的难度相对较大，但对于局限性病变，如单个或少数几个节段的狭窄或闭塞，仍可考虑介入治疗。有研究表明，对于胫前动脉或胫后动脉狭窄的患者，采用小直径球囊扩张技术进行介入治疗后，足部血供可得到一定程度的改善，溃疡愈合率有所提高。

2. 患者整体状况的评估

患者的整体状况也是决定是否适合介入治疗的重要因素。对于年老体弱、合并多种基础疾病（如高血压、冠心病、慢性阻塞性肺等疾病）且无法耐受传统开放手术创伤的患者，腔内介入治疗因其微创性而具有明显优势，可作为首选治疗方法。例如，一位 75 岁的糖尿病足患者，同时患有冠心病和高血压，身体状况较差，无法承受动脉旁路移植手术的创伤，经介入血管科医生评估后采用介入治疗，术后恢复良好，下肢缺血症状得到有效缓解。此外，对于一些因全身状况不佳而预期寿命有限的患者，介入治疗也可为其提供缓解症状、提高生活质量的机会，如患有终末期肾病且合并糖尿病足的患者，在充分评估风险后，仍然可通过介入治疗改善下肢血液循环，减轻疼痛等症状，提高其有限生存期内的生活质量。

（二）禁忌症

1. 重要脏器功能不全或衰竭

心、脑、肺等重要脏器功能衰竭者通常不适合进行糖尿病足腔内介入治疗。例如，对于患有严重心力衰竭的患者，其心脏泵血功能严重受损，无法承受介入手术过程中可能出现的血液循环波动，手术可能导致心功能进一步恶化，甚至引发心脏骤停等严重后果。同样，严重的呼吸功能衰竭患者，在手术过程中可能因无法有效维持呼吸功能，而缺氧加重，影响全身各器官的氧供，增加手术风险。而脑功能衰竭患者，如存在严重的脑血管疾病或脑损伤，可能在手术应激下出现脑疝、脑出血等并发症，危及生命。

2. 严重感染与凝血功能异常的影响

全身感染者或处于急性炎症阶段的患者也禁用介入治疗。在全身感染状态下，患者的身体处于应激反应状态，免疫力下降，此时进行介入手术，可能会导致感染扩散，使病情进一步加重。例如，糖尿病足患者若伴有严重的足部蜂窝织炎，且感染已扩散至全身，进行介入治疗可能会将细菌带入血管内，引发败血症等严重并发症。此外，凝血功能异常的患者，无论是凝血因子缺乏导致的凝血障碍，还是服用抗凝药物过量引起的凝血异常，在介入治疗过程中都可能出现难以控制的出血，从而大大增加手术风险。

3. 下肢血管条件的因素

下肢远端无动脉流出道的患者不适合该治疗。当下肢远端血管完全闭塞且没有可利用的流出道时，即使通过介入治疗开通了近端血管，血液也无法有效灌注到足部组织，无法达到改善足部缺血的目的，反而可能增加手术的创伤和风险。例如，对于一些糖尿病足患者，胫前动脉、胫后动脉及足部动脉远端均已广泛闭塞，且没有形成有效的侧支循环，此时进行腔内介入治疗的意义不大，即使努力开通近端血管，术后仍然不能建立有效循环，最后仍然需要截肢手术。不过，针对这一类患者，近年来，国内外正努力尝试新的技术，例如将膝下其中一支静脉血管与动脉联通实施静脉动脉化并作为流出道使用，可以有效促进溃疡愈合，目前仅有少数中心尝试开展该技术。

三、围手术期管理是腔内介入手术的安全保障

（一）术前管理要点

1. 全面的患者评估与准备

术前对患者进行全面评估是糖尿病足腔内介入治疗的重要环节。评估内容包括详细的病史采集，如糖尿病病程、血糖控制情况、是否合并其他糖尿

病并发症（如糖尿病肾病、糖尿病视网膜病变等）以及心血管疾病、高血压等其他系统疾病史。通过体格检查，全面了解患者的足部病变情况，如足部溃疡的位置、大小、深度、有无感染迹象，足部皮肤温度、颜色、感觉减退或丧失的程度，以及下肢动脉搏动情况等。同时，还需进行一系列的辅助检查，如血常规、凝血功能、肝肾功能、血脂、糖化血红蛋白等实验室检查，以评估患者的整体身体状况和凝血功能；踝肱指数（ABI）测定，用于初步评估下肢动脉的供血情况，ABI<0.9提示存在下肢动脉缺血；下肢血管彩色多普勒超声检查，肾功能耐受患者可行下肢动脉 CTA 或 MRA 检查，以明确下肢血管的病变部位、程度和血流情况；必要时进行下肢血管造影检查，以明确血管病变的具体细节，为手术方案的制订提供精准依据。

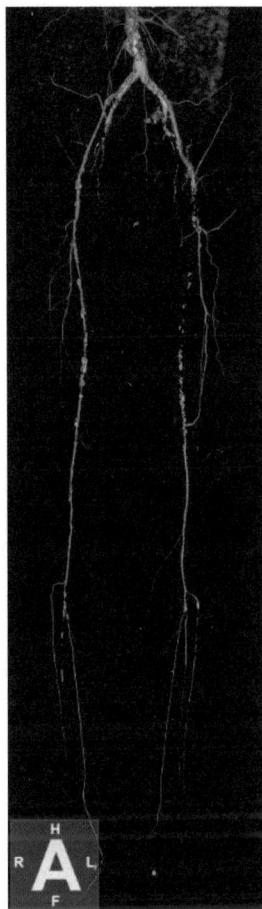

图 2

图 2 示 CTA 检查：髂股动脉多发钙化斑块，左侧股浅动脉长段闭塞，膝下动脉多发狭窄、闭塞。

2. 抗血小板与抗凝药物的合理应用

抗血小板与抗凝药物在糖尿病足腔内介入治疗中起着重要作用，合理应用这些药物能够有效预防血栓形成，保障手术的顺利进行和术后血管的通畅。但药物的使用时机、剂量和种类需要谨慎权衡，以平衡预防血栓与出血的风险。

术前抗血小板药物的应用：一般建议患者在术前 5~7 天开始口服抗血小板药物，如阿司匹林（100 mg/d）和氯吡格雷（75 mg/d）。对于病情较为紧急的患者，可在术前给予负荷剂量的氯吡格雷（300 mg），以迅速发挥抗血小板作用，同时给予胃黏膜保护剂。但在用药过程中，需密切观察患者有无出血倾向，如皮肤瘀斑、鼻出血、牙龈出血等，及时调整药物剂量或停药。

术中抗凝药物的使用：在手术过程中，通常需要使用肝素进行抗凝。可按 0.8~1.0 mg/kg 体重的剂量静脉注射肝素，使活化凝血时间（ACT）维持在 250~300 秒，以确保手术操作过程中血液处于低凝状态，减少血栓形成的风险。对于高凝状态的患者，可适当增加肝素的剂量，但需密切监测凝血功能，防止出血并发症的发生。

术后抗凝与抗血小板治疗：术后患者需继续接受抗凝和抗血小板联合治疗，以维持血管的通畅。常用的方案包括低分子肝素皮下注射（如依诺肝素 4000~6000 U，每日 1~2 次），同时口服阿司匹林和氯吡格雷。抗凝治疗的时间一般为 3~7 天，抗血小板治疗则需持续 6~12 个月甚至更长时间。在治疗过程中，应定期监测凝血功能指标，如凝血酶原时间（PT）、国际标准化比值（INR）、部分凝血活酶时间（APTT）等，以及血小板计数，根据检查结果及时调整药物剂量，确保治疗的有效性和安全性。若患者出现出血并发症，如穿刺部位出血、血肿、消化道出血等，应立即停止抗凝和抗血小板药物，并采取相应的止血措施。

（二）术后管理关键

1. 抗凝与抗血小板治疗的延续与调整

术后抗凝与抗血小板治疗的延续与调整至关重要。一般在术后早期，继续使用低分子肝素皮下注射进行抗凝治疗，同时联合口服阿司匹林或氯吡格雷抗血小板治疗。随着术后时间的推移，根据患者的恢复情况和凝血功能指标进行调整。在术后 3~7 天，若患者伤口无明显渗血，凝血功能指标如部分凝血活酶时间（APTT）、国际标准化比值（INR）在正常范围内，可考虑停用低分子肝素，继续口服抗血小板药物。抗血小板治疗通常需持续 6~12 个月甚至更长时间，期间应定期复查血小板计数、凝血功能等指标，若出现血小板减少或凝血功能异常，应及时调整药物剂量或更换药物。例如，若患者出现血小板计数低于 $50 \times 10^9/L$ 的情况，应暂停抗血小板药物，并进一步检查原因，如是否为药物不良反应或合并其他疾病导致血小板减少，待血小板计数恢复正常后，再在医生的指导下谨慎恢复抗血小板治疗。监测凝血指标具有重要意义，可及时发现凝血异常，预防出血或血栓形成等并发症。常用的凝血指标包括凝血酶原时间（PT）、国际标准化比值（INR）、部分凝血活酶时间（APTT）等。一般要求 INR 维持在 2.0~3.0，APTT 维持在正常对照值的 1.5~2.5 倍。监测方法为定期抽取患者静脉血，送至检验科进行检测，根据检测结果调整抗凝药物剂量。在调整药物剂量过程中，应密切观察患者有无出血倾向，如皮肤瘀斑、鼻出血、牙龈出血、黑便等，或有无血栓形成的表现，如肢体肿胀、疼痛、皮肤温度降低、动脉搏动减弱等，及时调整治疗方案，确保治疗的安全性和有效性。

2. 并发症的预防与处理策略

术后可能出现多种并发症，需采取有效的预防与处理策略。出血和血肿是常见的并发症之一，主要与术中血管损伤、术后抗凝药物的使用，以及患者自身凝血功能异常有关。为预防出血和血肿，术中应操作轻柔，避免血管损伤；术后密切观察穿刺部位及周围情况，如有渗血及时压迫止血，并调整抗凝药物剂量。若出现较大血肿，应立即压迫止血，减少出血，避免导致失血性休克，待出血停止后再热敷，促进血肿吸收。若血肿压迫血管或神经，导致肢体缺血或感觉运动障碍，应及时手术清除血肿。

血管栓塞也是较为严重的并发症，可导致肢体缺血加重，甚至坏死。其原因主要是术后血管内皮损伤、血液高凝状态以及血流缓慢等。预防血管栓塞的措施包括术后早期活动肢体，促进血液循环；合理使用抗凝与抗血小板药物，降低血液黏稠度；密切观察患肢皮肤温度、颜色、足背动脉搏动等情况，一旦发现血管栓塞迹象，如突发肢体剧痛、皮肤苍白、动脉搏动消失等，应立即行血管超声或造影检查，确诊后可采取溶栓、取栓或血管旁路移植等治疗措施。

感染同样不容忽视，可分为穿刺部位感染和全身感染。穿刺部位感染主要与术中无菌操作不严格、术后伤口护理不当有关。预防穿刺部位感染的关键在于严格遵守无菌操作规程，术后保持伤口清洁干燥，定期更换敷料。若出现穿刺部位红肿、疼痛、渗液等感染症状，应及时进行伤口分泌物培养，根据药敏试验结果选用敏感抗生素进行抗感染治疗，同时加强伤口换药。全身感染多是患者抵抗力下降、糖尿病控制不佳以及感染病灶扩散所致。对于全身感染，应积极寻找感染源，如肺部感染、泌尿系统感染等，选用强效广谱抗生素进行治疗，并加强支持治疗，提高患者免疫力。

此外，还可能出现其他并发症，如造影剂肾病等。造影剂肾病的预防主要是术前评估患者肾功能，对于肾功能不全的患者，尽量减少造影剂用量，并在术后充分水化，促进造影剂排出。若发生造影剂肾病，应及时给予保肾治疗，如使用肾衰宁、金水宝等药物，必要时进行血液透析治疗。血管破裂较为少见，但一旦发生，可导致大出血等严重后果，需立即进行手术修复或介入栓塞治疗。

四、手术入路与操作流程

（一）常用手术入路的选择与应用

手术入路的选择是糖尿病足腔内介入治疗的关键环节之一，不同的入路具有各自的特点和适用场景，需根据患者的具体情况进行综合考量。

股动脉入路是最为常用的手术入路之一。股动脉具有管径较粗、易于穿刺和操作的优势，能够为介入器械的置入提供便利的通道。在大多数情况下，无论是顺行穿刺还是逆行穿刺，都能较好地处理下肢动脉的病变。顺行穿刺主要适用于治疗股动脉及其以远的动脉病变，如股浅动脉、腘动脉以及小腿动脉等部位的狭窄或闭塞。然而，顺行穿刺相对困难一些，有时容易穿刺到股深动脉，尤其是股深动脉优势型的患者，超声引导下穿刺可以提高穿刺成功率，减少并发症。逆行穿刺则相对容易，主要用于治疗腹主动脉、髂总动脉、髂外动脉、股总动脉部位的病变以及对侧下肢的病变。但需要注意的是，由于导管长度的限制，逆行穿刺无法对侧膝下病变尤其是足部血管进行治疗，且对于对侧病变的操作可控性不如顺行穿刺。

桡动脉、肱动脉入路和腋动脉入路则属于上肢入路，在某些特殊情况下具有重要的应用价值。当存在髂动脉病变，双股动脉均无动脉搏动，无法穿刺股动脉时，上肢入路可作为替代选择。例如，对于一些患有严重髂动脉粥样硬化闭塞症，股动脉无法穿刺成功的患者，可考虑经肱动脉或腋动脉入路进行介入治疗。但这种上肢入路也存在一些缺点，如血管相对较细，增加了穿刺难度和血管损伤的风险；术后对上肢活动的限制相对较大，可能会影响患者的术后生活质量。此外，与逆行股动脉穿刺类似，它们在处理远端病变时也可能受到导管长度的限制。

另外，对于顺行开通困难的病例，可以选择逆行穿刺足部血管，双向开通可以提高血管再通的成功率。当然，足部血管细小，穿刺难度大，还有术后穿刺点的处理也是难点。

因此，在实际临床工作中，手术入路的选择需要综合考虑病变部位、患者身体状况、血管条件以及医生的操作经验等多种因素。例如，对于病变部位主要集中在股腘动脉且股动脉搏动良好的患者，股动脉入路可能是首选；而对于合并髂动脉病变且股动脉穿刺困难的患者，则需权衡肱动脉或足部动脉入路的可行性和风险。

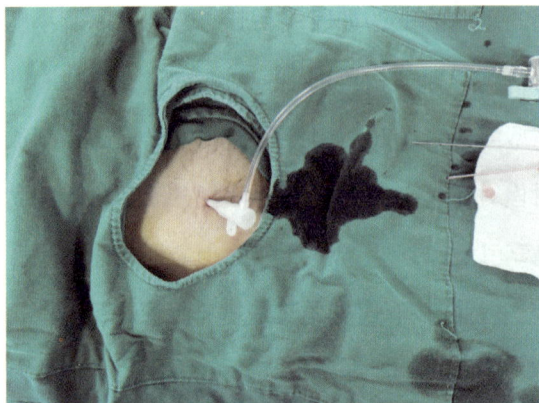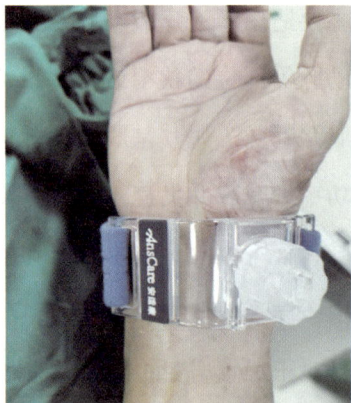

图 3 图 4

图 3 示右侧股动脉穿刺置入导管鞘。图 4 示右侧桡动脉压迫器压迫穿刺口止血。

（二）腔内介入操作的详细步骤

腔内介入操作是糖尿病足腔内介入治疗的核心部分，主要包括以下几个关键步骤。

穿刺：在确定手术入路后，首先进行局部麻醉，然后使用穿刺针在选定的动脉部位进行穿刺。以股动脉穿刺为例，穿刺点通常位于腹股沟韧带下方，此处股动脉位置相对表浅且易于触及。在穿刺过程中，需严格遵循无菌操作原则，避免感染的发生。穿刺成功后，可见动脉血喷出，此时可置入导丝，随后沿导丝置入动脉鞘管，建立起血管与外界的通道，以便后续器械的进入。

图 5 示血管介入常用的穿刺鞘套件（穿刺套管针、导丝、导管鞘）。

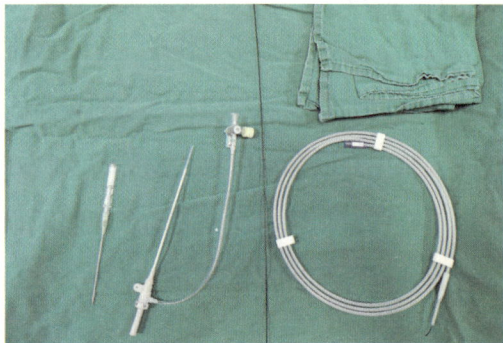

图 5

血管造影：通过动脉鞘管送入导管到达靶血管后，注入造影剂，进行血管造影检查。这一步骤能够清晰地显示血管的病变部位、程度、范围以及侧支循环情况，为后续的介入治疗提供精准的"路线图"。例如，在造影图像上，可以明确看到血管狭窄或闭塞的具体位置、长度，以及是否存在血栓形成、血管壁钙化等情况，从而帮助医生制订个性化的治疗方案。

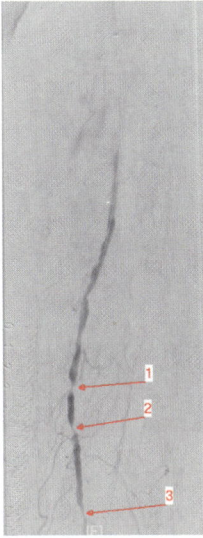 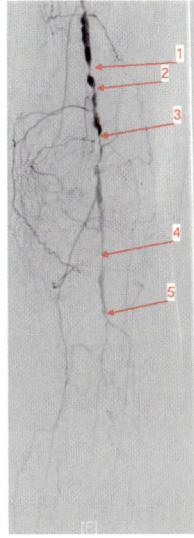 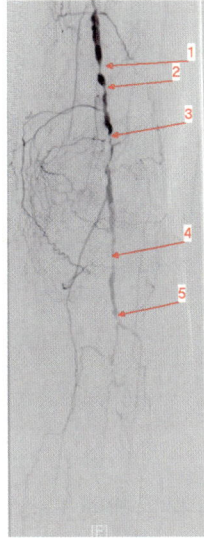

图 6　　　　　图 7　　　　　图 8

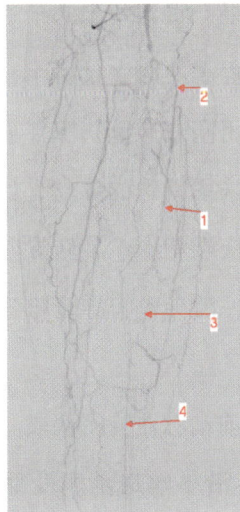 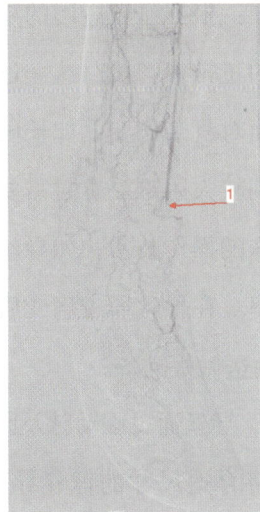

图 9　　　　　图 10

上述图 6~10 显示完整的血管造影图：显示从股动脉开口至足部血管病变（术前）。

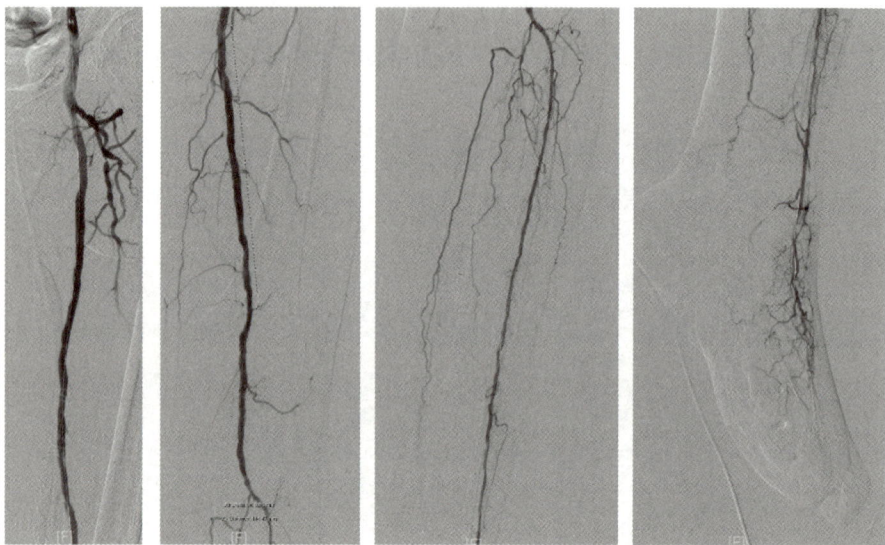

图 11　　　　　图 12　　　　　图 13　　　　　图 14

图 11~14 显示球囊扩张后复查造影：股动脉、腘动脉及胫前动脉、足背动脉血管扩张满意，血流恢复通畅。

导丝导管操作：根据血管造影的结果，将导丝小心地通过病变部位，使其到达血管远端的正常血管段。这一过程需要医生具备丰富的经验和精湛的技巧，尤其是在面对复杂病变，如长段闭塞或严重狭窄伴血管迂曲时，导丝的通过可能会遇到较大困难。有时需要采用特殊的导丝，如亲水涂层导丝，或者通过一些特殊的操作技术，如导丝头端塑形、旋转导丝等，来提高导丝通过病变的成功率。在导丝通过病变后，沿导丝将导管推进至病变部位，为后续的治疗器械输送做好准备。

图 15 示导管、导丝通过腘动脉及胫前动脉血管闭塞段。

球囊扩张：将合适尺寸的球囊导管沿导丝送至病变部位，然后使用压力泵对球囊进行缓慢充气，使球囊扩张，从而撑开狭窄或闭塞的血管。球囊的直径和长度应根据病变血管的具体情况进行选择，一般原则是球囊直径与病变血管近端和远端正常血管段的直径相匹配，长度应覆盖整个病变段。例如，对于直径为 5~6 mm 的股浅动脉狭窄病变，可选择直径为 5~6 mm、长度为 2~4 cm 的球囊进行扩张。在球囊扩张过程中，需要密切观察患者的生命体征和血管造影图像，确保扩张效果满意且无血管破裂等并发症发生。扩张完成后，将球囊内的气体缓慢抽出，然后撤出球囊导管。

图 16 示球囊扩张血管，狭窄处表现为明显压迹——"束腰征"。

图 17、18 显示球囊扩张前后腰征消失，血管扩张良好。

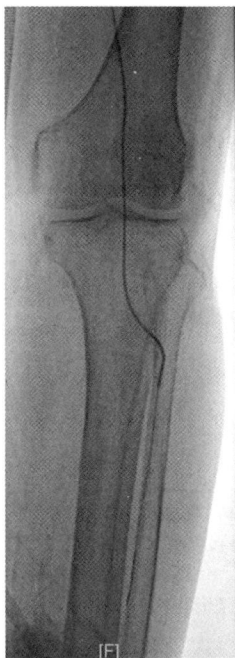

图 15

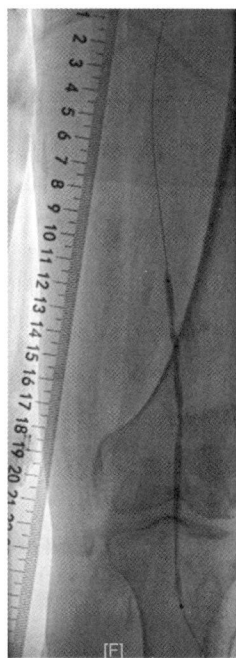

图 16

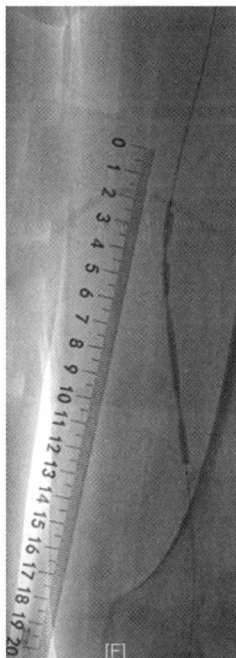

图 17

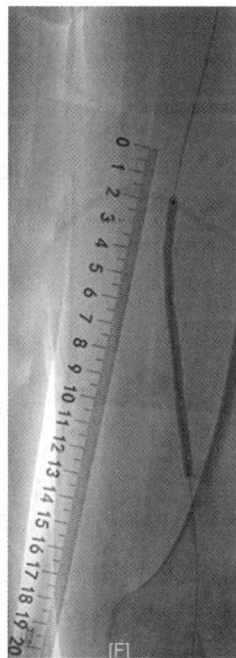

图 18

图 19 示足背动脉闭塞，使用 2 mm 专用球囊扩张闭塞段。

图 20 检查右胫后动脉闭塞。

图 21 胫后动脉球囊扩张后血管恢复通畅。

支架置入：如果球囊扩张后血管狭窄或闭塞的改善效果不理想，或者存在血管弹性回缩、夹层等情况，可能需要置入血管支架。支架的选择同样需要根据病变血管的特点来确定，包括支架的类型（如金属裸支架、药物洗脱支架等）、直径、长度等。在置入支架前，需再次进行血管造影，以确定支架的置入位置。然后将支架输送系统沿导丝送至病变部位，准确释放支架。支架置入后，再次进行血管造影，评估支架的位置、展开情况以及血管的通畅性。例如，对于一些病变较长、血管内斑块严重的患者，药物洗脱支架可能更为合适，它不仅能够提供良好的支撑力，还能通过释放药物抑制血管内膜增生，降低再狭窄的发生率。

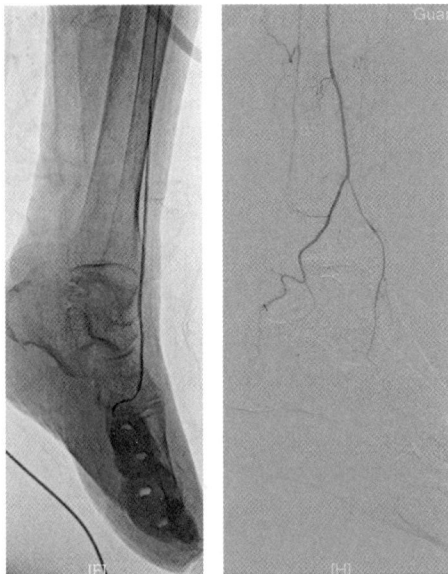

图 19　　　　图 20（胫后动脉）

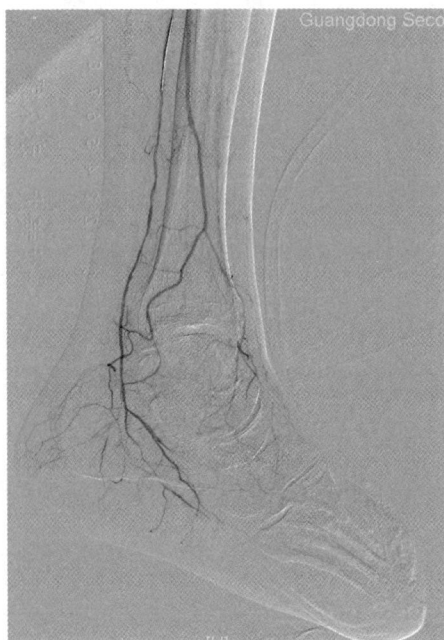

图 21（胫后动脉）

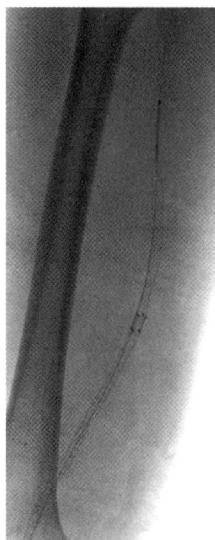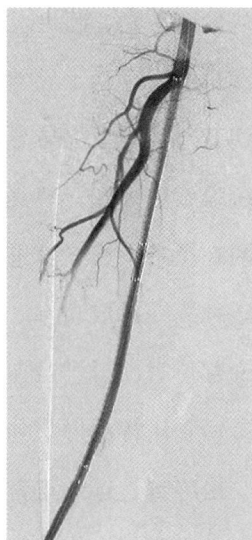

图 22　　　　　　　图 23

图 22、23 示支架置入过程及造影显示支架内血流通畅，未见残余狭窄。

1. 手术难点与应对技巧

在糖尿病足腔内介入治疗手术中，存在诸多难点，其中血管病变的复杂性尤为突出。糖尿病患者的血管病变往往呈现多部位、多节段的特点，累及范围广泛，且以远端小血管病变为主，常伴有血管壁钙化、严重迂曲以及长段闭塞等情况。这些复杂的病变状况使得导丝通过病变部位变得极为困难，犹如在布满荆棘的道路上艰难前行。例如，在面对长段闭塞的血管时，导丝可能会遇到坚硬的斑块或血栓阻挡，难以顺利穿越；而血管的严重迂曲则可能导致导丝在推进过程中偏离正常路径，甚至形成假腔，增加手术风险。

为了应对这些挑战，术者需要凭借丰富的经验和精湛的技巧，采用一系列特殊的策略与操作方法。在导丝的选择上，可根据病变的具体情况选用亲水涂层导丝，其表面的亲水涂层能够减少导丝与血管壁之间的摩擦力，提高导丝通过病变的顺滑性。同时，对导丝头端进行精确塑形也是关键步骤之一，根据血管的走行和病变的形态，将导丝头端塑造成合适的弯曲度，如 J 形或 C 形，有助于导丝更好地适应血管的迂曲，顺利通过病变部位。在操作导丝时，采用旋转导丝的技术，通过缓慢旋转导丝，使其头端在血管内寻找合适的通道，如同在黑暗中摸索前进的方向，从而提高导丝通过狭窄或闭塞病变的成功率。此外，当导丝难以直接通过闭塞病变部位时，可尝试在血管内将导丝头端先做成一个襻，然后利用襻的形状和推送力，缓慢向远端通过闭塞部位，最终到达远端正常动脉的真腔内，这一技术要求术者具备极高的操作精度和耐心，如前面所述，顺行开通困难时，可以采用逆行穿刺置入导丝，双向开通可以大大增加手术成功率。

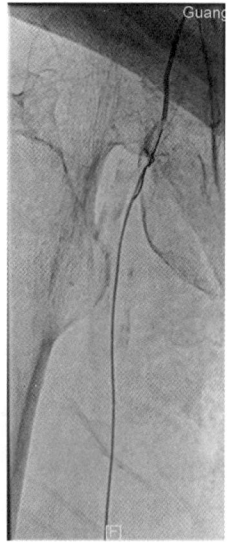

图 24

图 24 双向开通示意图，上行导丝顺利会师进入股浅动脉导管内，建立导丝轨道。

在手术过程中，病变血管的内膜下通过也是一个常见的难点。由于糖尿病足患者血管病变的特殊性，内膜下通过技术有时成为开通血管的必要手段，但该操作也存在一定风险，如导致血管穿孔、夹层形成等并发症。为了确保内膜下通过的安全性和有效性，术者需要在血管造影的清晰引导下，谨慎操作导丝，密切观察导丝的走向和血管壁的形态变化。一旦导丝进入内膜下，应采用轻柔的推送和旋转动作，避免过度用力导致血管损伤。同时，可通过球囊扩张等技术，在内膜下形成一个相对稳定的通道，便于后续器械的通过和血管的开通。

血管穿孔和夹层是糖尿病足腔内介入治疗中较为严重的并发症，犹如手术中的"雷区"，需要术者格外警惕。血管穿孔可能导致大出血，而夹层则会影响血管的通畅性，甚至引发血管闭塞。为预防这些并发症的发生，术者在操作过程中应时刻保持对血管壁情况的关注，尤其是在使用球囊扩张和支架置入等器械时，要根据血管的直径、病变的程度等因素，精准选择合适的器械规格，并严格控制操作压力和力度。在球囊扩张过程中，应缓慢、逐步增加压力，同时密切观察血管造影图像，一旦发现血管壁有破裂或夹层形成的迹象，应立即停止操作，并采取相应的补救措施，如使用覆膜支架进行修复或栓塞等。

术中血栓形成也是一个不容忽视的问题，它可能导致血管栓塞，使手术前功尽弃。为了预防术中血栓形成，充分的抗凝治疗是关键。在手术开始前，应按照患者的体重准确给予肝素进行抗凝，使活化凝血时间（ACT）维持在合适的范围内。同时，在手术过程中，可根据患者的凝血状态和手术时间，适时追加肝素剂量。此外，保持手术操作的流畅性和快速性，减少血管内皮的损伤，也有助于降低血栓形成的风险。一旦发现术中血栓形成，应立即采取溶栓治疗或血栓抽吸等措施，尽快恢复血管的通畅。

2. 术中监测与应急处理

在糖尿病足腔内介入治疗过程中，对患者各项生理指标进行实时监测至关重要，其犹如手术中的"导航仪"，能够精准反映患者的身体状况，为手术的顺利进行提供关键依据。

对于心率的监测，正常范围通常为 60 ~ 100 次 / 分钟。若心率超出此范围，如持续高于 100 次 / 分钟，可能提示患者存在紧张、疼痛、血容量不足或心脏功能异常等情况。此时，医生需综合患者的其他症状及相关指标进行判断，如是否伴有血压下降、面色苍白等。若考虑血容量不足，可适当补充液体；若怀疑心脏功能异常，可能需要进一步检查心电图等，并根据具体情况给予相应的药物治疗，如 β 受体阻滞剂等减慢心率的药物，但需谨慎使用，避免因过度抑制心率导致心输出量不足。反之，若心率低于 60 次 / 分钟，可能是麻醉药物影响、窦房结功能障碍或房室传导阻滞等原因所致。医生应密切观察患者的血压、意识状态等，若心率过缓导致血压下降或出现头晕、黑蒙等症状，可能需要使用阿托品、异丙肾上腺素等药物提升心率，必要时甚至可能需要安装临时起搏器。

术中血压的监测同样不容忽视，正常血压范围一般为收缩压 90～140 mmHg，舒张压 60～90 mmHg。在手术过程中，血压波动较为常见。若收缩压高于 140 mmHg，可能会增加手术出血风险，同时加重心脏负担，易引发心脑血管意外。此时，可先尝试通过加深麻醉深度、调整患者体位等方式进行血压调控。若血压仍持续升高，可根据患者具体情况给予降压药物，如硝普钠、硝酸甘油等，但需密切关注血压下降速度，避免血压骤降导致重要脏器灌注不足。相反，若收缩压低于 90 mmHg，可能会影响手术部位的血液灌注，导致组织缺血、缺氧。应立即检查患者的血容量情况，若存在血容量不足，可快速补充晶体液或胶体液；若为血管扩张导致的低血压，可使用血管收缩药物，如去甲肾上腺素等，提升血压，确保手术部位的血液供应。

血氧饱和度反映了血液中氧合血红蛋白的含量，正常应不低于 95%。若术中血氧饱和度下降，可能是由于呼吸道梗阻、肺部通气功能障碍、麻醉过深或低血压导致的组织灌注不足等。首先应检查患者的呼吸道是否通畅，及时清理口腔、鼻腔分泌物，调整气管插管位置等。若呼吸道通畅但血氧饱和度仍未改善，可适当增加吸氧浓度，必要时采用呼吸机辅助通气，改善肺部氧合功能。同时，积极纠正导致血氧饱和度下降的其他因素，如提升血压、调整麻醉深度等，以保障患者的氧供。

在手术过程中，还需密切关注患者的意识状态和心电图变化。意识状态的改变可能是麻醉药物过量、脑缺血缺氧或低血糖等原因引起。若患者出现意识模糊、躁动不安或昏迷等情况，应立即进行相关检查，如检测血糖、评估脑灌注情况等，并采取相应的处理措施，如纠正低血糖、改善脑循环等。

心电图的变化能够及时提示心脏的电生理活动异常，如出现心律失常、心肌缺血等情况。对于心律失常，应根据具体类型进行处理，如室性早搏可先观察，若频繁发作或伴有血流动力学改变，可使用利多卡因等抗心律失常药物；对于心肌缺血，可给予硝酸甘油等扩血管药物改善心肌供血，并寻找导致心肌缺血的原因，如血压波动、心率过快等，进行针对性处理。

在糖尿病足腔内介入治疗过程中，尽管手术操作相对微创，但仍可能面临一些突发事件，如血管破裂、栓塞等，这些情况犹如手术中的"风暴"，严重威胁患者的生命安全和手术效果，因此，必须制订完善的应急处理预案。血管破裂是较为严重的并发症之一，其发生可能与血管病变严重、操作不当或器械使用不当等因素有关。一旦发生血管破裂，手术视野可能会迅速被血液淹没，导致手术操作困难。此时，医生应保持冷静，立即停止当前操作，避免进一步损伤血管。同时，使用球囊导管在破裂血管的近端进行封堵，以暂时控制出血。若破裂血管较小，可通过持续压迫止血，观察一段时间后，若出血停止，可继续完成手术；若血管破裂较为严重，可能需要紧急植入覆膜支架，以修复血管破口。在处理血管破裂的过程中，需密切关注患者的生命体征，如血压、心率等，及时补充血容量，必要时输血治疗，以防止失血性休克。

血管栓塞也是糖尿病足腔内介入治疗中常见的并发症，可导致下肢缺血加重，甚至危及肢体存活。栓塞的发生可能源于血管内血栓形成、斑块脱落或操作过程中导丝、导管等器械上的血栓脱落。当发现血管栓塞时，应迅速评估栓塞的部位和范围。若为小血管栓塞，且患者肢体缺血症状较轻，可先尝试使用血管扩张药物，如罂粟碱等，改善侧支循环，观察症状是否缓解。若栓塞较大血管，导致肢体严重缺血，应立即采取溶栓治疗或血栓抽吸术。溶栓治疗可通过导管向栓塞部位注入溶栓药物，如尿激酶、链激酶等，但需注意溶栓药物的剂量和使用时间，避免出血并发症的发生。

血栓抽吸术则是利用特殊的抽吸装置，将血栓直接从血管内抽出，恢复血管通畅。在进行溶栓或血栓抽吸治疗后，需再次进行血管造影检查，评估血管再通情况，并密切观察患者肢体的血运恢复情况，如皮肤温度、颜色、足背动脉搏动等。

术中出血和血肿的形成也是较为常见的问题，可能与血管穿刺部位止血不彻底、抗凝药物使用过量或患者凝血功能异常等因素有关。若发现穿刺部位出血，应立即压迫止血，调整抗凝药物剂量或使用鱼精蛋白中和肝素的抗凝作用。对于形成的血肿，若较小可先观察，局部冷敷促进止血；若血肿较大，压迫周围组织或血管，导致肢体缺血或神经受压症状，可能需要手术清除血肿，并彻底止血。

3. 多学科协作的重要性

在应对严重下肢动脉缺血患者时，手术团队的密切协作和高效沟通至关重要。糖尿病足患者常合并糖尿病、血管病变、感染及多器官功能异常，其诊疗涉及内分泌科、血管介入科、感染科、重症医学科、影像科等多个学科。例如，内分泌科需优化血糖控制以促进溃疡愈合；感染科针对足部感染制订精准抗感染方案；影像科通过血管造影提供精准的病变定位。围术期管理中，抗凝药物的使用需药学团队指导，而术后并发症如出血、血栓或感染，则需多学科联合干预。此外，术中突发血管破裂或栓塞时，血管外科与重症医学科的快速协作可有效控制风险，保障患者安全。多学科协作不仅能够制订个体化治疗方案，还能通过资源整合提高手术成功率、降低截肢率，并促进术后康复。这种协同模式充分体现了"以患者为中心"的医疗理念，是糖尿病足腔内介入治疗安全高效实施的核心保障。因此，多学科协作在糖尿病足腔内介入治疗中具有不可替代的作用。

总结与展望

　　近年研究显示，腔内介入治疗在糖尿病足治疗中的应用逐渐精细化，结合干细胞治疗、新型器械和个体化策略，显著提高了保肢率和患者生活质量。未来研究方向可能集中在长期通畅性维持、生物材料开发及多模态联合治疗领域。

第七章 糖尿病足手术的麻醉与管理

一、麻醉前准备

糖尿病足病人手术麻醉的主要危险是糖尿病所引起的相关脏器功能改变，如心血管疾病、肾功能不全等。由糖尿病本身引起的死亡例数已明显减少，而糖尿病的慢性并发症已成为糖尿病患者的主要死亡原因。因此，应重视这些脏器功能的术前评估和治疗，以保证患者处于最佳的术前状态。

（一）术前评估

术前应全面了解患者的糖尿病分型、目前的治疗方案、血糖控制的平均水平和波动范围、低血糖发作情况。评估有无糖尿病并发症，如冠心病、脑血管病变、糖尿病肾病等，推荐术前检查心电图和肾功能。并发冠心病的患者，由于糖尿病周围神经病变往往缺乏典型的心绞痛症状，应引起警惕。糖化血红蛋白（HbA1c）反映采血前三个月的平均血糖水平，可用于评价长期血糖控制效果，预测围术期高血糖的风险。HbA1c升高是围术期死亡率和并发症发生率的独立危险因素。建议糖尿病患者术前4~6周内检测 HbA1c，HbA1c ≤ 7% 提示血糖控制满意，围术期风险较低。糖尿病高血糖危象——酮症酸中毒（Diabetic Ketoacidosis，DKA）和高血糖高渗综合征（Hyperosmolar

Hyperglycemic State，HHS），是可能危及生命的急性并发症。出现 DKA 和 HHS 时，应该推迟非急诊手术，积极治疗 DKA 和 HHS。通过评估，可以制订个性化的麻醉方案，减少术中及术后并发症。

（1）术前应详细了解患者的糖尿病类型，是否有低血糖，糖尿病高血糖危象——酮症酸中毒和高血糖高渗综合征等病史；了解病程长短、血糖最高水平、现在控制血糖的方法及所用药物剂量。

（2）判断有无糖尿病的并发症及对全身脏器的影响；有无水电解质紊乱及酸碱失衡。对伴有器官功能损害者，应进一步了解其功能受损情况，了解 ECG 有无异常，BUN 检查结果，必要时应检查肌酐清除率及心脏运动负荷试验。一般来讲，具有全身或重要脏器功能受损的并发症，可加重糖尿病病情和代谢紊乱，增加麻醉处理的困难。

（3）合并有高血压、冠心病、缺血性心脏病和外周动脉粥样硬化的糖尿病足患者，手术和麻醉期间血流动力学波动较大，手术和麻醉的危险性增加。

（4）合并有自主神经病变的糖尿病足患者，在静息状态下即有心动过快的表现。因自主神经受累导致体位性低血压，心脏对应激反应能力降低，麻醉和手术的风险性增加。对已有外周神经病变者，应了解感觉神经麻木的程度和范围，以及运动神经障碍的程度。如运动神经病变严重，对肌肉松弛药的反应可能异常。

（5）肾功能不良的糖尿病足患者，其代谢胰岛素的能力降低，需减少胰岛素的用量。术后伤口感染以及愈合不良是重要的术后并发症，有统计表明，目前有 17% 的糖尿病足患者发生隐匿性感染。

（二）术前准备

应积极治疗糖尿病，控制糖尿病并发症，尽量改善全身状况，以提高患者对手术和麻醉的耐受能力，减少术后并发症。术前应尽量使患者血糖控制在正常范围之内，并有正常的血糖储备。根据术前病情、治疗过程以及手术种类选择适当的麻醉方法和药物。

1. 治疗糖尿病，控制血糖和尿糖

围术期血糖的控制可明显降低手术并发症，改善术后效果。高血糖可加重缺血引起的脑损害及伤口愈合不良。因此，应积极治疗糖尿病。

（1）术前应充分了解病情，进行必要的检查，如测血糖、血钾、尿糖、尿酮体等。

（2）术前治疗的目的是纠正代谢异常，尽量使血糖、尿糖、水电解质恢复正常或接近正常；防止或积极治疗酮症酸中毒；对于同时患有心血管、脑血管及肾脏等病变的患者，应在控制血糖的同时，积极治疗并发症，改善其功能状态；增加糖原储备等。

（3）对糖尿病足患者术前血糖应达到多少目前尚无一致的意见，一般不要求控制到完全正常水平，以免发生低血糖。一般认为择期手术患者术前空腹血糖应控制在 150 mg/dl 以下，最高不超过 200 mg/dl，或餐后血糖不超过 250 mg/dl；尿糖检查为阴性，24 小时尿糖在 0.5 g/dl 以下；尿酮体为阴性。

2. 术前准备

术前应充分了解病情，进行必要的检查和治疗。通过术前评估了解有无糖尿病并发症，以及受累脏器功能状况，同时应了解手术的性质及手术范围。

（1）对术前口服降糖药的患者应于术前一天改用正规胰岛素控制血糖；术前已使用胰岛素者，接受小手术的患者可继续原治疗方案；对于术前使用长效或中效胰岛素的患者，最好于术前 1~3 天改用正规胰岛素，以免手术中发生低血糖。

（2）合并酮症酸中毒及高渗性昏迷的患者应禁止行择期手术。

（3）对于急诊手术，应考虑是否有酮症酸中毒，以及酸中毒的程度。在病情允许的情况下，应抓紧时间做必要的术前准备和处理，尽可能在术前纠

正酮症酸中毒和高渗性昏迷，血糖控制在 150～200 mg/dl，尿酮体消失，酸中毒收下后方可手术。如病情需要立即手术，应边控制病情，边施行麻醉和手术。处理措施包括：注射胰岛素，补充液体，纠正水电解质和酸碱失衡。但也要注意避免随后出现的低血糖。

（4）术前应积极治疗糖尿病并发症，对合并有感染的手术患者在术前应积极采取措施控制感染，合理使用抗生素，以及处理局部感染病灶。

（5）手术安排在早晨第一台进行，术前应给予适当的镇静剂，以减轻患者的紧张和焦虑。但术前用药剂量不宜过大，尤其是老年患者，术前禁食期间有必要酌情静脉输入葡萄糖。

（6）术前检查除血糖、尿糖外，还应包括血、尿常规、电解质、肾功能（如肌酐、尿素氮等），心电图检查也是十分必要的。

二、麻醉方式的选择

鉴于糖尿病患者多合并有较多的基础疾病，在围手术期发生心脑血管事件的发病率和致死率均较高。美国糖尿病协会数据统计结果显示，在各类不良事件导致的死亡中，近 70% 的糖尿病患者死于心脏疾病或脑卒中。因此，糖尿病患者的麻醉管理十分具有挑战性，选取合适的麻醉方式、维持术中血流动力学稳定、尽量减少对患者器官功能的影响十分重要。

（一）全麻

全麻适用于各类手术麻醉，特别是有较高术中意外发生风险的手术，可能需要紧急抢救时。但临床资料显示，糖尿病患者在接受全身麻醉时，术中麻黄素使用量及输液量显著高于其他麻醉方式，术中全身麻醉组术中容易发生低血压。而术中低血压，特别是老年患者，可致各类围术期不良事件增加，可致血管、神经等靶器官受损，发生心梗、心衰或者脑梗。

（二）椎管内麻醉

椎管内麻醉对术中全身的生理指标影响小于全麻。理论上，对糖尿病足的下肢手术，麻醉方式可以采用椎管内麻醉。然而，临床上，我们往往遇到的患者都是在需要抗凝治疗的状态（心脑血管疾病或者血管内支架植入术后状态），因此，椎管内麻醉存在出血的风险。再加上老年患者棘上韧带、棘间韧带的钙化，脊椎退变性侧弯等增加了穿刺的难度，限制了椎管内麻醉的使用。

（三）神经阻滞麻醉

随着超声技术的进步，下肢神经在超声引导下进行阻滞在技术上变得简单、可靠，尤其对老年和危重患者来说是一种非常实用的方法。多项研究表明，糖尿病患者进行神经阻滞具有血流动力学稳定、术后并发症少等优点，可以提供术中稳定的血压、心率，并减少麻醉相关的术后并发症。下肢神经阻滞麻醉，需要麻醉和术中一起讨论，根据手术的部位、手术时间的长短，在股神经、坐骨神经不同位置进行联合阻滞麻醉。

三、麻醉中注意事项

（1）阻滞麻醉对机体的应激反应影响较小，故属最佳麻醉方式。但应根据手术部位及病情而定。对于有周围神经病变者，选用阻滞麻醉前应仔细了解病变部位及手术的范围，术中的体位应妥善安置与保护。

（2）选用全身麻醉时，宜采用快速诱导气管内插管，尤其对于已呈现胃肠道麻痹症状者，以防止反流与误吸的发生，硫喷妥钠、异丙酚并无升高血糖的作用，可以选用；氯胺酮可增加肝糖原分解为葡萄糖，故不宜使用；安氟醚、异氟醚在吸入浓度为 1% 时，对血糖并无明显影响，可以选用。

（3）疼痛、缺氧、CO_2 蓄积等可通过兴奋垂体—肾上腺系统使血糖升高，应予以避免。

（4）术中应监测血糖、尿糖、血气，对重症糖尿病患者应监测中心静脉压和尿量，以利于判断血容量。

（5）重度或病程长久的糖尿病可致心、肾、脑等重要脏器功能损害，给麻醉处理带来一定困难，因此，术中必须对这些脏器的功能进行监测。

四、术后过渡与恢复

（1）积极防治术后疼痛、焦虑失眠、感染等可能引起应激性血糖升高的危险因素。

（2）术后返回 ICU 的重症患者容易出现血糖波动，应继续静脉泵注胰岛素。术中持续静脉泵注胰岛素者，建议术后继续泵注 24 h 以上。开始全胃肠外营养（Total Parenteral Nutrition, TPN）时需要大剂量胰岛素维持血糖，推荐静脉输注胰岛素，营养液剂量稳定后也可在 TPN 中直接加入短效/速效胰岛素。已用胰岛素的患者，TPN 意外中断 ≥ 1 h，需要输入含糖液体以避免低血糖。

（3）术后积极防治恶心呕吐，尽早恢复肠内营养或正常饮食。病情平稳的普通病房患者可以过渡到皮下注射胰岛素控制血糖。

（4）术后肾功能完全正常、无心力衰竭时，可以加用二甲双胍，大手术患者一般不早于术后 48 h。促胰岛素分泌类药物应在进食完全正常后加用，可先从低剂量开始，逐步调整到原有用量。如果患者有心衰、液体潴留或肝功能异常，不应使用噻唑烷二酮类药物。

（5）日间手术术后监护至排除低血糖风险后方可离院。皮下注射速效胰岛素 1.5 h 内、常规胰岛素 3~4 h 内有发生低血糖的危险。离院途中应随身携带含糖饮料。常规降糖治疗需推迟到恢复正常饮食以后。

小结

糖尿病足患者人群相对特殊，有几个明显的特点：一是年龄相对都比较大，高龄体弱、合并基础疾病较多；二是围手术期的管理相对复杂，患者手术耐受性较差，手术风险相对较大。因此，术前准备评估、术中麻醉方式的选择、麻醉的监测，以及对术中并发症的防治与处理有非常积极的意义，有助于手术患者安全度过围手术期。

第八章 胫骨横向骨搬移的起源与发展

胫骨横向骨搬移术是一种具有创新性的骨科手术技术。在现代医学的众多创新技术中，胫骨横向骨搬移犹如一颗璀璨的明珠，在下肢缺血性疾病的治疗领域有着举足轻重的地位，在治疗糖尿病足上闪耀着独特的光芒，为众多患者带来了新的希望和治疗选择。它的起源与发展，是一部融合了医学探索精神、科学理论突破以及临床实践经验积累的精彩篇章，其发展历程凝聚了医学专家们的智慧与不懈努力，对推动骨科医学的进步产生了深远影响。

一、起源

（一）理论奠基

20 世纪中叶，由于技术水平的落后，对于缺血、坏死、疼痛和创面感染的肢体，骨科医生一般采用截肢处理。在强烈的保肢意愿下，许多患者"死马当活马医"，寻求各种可能挽救肢体的技术，慢性下肢缺血性疾病如同阴霾一般笼罩着许多患者的生活。在这样的治疗困境下，医学界并未停止探索的脚步。20 世纪 50 年代苏联骨科医生 Ilizarov 通过临床和基础研究发现并提出了"张力—应力"（Law of Tension Stress，LTS）法则，这一理论为胫骨横向骨搬移技术奠定了坚实的基础。该法则指出，对活体组织持续、稳定地缓慢牵伸，可刺激或激活某些组织细胞的再生和活跃生长。1972 年，Ilizarov 和 Ledjajev 教授通过将骨皮质切开并横向搬移，发现骨质生长并增粗。1992 年，Ilizarov 教授在一系列动物实验的基础上，提出了"组织牵拉再生"理论。他指出：缓慢持续的牵伸会使细胞的增殖和生物合成功能受到激发，组织新陈代谢变得活跃，调动组织自然修复潜能，使骨骼及其附着的肌肉、筋膜、血管和神经同步生长，其生长方式类似胎儿组织。"张力—应力"法则已经成为骨科领域的一条重要的生物法则。20 世纪 80 年代，Ilizarov 教授在给一位因下肢发凉、疼痛就诊的 40 岁男性患者（疑似血栓闭塞性脉管炎）进行治疗时，将患者的胫骨人为造成骨折，进行纵向牵拉，最终患者的症状得到缓解，这可能就是胫骨横向骨搬移技术治疗下肢缺血性疾病的起源。在"张力—应力"法则指导下的骨延长技术被广泛地应用于各种骨关节畸形矫正、骨缺损、骨髓炎及糖尿病足等的治疗，展现了令人震撼的神奇疗效，是 20 世纪矫形外科领域最为高耸的丰碑。Ilizarov 教授深刻认识到人体组织在受到缓慢牵拉应力作用时，具有自我修复和再生的巨大潜力，这一理念打破了传统骨科治疗中对组织损伤后自我愈合能力的认知局限，为后续胫骨横向骨搬移技术的诞生提供了关键的理论支撑。

（二）动物实验与技术诞生

20 世纪八九十年代，以 Ilizarov 为核心的研究团队率先踏上了胫骨横向骨搬移技术的实验探索征程。他们精心选择了大鼠、兔等动物作为实验模型，在这些小小的"生命试验场"上开展了一系列严谨而细致的胫骨横向骨搬移实验。在实验过程中，研究人员如同严谨的"科学工匠"，密切关注着每一个实验细节，深入探究不同牵拉速度、牵拉幅度以及牵拉时间等因素对骨组织及周围血管所产生的影响。经过无数次的反复实验与精确观察，他们终于收获了宝贵的实验成果。这些成果确凿无疑地证实了"张力—应力"法则在骨搬移诱导血管再生方面的有效性与可靠性。同时，通过对大量实验数据的深入分析与总结，他们初步确定了一些至关重要的技术参数，这些参数能够恰到好处地引发骨膜及周围软组织的生物学反应，从而为新骨形成与血管再生创造最为有利的条件。这些早期在动物实验中所取得的丰硕成果，为胫骨横向骨搬移技术后续走向临床应用指明了清晰的方向。骨搬移是"张力—应力"法则在临床上的实际应用。动物实验研究表明，在缓慢的牵张力等机械刺激下，其可促进毛细血管及组织再生，血管造影证实在牵拉成骨过程中，新生毛细血管有许多交通支与牵开区周围软组织内的血管相吻合。因此，横向骨搬移又称横向骨搬移微血管网再生技术。研究发现，小腿部通过牵拉骨块可以从胫骨骨髓腔内外重新生成一套微血管系统，与末端微细血管融合，从而恢复下肢血液循环，使因血管闭塞造成的组织坏死趋于缓解直至痊愈。

Ilizarov 教授开展了一系列具有开创性的动物实验，这些实验不仅验证了"张力—应力"法则的科学性，更标志着 Ilizarov 胫骨横向骨搬移技术的正式诞生。Ilizarov 教授的这一创举，为骨科领域开辟了一条全新的治疗路径，使人们看到了通过微创手段促进组织再生、治疗下肢缺血性疾病的曙光。

横向骨搬移技术于 2000 年开始在国内应用于脉管炎患者临床治疗并获得成功，之后有研究发现，其在治疗糖尿病足时组织微循环得到有效的改善。秦泗河等研究证实，骨瓣横向牵拉约 3 周，组织间隙内即可形成毛细血管网络，牵拉区域皮温升高，毛细血管反应显著改善，多年不愈的溃疡创面得以愈合。目前，已经有研究人员在治疗双下肢缺血性疾病过程中发现，单侧行胫骨横向骨搬运，同样具有促进对侧的患肢组织溃烂的愈合的作用，其机制尚不清楚。

二、早期发展

（一）初步临床应用与探索

在实验研究取得令人鼓舞的成功之后，胫骨横向骨搬移技术开始小心翼翼地迈出从实验室走向临床实践的关键一步。在临床应用的初期阶段，由于该技术尚处于探索与磨合时期，其应用范围相对狭窄，主要集中在少数具备深厚科研实力与丰富临床经验的专业医疗机构。而且，当时所使用的外固定装置相对简陋，在稳定性、精确性与可操作性等方面均存在着诸多不足之处；操作技术也远未达到成熟完善的境界，手术医生们在实施手术过程中需要不断地摸索与尝试，如同在未知的海域中航行，每一步都充满了挑战与不确定性。

然而，随着临床病例数量的逐渐增加，医学研究者们凭借着敏锐的洞察力与坚韧不拔的探索精神，开始对该技术进行持续不断的改进与优化。他们如同智慧的"医学工匠大师"，对外固定装置的结构进行了深入细致的优化设计。通过采用更为先进的材料、更为合理的结构布局以及更为精密的连接部件，外固定装置的稳定性得到了显著提升，能够在胫骨横向骨搬移过程中为骨块提供更加可靠的固定支撑；其可调节性也得到了极大增强，医生可以根据患者的具体病情与恢复情况，更加精准地调整牵拉的速度、幅度与方向等参数，从而制订个性化的治疗方案。

胫骨横向骨搬移技术在诞生初期，主要应用于骨折、骨缺损、骨不连等骨科疾病的治疗。医生们逐渐认识到这种技术在促进骨组织愈合和再生方面的独特优势，通过精确控制骨搬移的速度、方向和程度，能够有效地刺激骨痂的生长，加速骨折愈合过程，提高骨缺损修复的效果，减少骨不连等并发症的发生。这一系列早期临床实践积累了宝贵的经验，为该技术在更广泛领域的应用奠定了基础。

（二）治疗下肢缺血性疾病的尝试

据 Ilizarov 医学中心的达肯尼教授所讲，他们也曾应用胫骨横向骨搬移技术治疗糖尿病足，但仅限于早期患者（有症状，但未出现坏疽），如果出现感染、坏疽，就要转到感染骨科治疗。相比较而言，我国在应用胫骨横向骨搬移技术治疗糖尿病足和其他下肢缺血性疾病方面，获得了丰富的临床经验和长足的进步。2001 年，曲龙等人利用胫骨横向骨搬移血管再生术成功治疗了血栓闭塞性脉管炎，并证实了张力作用于活性组织以每天 1 mm 左右的速度牵拉搬移骨块，第 8 天即发现间隙中充满了类骨质骨柱细胞网（这种再生结构最后逐渐演变成骨小梁）；与此同时，在再生的类骨质骨柱细胞网生长带内有两种类型的毛细血管生长活跃，一种是以宽腔为特征并且内皮中存在着瓣膜的毛细血管，另一种是较窄的具有连续内皮的转移毛细血管。对新生的毛细血管表面出现的纵褶与环状褶现象的观察，也证明了毛细血管再生十分活跃并超过了搬移速率。新形成血管的密集网状构造呈纵向定位。它们通过无数条穿透骨骼的再生动脉与周围软组织相连。骨搬移技术目前已经成为常用的治疗技术，分为纵向和横向骨搬移两类。2004 年，杨大威等人证实了在 10 例下肢动脉硬化闭塞症患肢进行胫骨横向骨搬移手术，术后有 9 例肢体皮温升高、失营养状况改善。患者自觉冰冷、麻木及疼痛症状好转，DSA 下见侧支循环建立，有明显的毛细血管再生现象。与此同时，一套更为规范、科学的手术操作流程也在临床实践中逐渐形成。这一流程涵盖了从胫骨截骨部位的精心选择，到截骨方式的巧妙确定，再到骨搬移起始时间与终止时间的精准把控等每一个手术环节。每一个步骤都经过反复验证与优化，犹如一条精密运转的"医疗生产线"，确保了手术的安全性与有效性。此外，术后患者的管理与康复指导也日益受到重视。医护人员如同贴心的"健康守护者"，密切关注着搬移骨块的位置变化，通过定期的影像学检查及时发现并处理可能出现的骨块移位等问题；同时，加强了对患者伤口的护理与感染预防工作，制订了详细的康复训练计划，指导患者在术后不同阶段进行科学合理的康复锻炼，促进肢体功能的恢复与重建。

随着对胫骨横向骨搬移技术研究的深入，医学工作者们尝试将其应用于下肢缺血性疾病的治疗，如血栓闭塞性脉管炎、闭塞性动脉硬化、糖尿病足等。早期的尝试面临着诸多挑战，包括手术操作的复杂性、术后感染的风险控制、血管再生效果的不确定性等。然而，这些先驱医生的探索和实践，逐渐揭示了该技术在改善下肢血液循环、促进溃疡愈合等方面的潜力，这些尝试为后续的技术改进和优化指明了方向。

三、技术创新与完善

（一）外固定支架的改进

在胫骨横向骨搬移技术的发展过程中，外固定支架起着至关重要的作用。早期外固定支架存在稳定性欠佳、操作烦琐、患者佩戴舒适度低等缺点，外固定支架相对简单，功能有限，难以满足复杂病情下的治疗需求。随着材料科学和工程技术的不断进步，外固定支架经历了多次重要的改进，新一代外固定支架应运而生。采用更加轻便、坚固且生物相容性良好的材料，优化结构设计，使支架的设计更加符合人体工程学原理，使其在保证稳固支撑胫骨的同时，能够更精准地实现横向搬移操作，微调精度可达毫米级，这为手术的成功实施提供了有力保障。此外，支架的连接部件更加人性化，减轻了患者术后日常活动的不便，降低了因支架相关问题导致的并发症发生率。

（二）手术操作规范的建立

为了确保胫骨横向骨搬移手术的安全性和有效性，医学界逐渐建立起了一套严格的手术操作规范。从患者的术前评估，包括身体状况、病情严重程度、血管状况等方面，到手术中的骨块截取位置、大小、搬移速度、方向以及固定方式等细节，再到术后的康复护理和随访监测，都有了明确的规定和标准。这些规范的形成使得手术操作更加标准化、规范化，减少了手术失误和并发症的发生，提高了手术治疗的成功率，改善了患者的预后效果。

（三）联合治疗模式的探索

单一的胫骨横向骨搬移技术在某些复杂的下肢缺血性疾病病例中可能无法达到理想的治疗效果。因此，医学专家们开始探索与其他治疗方法联合应用的模式。例如，结合血管旁路移植手术、血管腔内介入治疗、干细胞移植、神经松解术等多种手段，形成了综合治疗方案。这种联合治疗模式能够充分发挥各种治疗方法的优势，使它们相互协同作用，进一步提高血管再生的效果，促进溃疡愈合，改善患肢的功能恢复，为患者提供了更为全面、个性化的治疗选择。

四、快速发展

胫骨横向骨搬移技术在中国的发展始于对该技术的关注和引入。中国的一些骨科医生敏锐地察觉到了这一技术的潜在价值，积极引进并开始在国内进行初步的临床实践。早期的实践主要集中在少数大型医疗机构和科研单位，由于当时国内对该技术的掌握程度有限，相关设备和器械也相对匮乏，因此，在应用过程中遇到了诸多困难和挑战。但中国的医生们并没有因此而退缩，他们通过参加国际学术交流会议、邀请国外专家讲学指导等方式，努力学习和借鉴国际先进的经验和技术，逐渐在国内开展了一定数量的胫骨横向骨搬移手术，并取得了一些阶段性的成果。

花奇凯等人通过 40 例糖尿病足患者证明了 Ilizarov 技术胫骨横向骨搬移术治疗糖尿病足能获得较好的效果，使患者微循环得到明显改善。齐勇等人揭示了在糖尿病足的治疗中，胫骨横向骨搬移可在早期显著增加血清血管生成因子的表达，改善患肢的血液循环，促进糖尿病足伤口的愈合，降低患肢截肢率。与此同时，也有研究发现患者的年龄、基础疾病的严重程度、下肢血管病变的范围与程度、患者及家属配合程度等因素均可能对胫骨横向骨搬移技术的治疗效果产生一定的影响。冼呈等人的研究揭示了患者的血糖情况、糖尿病足的严重程度及患者依从性对于胫骨横向骨搬移术后的疗效影响较大。这为临床医生制订个性化治疗方案提供了极为重要的参考依据，使得他们能够更加精准地筛选适合该技术治疗的患者，从而提高治疗的成功率与有效性。李鹏等人验证了，胫骨横向骨搬移术在改善糖尿病足症状和控制炎症反应方面展现出优于负压引流术的效果，且两种方法在安全性上相当。经过多年的探索，该技术越来越多地应用于下肢动脉硬化性闭塞症患者，尤其是合并糖尿病足的患者，利用该技术治疗后的糖尿病足截肢率由 40% 下降至 10% 左右，且管腔能长期保持通畅。

进入 21 世纪后，随着胫骨横向骨搬移技术在临床实践中不断展现出其独特的治疗优势与显著的疗效，它在国内外医学界迅速传播开来，得到了更为广泛的推广与应用。越来越多的医疗机构纷纷加入这一技术的应用行列中来，一场关于胫骨横向骨搬移技术的临床实践热潮在全球范围内蓬勃兴起。除了慢性下肢缺血性疾病，胫骨横向骨搬移技术有望在其他领域得到拓展应用。例如，在骨缺损、骨折不愈合、关节融合、糖尿病足等骨科疾病的治疗中，探索其应用价值。此外，结合组织工程技术和干细胞治疗，有望进一步提高骨修复和再生的效果，为骨科疾病的治疗带来新的突破。

在这一技术推广的浪潮中，多中心、大样本的临床研究成为重要的推动力量。众多医疗机构联合起来，如同组成了一支庞大而高效的"医学科研舰队"，共同对胫骨横向骨搬移技术进行深入全面的研究。这些研究犹如一面面镜子，清晰地反映出该技术在不同地区、不同患者群体中的治疗效果与安全性。对大量临床病例数据的收集、整理与分析，进一步验证了胫骨横向骨搬移技术在治疗糖尿病足、血栓闭塞性脉管炎、动脉硬化闭塞症以及慢性骨髓炎合并肢体缺血等多种慢性下肢缺血性疾病方面的卓越疗效，同时也对不同类型患者的治疗反应、预后情况以及影响治疗结局的各种因素进行了深入细致的探讨。目前，胫骨横向骨搬移技术已广泛应用于多种慢性下肢缺血性疾病的治疗，尤其是糖尿病足。糖尿病足患者由于长期高血糖导致下肢血管病变和神经病变，足部溃疡和坏疽的发生率较高。胫骨横向骨搬移技术能够改善足部血液供应，促进溃疡愈合，降低截肢率，为糖尿病足的治疗提供了一种有效的手段。此外，该技术在血栓闭塞性脉管炎、动脉硬化闭塞症、慢性骨髓炎合并肢体缺血等疾病的治疗中也取得了较好的疗效，为这些难治性疾病的患者带来了新的希望。

大量临床研究表明，胫骨横向骨搬移技术在改善慢性下肢缺血症状方面具有显著效果。在血液灌注指标方面，通过激光 Doppler 血流仪、经皮氧分压测定等检查手段发现，治疗后患者肢体远端的血流灌注明显增加，皮肤温度升高，疼痛、间歇性跛行等症状得到缓解。在溃疡愈合方面，许多糖尿病足患者的足部溃疡在接受胫骨横向骨搬移技术治疗后逐渐愈合，避免了截肢。同时，该技术还能够提高患者的生活质量，增强患者的自信心和社会参与度。术前所有患者均患有不同程度糖尿病足且术前下肢动脉 CTA 显示管腔多发不同程度的狭窄，尤其是小腿部分，管腔内对比剂大多充盈不佳，管腔内 CT 值偏低，重建后图像质量差。术后 4 ~ 6 个月复查虽然管腔内仍然存在狭窄，但是管腔内 CT 值，尤其是小腿内的胫前动脉，较术前明显提高，主观血管评分也较术前提高，糖尿病足也较术前好转，影像学表现符合临床表现。

大量临床与基础研究聚焦于探寻最佳的胫骨横向骨搬移参数。研究发现，不同病因、不同个体状况下，适宜的搬移速度、频率存在差异。例如，对于年轻、身体素质较好且创面较小的患者，适当加快搬移速度可缩短疗程且不影响愈合质量；而对于老年糖尿病患者，缓慢、平稳的搬移节奏更有利于血管新生与骨愈合同步推进。通过大数据分析与个体化评估相结合，逐步建立起针对各类常见病症的骨搬移参数规范，提高了治疗的精准性与有效性。

尽管胫骨横向骨搬移技术取得了显著的临床疗效，但仍然存在一些问题和挑战。首先，术后感染是较为常见的并发症之一，需要加强术后伤口护理和抗感染治疗。其次，骨搬移过程中的骨不连问题也时有发生，可能与患者的个体差异、牵拉参数的准确性以及术后康复情况等因素有关。此外，该技术的长期疗效和安全性还需要进一步的长期随访观察和研究，以了解其对患者下肢血管和骨组织的长期影响。

随着胫骨横向骨搬移技术在中国的不断发展和完善，其应用范围逐渐从少数地区和医疗机构向全国推广。越来越多的骨科医生开始接受相关培训并掌握这一技术，该技术也被广泛应用于糖尿病足、骨髓炎、脉管炎等多种疾病的治疗。同时，多学科协作的模式也逐渐形成并发展壮大。内分泌科、血管外科、康复科等多个学科的医生共同参与到患者的治疗过程中，通过密切的合作与沟通，为患者制订个性化的综合治疗方案，从多个方面入手解决患者的问题，进一步改善了治疗效果和提高了患者的生活质量。

胫骨横向骨搬移技术作为一项具有国际影响力的骨科技术创新，吸引了全球众多医学专家的关注和参与。定期举办的各类国际学术会议和研讨会，为各国医生提供了一个交流经验、分享成果的平台。在这些会议上，来自不同国家和地区的专家学者们就胫骨横向骨搬移技术的理论基础、临床应用、技术创新、发展前景等方面进行深入的探讨和交流。这些学术交流活动，促进了各国之间在该领域的相互学习和借鉴，推动了技术的不断创新和发展。除了学术会议之外，国际联合科研项目也在胫骨横向骨搬移技术领域发挥着重要作用。各国科研机构和医疗机构之间通过合作开展科研项目，整合资源，共同攻克技术难题，加速了新技术的研发和应用。同时，在人才培养方面，许多国家积极开展国际合作项目，选派优秀的医学生和年轻医生到技术先进的国家和地区进行学习和培训，培养了一批具有国际视野和专业素养的骨科人才。这些人才回国后，成为推动本国胫骨横向骨搬移技术发展的中坚力量，进一步促进了该技术在全球范围内的传播和应用。

五、现状

目前，胫骨横向骨搬移术在全球范围内得到了广泛的认可和应用，已成为治疗下肢缺血性疾病的重要手段之一。随着技术的不断完善和创新，其在血管再生、溃疡愈合、保肢率提高等方面取得了显著的成效，为广大患者带来了福音。然而，我们也应清醒地认识到，该技术仍面临一些挑战，如手术适应症的精准把握、术后长期疗效的随访评估、并发症的预防和处理等，还需要进一步深入研究和探索。

借助现代分子生物学的强大工具，科学家们深入到基因与蛋白质层面剖析胫骨横向骨搬移的内在奥秘。齐勇等人揭示了 TTT 可能通过激活 SDF-1/CXCR4 信号通路促进糖尿病足溃疡皮肤伤口愈合的作用机制。也有研究表明，在骨搬移过程中，多种关键生长因子如血管内皮生长因子（VEGF）、骨形态发生蛋白（BMP）等基因表达上调，它们如同指挥棒，激活下游一系列信号通路，调控着骨细胞、内皮细胞的增殖、分化与迁移行为。同时，细胞外基质在机械应力作用下发生重塑，为细胞活动提供适宜的微环境；免疫细胞也参与其中，调节局部炎症反应，营造有利于组织修复的免疫氛围。这些分子层面的新发现为精准调控骨搬移技术提供了潜在靶点。

当今时代，互联网、人工智能技术席卷医疗领域。智能化的胫骨横向骨搬移系统应运而生，通过在患者佩戴的外固定支架上集成微型传感器，实时监测骨搬移过程中的力学参数、温度、位移变化等关键信息，利用智能算法对这些数据进行分析处理，自动调整搬移方案，实现治疗的智能化、精准化。

远程医疗模式也融入其中，患者在家中借助移动终端设备，将自身康复数据实时传输至医院云端，医生远程查看、分析数据，及时给予个性化指导，打破了医疗服务的时空限制，尤其在偏远地区或疫情防控特殊时期，为患者持续治疗提供了有力保障。

再生医学领域的前沿技术如干细胞治疗、基因编辑等与胫骨横向骨搬移技术擦出创新火花。将间充质干细胞精准移植至骨搬移区域，利用骨搬移产生的独特力学与生物学微环境，诱导干细胞定向分化为骨细胞、血管内皮细胞，加速骨与软组织的协同再生；基因编辑技术则有望对局部细胞的关键基因进行修饰，增强其修复潜能，克服一些因基因缺陷导致的愈合障碍。这种跨领域深度融合有望开创骨科治疗新纪元。

六、未来展望

在未来，胫骨横向骨搬移技术依然充满无限的发展潜力与创新空间。随着医学科技的不断进步与创新，我们有理由相信，该技术将会在以下几个方面取得进一步的突破与发展。

首先，在基础研究方面，随着分子生物学、基因工程等前沿学科的飞速发展，我们有望更加深入地揭示胫骨横向骨搬移技术诱导血管再生与骨修复的分子机制。通过对相关细胞因子、生长因子以及基因调控网络的深入研究，我们或许能够找到更加精准、有效的干预靶点，从而进一步优化胫骨横向骨搬移技术的治疗效果。例如，通过基因编辑技术上调某些促进血管生成的基因表达，或者抑制某些不利于骨修复的信号通路，有可能使骨搬移后的血管新生与骨再生过程更加高效、有序地进行。加强对胫骨横向骨搬移术促进组织再生和血管再生机制的基础研究，深入探索细胞分子层面的调控机制，寻找新的药物靶点和治疗策略。这将有助于进一步提高手术效果，拓展该技术的应用范围，为开发更有效的治疗方法提供理论支持。

其次，在技术创新方面，外固定装置有望继续朝着智能化、个性化与微创化的方向发展。智能化的外固定装置将不仅仅局限于目前的参数监测与控制功能，而是能够通过与人工智能、大数据等技术的深度融合，实现对患者病情的实时动态评估与个性化治疗方案的自动生成与调整。例如，根据患者的实时血流灌注数据、骨愈合情况以及全身生理指标等多维度信息，自动优化骨搬移的速度、幅度与时间等参数，为每一位患者提供独一无二的精准治疗。个性化的外固定装置则将充分考虑患者的个体差异，如年龄、性别、身体形态、骨骼结构以及疾病特点等因素，设计出更加贴合患者个体需求的外固定器械，提高患者的佩戴舒适度与治疗依从性。微创化的外固定技术将致力于减少手术创伤，降低手术风险，缩短患者的康复时间。例如，开发新型的微创截骨工具与技术，通过更小的手术切口进行手术。

例如，利用3D打印技术定制个性化的外固定支架和骨搬移导板，根据患者的解剖结构和病情特点进行精准设计和制造；借助人工智能算法优化手术方案，提高血管再生预测的准确性等。

再次，胫骨横向骨搬移技术将与其他学科，如血管外科、显微修复骨科、营养科、内分泌科、麻醉科、康复医学科等开展更加紧密的合作。通过多学科综合治疗，为患者提供更加全面、个性化的治疗方案，提高治疗的整体效果。例如，在治疗糖尿病足患者时，联合内分泌科控制血糖，血管外科改善血管病变，康复医学科指导患者进行康复训练，共同促进患者的康复。胫骨横向骨搬移术将更加注重与基因治疗、免疫治疗、康复医学等多学科的深度融合。通过综合运用多种治疗手段，形成全方位、多层次的治疗方案，实现对下肢缺血性疾病的精准化、个体化治疗，最大程度地恢复患者的肢体功能和生活质量。

最后，随着远程医疗技术和智能监测设备的不断发展，胫骨横向骨搬移术后患者的康复管理将更加便捷和高效。医生可以通过远程医疗设备实时监测患者的病情变化和康复进展，及时给予指导和干预；患者也可以在家中进行自我康复训练和数据上传，实现医患之间的无缝对接和互动，提高医疗服务的效率和质量。外固定装置将继续朝着智能化、个性化和微创化的方向发展。智能化的外固定系统能够实时监测患者的病情变化和骨搬移参数，自动调整牵拉力度和速度，实现更加精准的治疗。个性化的外固定装置将根据患者的个体差异，如年龄、性别、骨骼结构、疾病类型等，设计出更加贴合患者需求的器械，提高治疗的舒适性和有效性。微创化的技术将减少手术创伤，降低手术风险，缩短患者的康复时间，使更多的患者受益于该技术。

尽管胫骨横向骨搬移技术已取得长足进步，但操作的复杂性依然是广泛推广的障碍。手术需要精准的解剖定位、精细的外固定支架安装，术后管理涉及复杂的搬移参数调控与并发症监测，这对骨科医生的专业技能与经验要求极高。缩短学习曲线，开发标准化培训体系，是未来提升该技术普及程度的关键。

总之，胫骨横向骨搬移术作为一种具有创新性和发展潜力的骨科手术技术，在过去几十年间取得了令人瞩目的成就。胫骨横向骨搬移技术的起源与发展是医学领域不断探索和创新的结果。从最初的理论设想和动物实验，到临床应用的逐步推广和完善，该技术为慢性下肢缺血性疾病等的治疗带来了革命性的变化。尽管目前仍然存在一些问题和挑战，但随着基础研究的深入、技术的不断创新和多学科合作的加强，胫骨横向骨搬移技术有望在未来取得更加显著的发展，推动医学事业的进步。在未来，我们有理由相信，随着医学科技的不断进步和医学专家们的持续努力，胫骨横向骨搬移术将为更多患者带来健康和希望，在骨科医学领域绽放更加耀眼的光芒。

第九章　胫骨横向骨搬移的术前准备

第一节　一般情况的管理

糖尿病足患者术前一般情况的管理，主要是内科治疗，用于调整患者术前的状态，使其能以更好的状态接受手术，提高手术的耐受性。内科治疗是外科治疗的基础和前提。内科治疗的目标是控制血糖，调整身体状况，改善内环境状态。在快速将血糖控制平稳的前提下，纠正低蛋白血症、贫血以及电解质紊乱等全身症状。

一、内科基础治疗

主要包括血糖控制、血压控制、降血脂、改善微循环、营养神经以及改善基础疾病状况等治疗。

（1）血糖控制平稳。通常在糖尿病高蛋白饮食、血糖监测的基础上，采用胰岛素治疗，帮助控制血糖，能够改善患者一般状况及内环境情况。围手术期控制空腹血糖低于 7.8 mmol/L，餐后血糖低于 10 mmol/L。

（2）血压、血脂控制。参照《中国糖尿病足防治指南 2019 版》，降压目标为收缩压低于 140 mmHg，舒张压低于 80 mmHg，部分年轻没有并发症的患者在没有明显增加治疗负担前提下可将收缩压控制在低于 130 mmHg，血管紧张素转换酶抑制剂、血管紧张素 II 受体阻滞剂为首选药物。总胆固醇低于 4.5 mmol/L；甘油三酯低于 1.7 mmol/L；低密度脂蛋白胆固醇未合并冠心病者低于 2.6 mmol/L，合并冠心病者低于 1.8 mmol/L；高密度脂蛋白胆固醇（男性）大于 1.0 mmol/L，（女性）大于 1.3 mmol/L；主要是降低密度脂蛋白胆固醇，他汀类为首选药物。

（3）加强支持疗法，纠正低蛋白血症和贫血、电解质紊乱。对于并发症严重的糖尿病足患者，尤其是合并肾脏病、营养不良、低蛋白血症的患者，推荐采用利尿剂或血管紧张素转换酶抑制剂（ACEI）治疗足部水肿，以利于溃疡愈合。血红蛋白高于 80 g/L，白蛋白高于 30 g/L，纠正水、电解质失衡。

（4）改善微循环、营养神经等辅助治疗。在糖尿病下肢缺血患者中，血液呈高凝状态，可以采用抗凝措施，以防血栓形成，对此类患者可给予口服阿司匹林、凯时或金纳多改善微循环；对有末梢神经病变的患者采用 α 硫辛酸和甲钴胺改善末梢神经损害。

二、糖尿病足创面准备

糖尿病足创面，特别是合并感染积脓的情况下，应及时清创、敞开引流，其主要目的是清除感染灶，减少毒素入血，阻断脓毒血症损伤机体的恶性循环。

（1）在入院后尽快清创，主要是将坏死腐烂的组织清除，尽可能保留有活力的组织。清创的关键是敞开引流，即只清创不扩创。

（2）若在关节处解脱坏死趾，建议保留关节软骨。依据如下：软骨面可以起到一定的护软骨下骨的作用；若软骨继发坏死，身体会将其排出，不必担心其残留于创面影响创面或创腔的治疗。

（3）潜行感染腔道处理建议：敞开清创，术后不缝合并敞开换药，尤其是针对有明显创面渗血且不宜做 VSD 的创面；在充分清除创面或创腔的坏死组织后，若无继发组织坏死之顾虑可采用 VSD 负压吸引充分引流。

（4）清创后换药的要求：每日换药，推荐使用依沙吖定（雷弗奴尔或利凡诺），用千分之一的碘伏及生理盐水，反复冲洗。不推荐使用双氧水，以防止损伤肉芽。根据创面分泌物细菌培养结果，选用有效抗生素，并于治疗中依据培养及药敏结果，调整抗生素的使用。创面感染消退和分泌物减少后，新鲜肉芽创面可以局部应用碱性成纤维细胞生长因子，待创腔肉芽填满后改用表皮生长因子，促进创面愈合。

第二节　血管、神经病变评估

一、周围神经病变检查

　　DPN 诊断分为 4 层：第 1 层指有 DPN 症状或体征（踝反射、压力觉、振动觉、针刺觉、温度觉任意 1 项体征为阳性），同时存在神经传导功能异常，可确诊；第 2 层指有 DPN 症状及 1 项体征为阳性，或无症状但有 ≥ 2 项体征阳性，可临床诊断；第 3 层指有 DPN 症状但无体征，或无症状但有 1 项体征阳性，为疑似诊断；第 4 层指无症状和体征，仅存在神经传导功能异常，为亚临床诊断。

（一）压力觉

　　采用 10 g Semmes- Weinstein 单丝于第 1 足趾底部及第 1、5 跖骨头底部皮肤在 2 s 内加压至单丝弯曲 2 次，并进行 1 次模拟测试，询问患者有无感觉。如上述部位有溃疡、坏疽、茧或瘢痕，则在其周边皮肤进行测试。答错 2 次代表保护性皮肤感觉异常。

（二）振动觉

　　采用 128 Hz 音叉，垂直接触第 1 趾远端趾骨背侧进行 2 次测试及 1 次模拟测试，询问患者有无感觉。答错 2 次代表振动觉异常。如患者在第 1 远端趾骨不能感觉到振动，应将测试位置向近端移动，如内外踝、胫骨结节。

（三）触觉

采用医用棉在患者足背进行2次测试及1次模拟测试，询问患者有无感觉。答错2次代表触觉异常。

（四）跟腱反射

正常反应为腓肠肌收缩，足向跖面屈曲。如上述反应明显增强、减弱或消失，均为该反射异常。糖尿病足患者在排除坐骨神经受损、腰椎间盘突出、坐骨神经炎的前提下，如跟腱反射减弱或消失，代表同侧胫神经麻痹。

（五）肌电图

肌电图检测较临床体格检查更为客观，可以明确感觉及运动神经纤维传导是否异常。

二、血流动力学检查

动脉表浅搏动部位触诊是所有血管检查的基础，明显的 PAD 常可通过动脉触诊判断血流动脉状况的方法进行初步诊断。在此基础上，需通过以下指标进行进一步确诊。

（一）ABI

正常 ABI 范围为 >0.9 ~1.1，以 >0.4~0.9 为轻中度缺血，≤ 0.4 为重度缺血。ABI ≤ 0.4 患者出现静息痛与溃疡的风险明显升高。但糖尿病足患者 ABI 也可能在"正常"范围（临界值 1.0~1.1）内，因而需要更可靠的检测方法支持诊断。

（二）TBI

一般认为 TBI>0.75 为正常，<0.25 则代表重度下肢缺血（Critical Limb Ischemia，CLI）。静息痛患者趾压 <30 mmHg（1 mmHg = 0.133 kPa）可诊断合并 CLI，而有溃疡或坏疽患者趾压 <50 mmHg，即可认为合并 CLI。TBI

同样存在类似 ABI 的缺陷，即其判断标准在糖尿病足患者中的可靠性较低。参照 TASC Ⅱ型，可将糖尿病足患者趾压 <50 mmHg 作为初步判断合并 CLI 的临界值。

（三）指 / 趾氧饱和度指数（Toe/Finger Oxygen Saturation Index，TFI）

TFI 即同侧脚拇指血氧饱和度与同侧手拇指血氧饱和度之比，如 TFI<0.9 则表明拇指存在一定程度的缺血。但 TFI 受诸多因素影响，还有待进一步完善其他相关检查。

（四）节段性血压（Segmental Blood Pressure，SBP）

测量 SBP 可用于定位合并 CLI 的糖尿病足患者动脉病变位置，但其结论受严重动脉硬化等多种因素的影响，因而不能单独作为定位动脉病变的依据。

三、评价组织灌注情况

（一）经皮氧分压（Transcutaneous Oxygen Pressure，$TcPO_2$）

$TcPO_2$ 可反映糖尿病足或 CLI 患者下肢氧代谢状况，是目前最常用的较为可靠的检测组织血液灌注水平的方法。$TcPO_2$ 可用于评估大血管病变及微血管灌注障碍的严重程度，判断患者是否需要进行血管再通，并预测治疗效果及溃疡愈合概率。$TcPO_2$ 一般检测部位为足背、膝下及膝上 10 cm 处的腿前外侧，正常值约为 60 mmHg。参照 TASC Ⅱ型，$TcPO_2$<30 mmHg 可作为诊断糖尿病足伴有 CLI 及预测溃疡不愈的临界值。

（二）皮肤灌注压（Skin Perfusion Pressure，SPP）及高光谱组织氧合测量

SPP 也是一种评估微循环的检查方法，可用于预测溃疡预后。SPP 需要用激光多普勒技术进行检查，其测量值代表恢复微循环及毛细血管血流需要

达到的血压，其临界值为 30 mmHg，但预测溃疡愈合的准确性低于 $TcPO_2$。

高光谱组织氧合测量也是预测溃疡愈合的方法，可判断糖尿病足微循环是否异常，但目前主要作为研究工具应用。

四、影像学检查

评估血管病变解剖位置、形态及范围，进而可对血管病变治疗方案进行决策。目前常用的影像学检查方法包括彩色多普勒超声（Color Doppler Ultrasound，CDUS）、MRA、CTA、DSA，不同检查技术有各自的优缺点，应根据患者实际情况及治疗需要选择检查方法。

（一）血管超声（Vascular Ultrasound，VUS）

VUS 具有无创、经济、便捷等诸多优势，但其结果的准确性更多依赖于操作者的个人经验，且对髂动脉、远端小动脉及侧支显像不佳，对严重血管钙化及多节段 PAD 的灵敏度较低。

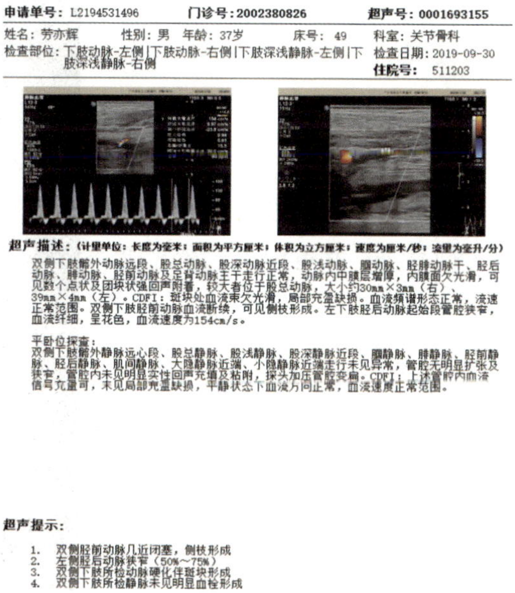

申请单号： L2194531496　**门诊号：**2002380826　**超声号：**0001693155

姓名：劳亦辉　性别：男　年龄：37岁　床号：49　科室：关节骨科

检查部位：下肢动脉-左侧|下肢动脉-右侧|下肢深浅静脉-左侧|下肢深浅静脉-右侧　检查日期：2019-09-30

住院号： 511203

超声描述：（计量单位：长度为毫米；面积为平方厘米；体积为立方厘米；速度为厘米/秒；流量为毫升/分）

双侧下肢髂外动脉远段、股总动脉、股深动脉近段、股浅动脉、腘动脉、胫腓动脉干、胫后动脉、腓动脉、胫前动脉及足背动脉主干走行正常，动脉内中膜层增厚，内膜面欠光滑，可见数个点状及团块状强回声附着，较大者位于股总动脉，大小约30mm×3mm（右）、39mm×4mm（左）。CDFI：斑块处血流束欠光滑，局部充盈缺损。血流频谱形态正常，流速正常范围。双侧下肢胫前动脉血流断续，可见侧枝形成。左下肢胫后动脉起始段管腔狭窄，血流纤细，呈花色，血流速度为154cm/s。

平卧位探查：

双侧下肢髂外静脉远心段、股总静脉、股浅静脉、股深静脉近段、腘静脉、腓静脉、胫前静脉、胫后静脉、肌间静脉、大隐静脉近端、小隐静脉近端走行未见异常，管腔无明显扩张及狭窄，管腔内未见明显实性回声充填及粘附，探头加压管腔变扁。CDFI：上述管腔内血流信号充盈可，未见局部充盈缺损，平静状态下血流方向正常，血流速度正常范围。

超声提示：

1. 双侧胫前动脉几近闭塞，侧枝形成
2. 左侧胫后动脉狭窄（50%～75%）
3. 双侧下肢所检动脉硬化伴斑块形成
4. 双侧下肢所检静脉未见明显血栓形成

图 1

图 1 所示，下肢血管彩超可以对下肢血管情况进行评估，超声设备几乎在所有的二级及以上医院都具备，经济方便。

（二）MRA

与 CDUS 和 CTA 相比，MRA 不受血管钙化影响，但由于血液在管腔狭窄部位存在湍流，MRA 对狭窄程度存在高估倾向。此外，膝下血管成像易受静脉影像干扰，体内金属植入物可能导致产生血管阻塞伪影，对有金属植入物、植入性电子设备及幽闭恐惧症等禁忌证者不能进行检查。

（三）CTA

CTA 可评估血管的状况，且成像快速、空间分辨率高。相对于 MRA，患者对 CTA 的接受度更高，但严重血管壁钙化可干扰显像质量。三维重建后的血管图像，用于与患者沟通，更加直观。

图 2 所示，双侧髂外动脉、下肢全长动脉的 CTA 成像后的重建，可以很好地用于评估下肢血管狭窄的状况。

（四）DSA

目前 DSA 仍是血管成像"金标准"。DSA 的主要缺陷在于属于有创检查，并可能引起靶血管及穿刺部位导管相关并发症。通常情况下，除非 VUS、CTA 及 MRA 等影像学检查均不能提供充分的血管病变解剖位置、形态等信息，否则 DSA 仅用于腔内治疗前最后确认病变情况并引导腔内治疗。

图 3 所示，下肢 DSA 术中造影，可以看到下

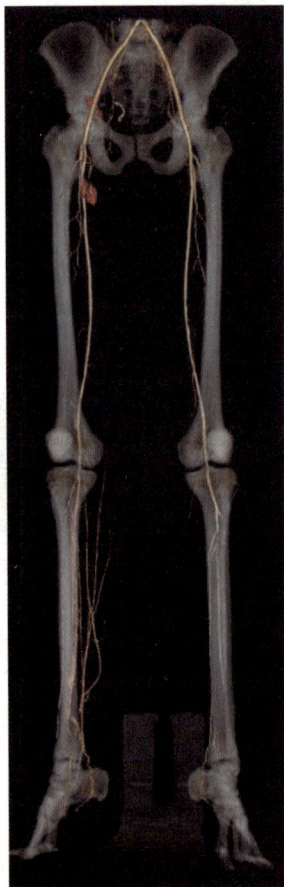

图 2

肢股动脉明显狭窄，血管狭窄率近90%。

　　图4所示，DSA的优势也非常明显，在明确狭窄位置后，可以同时给予处置。该例患者股动脉狭窄的节段在行血管扩张处理后，血流明显得到改善。

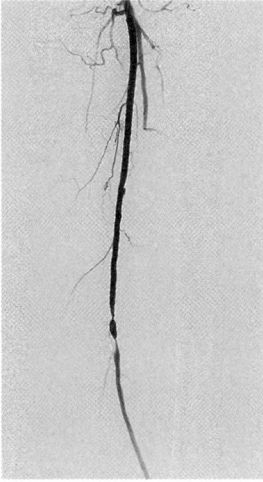 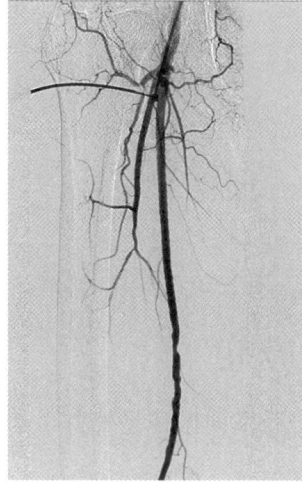

图3　　　　　　　　　　　　　　　图4

第十章 胫骨横向骨搬移术的适应症及禁忌症

一、适应症

由于胫骨横向搬移是外科手术治疗，主要针对复杂、慢性以及程度严重的糖尿病足创面。有关适应症如下。

（1）糖尿病足 Wagner 分级 3 级以上和 TEXAS 3B 级以上各期患者，或接受清创、换药或 VSD 以及标准内科治疗超过 2 个月后不缓解的患者。

（2）糖尿病足综合分型中 I 型（干性坏疽）经规范内科治疗、VSD 治疗等治疗 2 个月，病情无缓解或加重的患者。

（3）糖尿病足综合分型中 II、III、IV 型患者，其中 II 型患者 IWGDF/IDSA 分级为中度以上或出现脓毒血症。

（4）符合上述条件，患者无条件或拒绝行血管腔内介入治疗。

（5）符合上述条件，经血管外科治疗后，多普勒超声、CTA、MRA 或 DSA 检查腘动脉以下动脉血运再通的患者。其中血管前提条件如下：股浅、腘动脉通畅；胫前、胫后和腓动脉至少一支通畅到踝关节平面；静息 ABI<0.4 或踝动脉压 <50 mmHg 或趾动脉压 <30 mmHg，基础检查血红蛋白、白蛋白、血脂、中性粒细胞，以及心、肺、肾和肝的功能应在正常范

围内。全身营养状况评估应在正常范围内。患者精神稳定、愿意配合治疗，并在手术前签署同意书。

二、禁忌症

（1）有精神疾病，不能配合治疗的患者。

（2）由内分泌科医生确诊患有其他不能控制的严重糖尿病并发症的患者，如合并全身感染未控制者。

（3）近期（3个月内）出现心血管并发症或肾功能衰竭而麻醉不能耐受的患者。

（4）其股浅动脉或腘动脉阻塞，或没有任何动脉分支（胫骨前、胫骨后或腓动脉）血供到踝关节以下。

（5）营养状况欠佳，有恶病质表现者。

三、相对禁忌症

（1）合并有血糖、血压水平较高，超出手术安全范围。患者合并感染时，因胰岛素抵抗，其血糖水平往往较高，且控制往往困难，在适当给予清创后，引流脓液、减少毒素吸收后，往往血糖可以降到手术要求的范围；

（2）肾功能衰竭需要透析的患者。肾功能衰竭、需要透析的患者，在我们的临床经验中，该手术治疗效果欠佳，在选择患者时需要谨慎。此时需要结合患者年龄、营养状况、患者透析的规律性以及依赖性等，综合考虑。

（3）低蛋白血症、贫血。患者存在低蛋白血症和贫血的情况，影响伤口愈合，有条件时需要积极纠正贫血和低蛋白血症，加强营养支持。

第十一章 胫骨横向骨搬移手术操作

第一节 胫骨横向骨搬移手术工具

一、胫骨横向骨搬移手术工具

不同的厂家设计的胫骨横向骨搬移的手术工具略有差异，本书所介绍的手术工具以君泰安德为例（图1），重点介绍该手术对手术工具的特殊要求，以及手术工具选择时的注意事项。

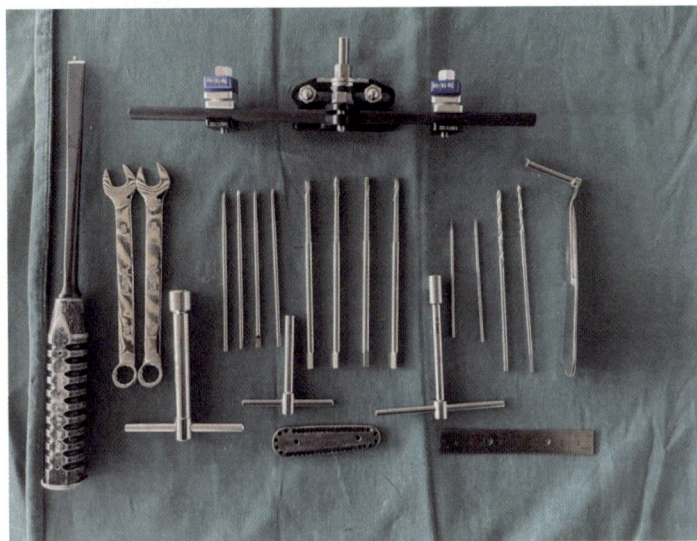

图1

（一）截骨工具

1. 钢尺

图 2 所示钢尺长 10 cm，厚度较薄。术中，可以用来在胫骨内侧骨面上测量骨块大小，中间有专门设计的两个洞眼，间距 4 cm，刚好是提拉钉的间距，可以用来准确标记提拉钉钻孔的位置。另外，钢尺比较薄，术中可以用作剥离子完成骨膜的剥离，损伤小于较厚钝骨膜剥离子。

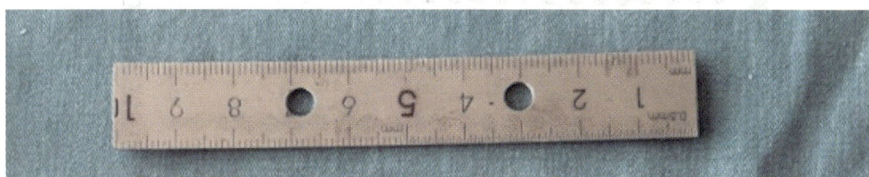

图 2

2. 截骨模板

图 3 所示的截骨导板为不锈钢材质，长 8 cm，为一端宽、一端窄的两头半圆形设计，两侧有两排孔。两侧半圆形设计可以避免截骨处应力集中导致的骨折，两端一宽一窄的设计适应胫骨近端宽、远端窄的形态。截骨时，电钻可以沿着两侧孔的引导进行。

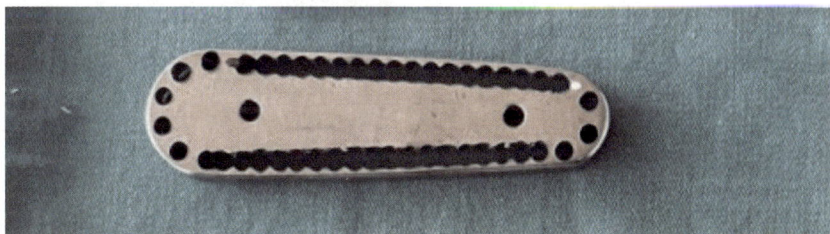

图 3

3. 新型设计的截骨导板

根据手术的需要，作者团队自行设计了一款新的截骨导板，采用聚乳酸材料（PLA）3D 打印，如图 4 所示。这一新型设计具有以下优点：一体化成型，导向孔直接 2.5 mm，在两侧空与空的边缘紧连，形成一个开放的孔，具有弹性，在遇到阻力时可以弹开扩大，可以避免刚性导向孔容易卡断钻头的缺点；两侧导向孔中间保留了骨桥，骨桥可以在外固定架安装完毕后再截断，避免操作动作过大，导致骨块与骨内膜撕脱；导板中间的两孔使用克氏针临时固定，针眼间距 4 cm，可以在术闭时直接拧入提拉钉。

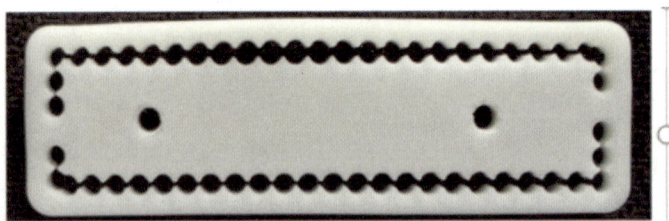

图 4

4. 截骨导向器与钻头

图 5 所示的截骨导向器和钻头是完成截骨的工具，钻头直径为 2.5 mm。目前由于手术工具的改进，特别是有了 3D 打印截骨导板后，在术中导向器的使用就少了，可以在补充钻孔时使用，以便控制钻头的方向。

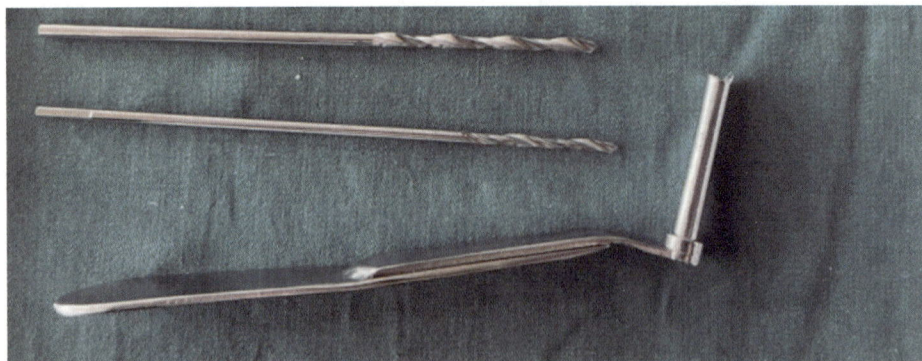

图 5

5. 骨刀

胫骨截骨术中使用的骨刀要求薄而锋利，太钝、太厚的骨刀容易导致胫骨劈裂，引起骨折。至少准备两把不同宽度的骨刀，以便根据手术操作空间的大小来选择合适的工具（图6）。

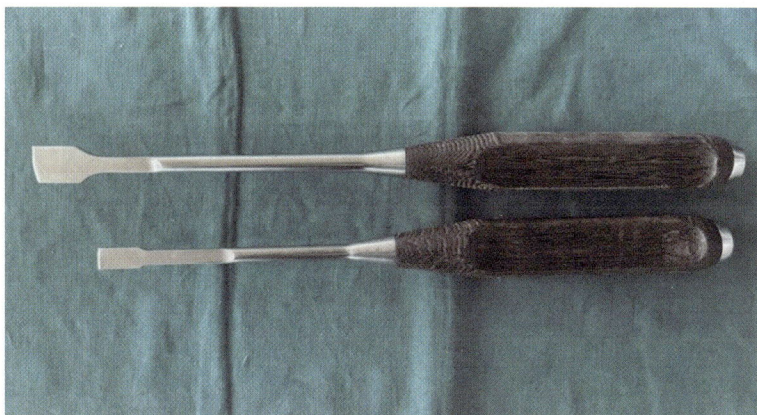

图6

（二）外固定架

不同厂家外固定的设计略有不同，基本的部分包括：两侧连接固定针的架子（每侧1~2个）、中间连接提拉钉的架子和提拉装置、横向的连接杆（图7）。

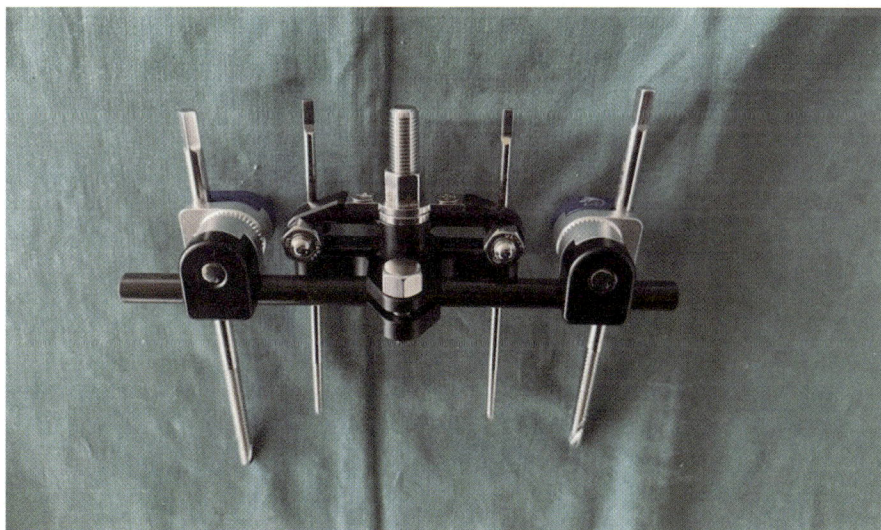

图7

提拉钉为非自攻螺钉，需要提前钻孔后，安装在 T 形把手上拧入，两侧固定钉直径一般是 5 mm，提拉钉直径一般为 3 mm。5 mm 固定钉固定于截骨块的上下两端，为自攻螺钉，可以安装在电钻上直接钻入，一般钻透单侧皮质即可满足固定的需要（图 8）。

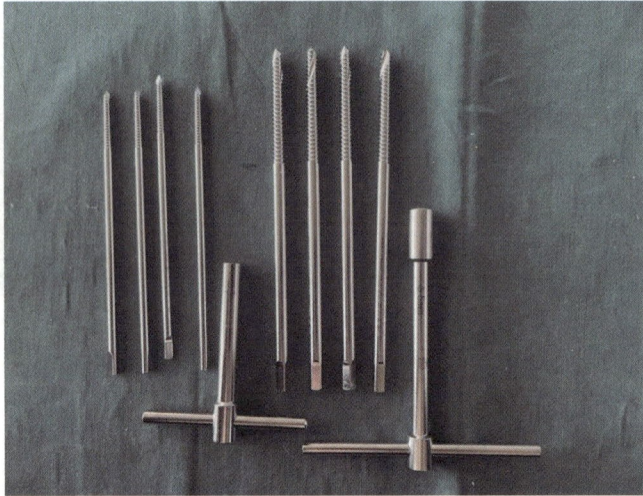

图 8

第二节　胫骨横向骨搬移手术方法

一、传统的横向骨搬移技术操作步骤

骨搬移区域为胫骨中、下段，随后在小腿前内侧做一弧形切口，长12~15 cm（图1），先预置固定钉和提拉钉，这样在截骨时，就有了比较好的参考（图2）。

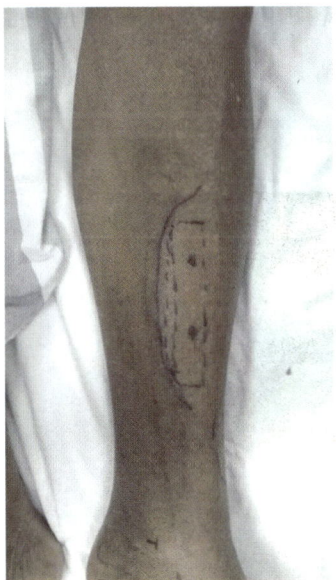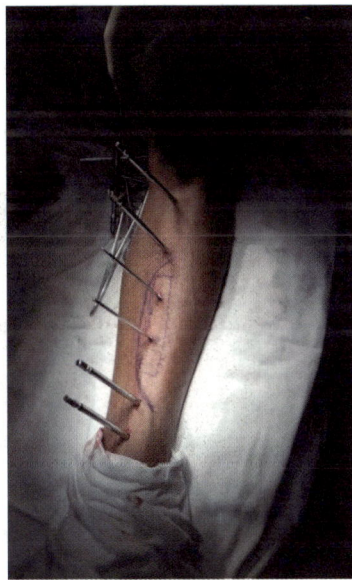

图1　　　　　　　　　　图2

第一步，对皮下组织进行锐性分离，直至骨膜位置。顺延胫骨内侧将骨膜切开，对外侧骨膜进行锐性剥离，小心保护（图 3）。确定胫骨骨搬移骨窗位置，长度约为 10 cm，宽度约为 2 cm（图 4）。

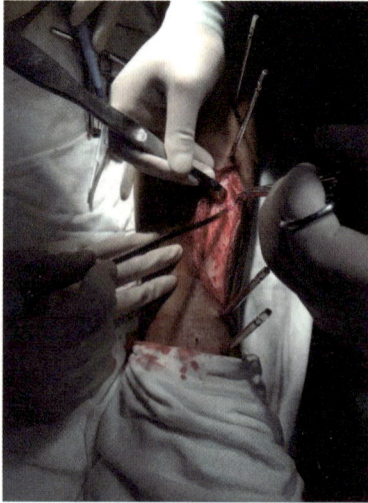

图 3

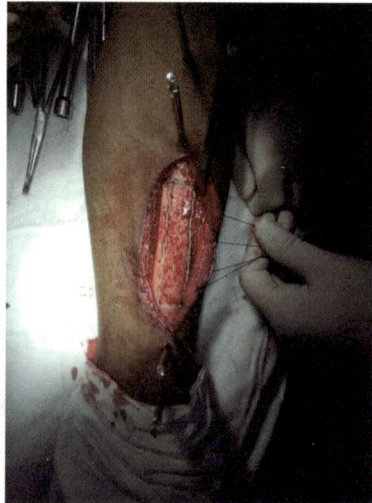

图 4

　　第二步，沿截骨线完成截骨。术中先用电钻沿骨块的四周钻孔，然后使用薄骨刀完成截骨。在此过程中，钻头钻透单侧骨皮质，要避免钻头过度深入髓腔，保留骨内膜与髓腔内软组织的连接（图 5）。

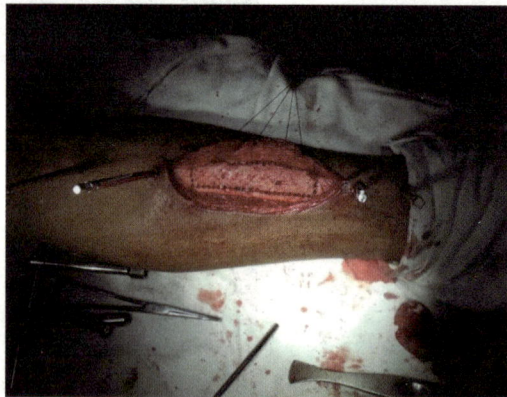

图 5

第三步，完成外固定架的安装。在截骨块的近端和远端胫骨上分别安装 1 或 2 枚直径为 5 mm 的固定针，作为搬运外固定架的支撑。骨块上安装 2 枚直径 3 mm 的提拉钉。为方便操作和定位，可以先在胫骨上预先置钉，然后去掉提拉钉，完成截骨闭合切口前再把提拉钉装回。外固定架安装完毕后，要测试提拉的效果。

第四步，对骨膜、皮下组织进行相应的缝合（图 6），术后 x 线片评估截骨块（图 7）。经过 3~5 天的延迟期后，开始每天向外牵拉 1 mm，分 4 次完成。持续约 14 天后，再以同样的速度往回压回骨块至原位。

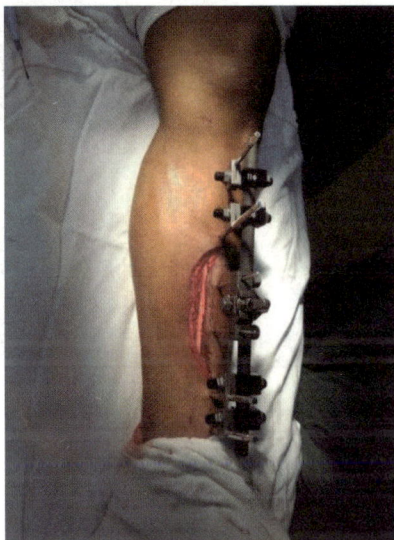

图 6

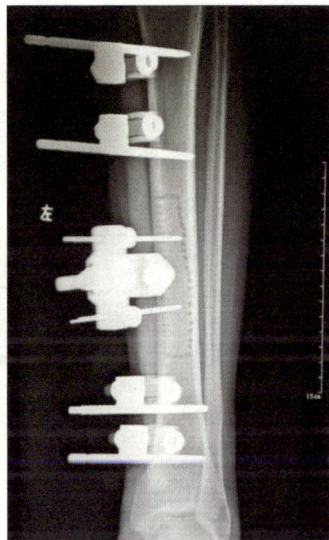

图 7

第五步，骨块愈合后拆除外固定架子。

二、小切口横向骨搬移技术操作步骤

（一）手术切口

骨搬移区域为胫骨中、上段，随后在小腿前内侧做一弧形切口，长 5~6 cm（图 8、图 9）。

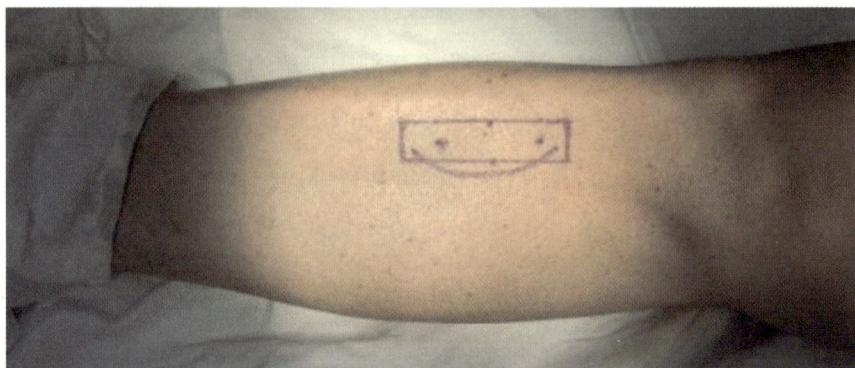

图 8

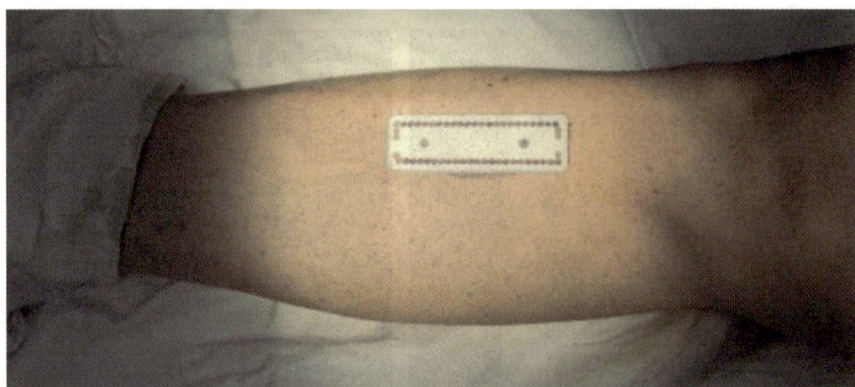

图 9

（二）截骨的步骤与技巧

步骤如下：

1. 在显露好胫骨前内侧截骨面后，将截骨导板置入截骨的位置（图 10、图 11）。

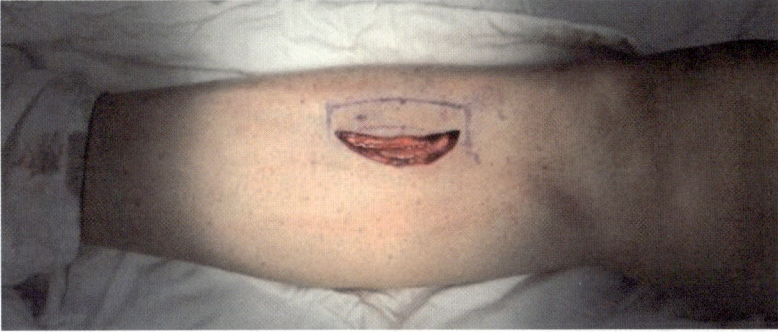

图 10

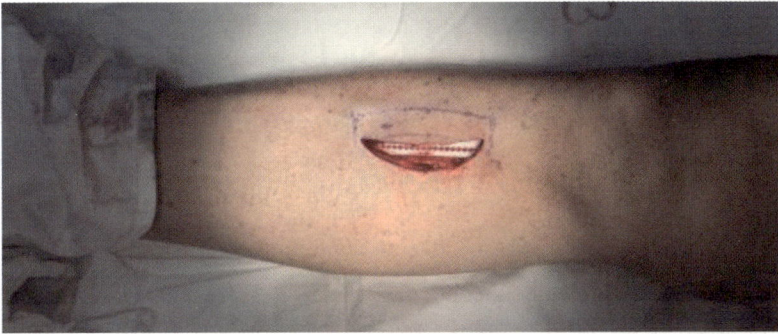

图 11

2. 使用 1.5 mm 的钻头沿着截骨导板钻一周孔（图 12～图 15）。

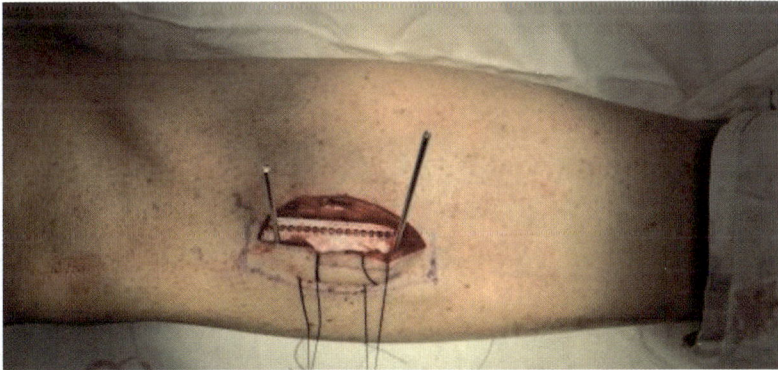

图 12

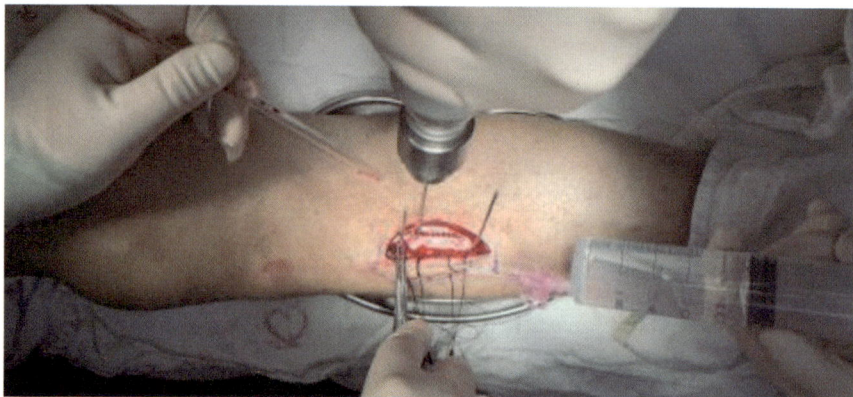

图 13

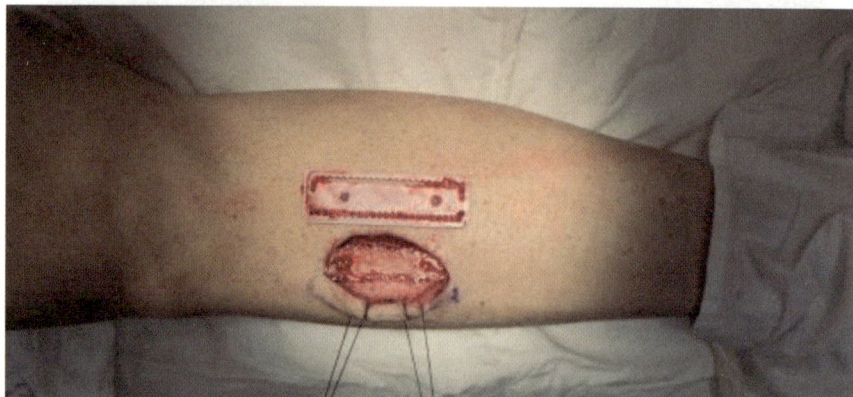

图 14

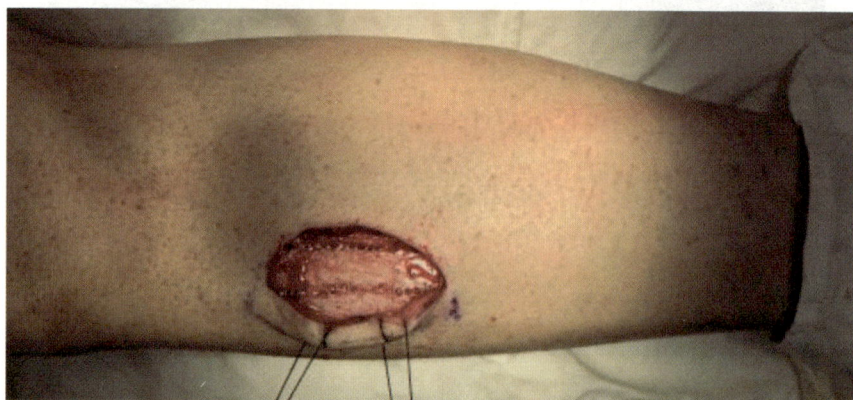

图 15

3.先沿骨块的两个长边用薄骨刀完成纵行截骨，保留远近端的短边皮质，暂时不用截断，安装外固定架，上下两端各固定一枚固定针，骨块的提拉钉尽穿透该侧皮质即可。待外固定架安装完成后再完成上下两端截骨，使骨块完全与胫骨骨皮质断开，目的是保护骨块，避免未获得固定的情况下，因操作力度过大而形成无骨内膜相连的游离骨块。逆时针拧动螺母，测试骨块是否可以被提拉起来。提起 1~1.5 mm 即可，切勿过度提拉。确认能够提拉后反向旋转螺母，将骨块压回原位（图 16~图 19）。

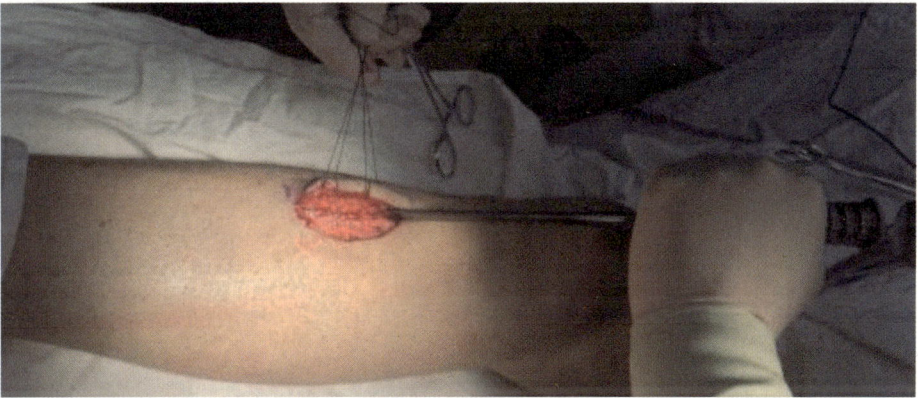

图 16

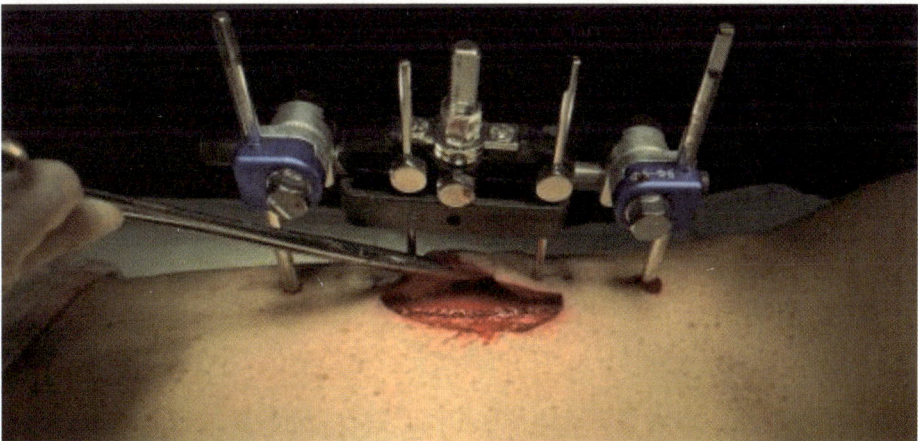

图 17

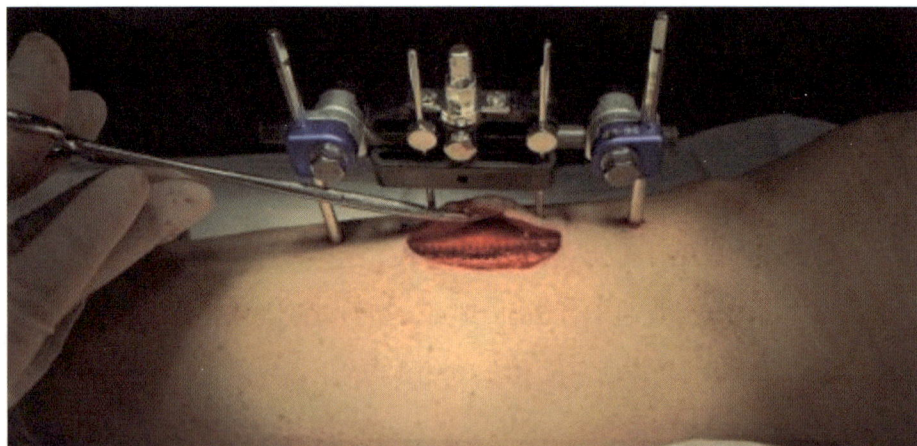

图 18

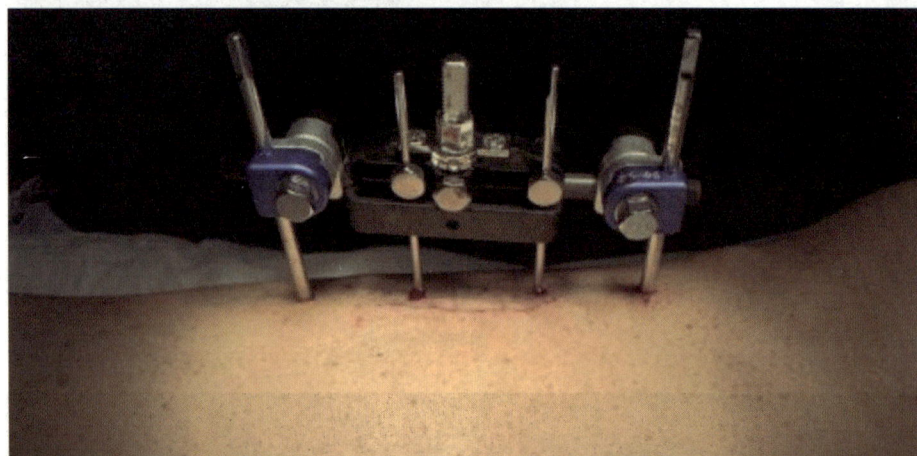

图 19

高质量地完成截骨是手术成功的关键，截骨的过程中有以下注意事项：

1.要根据患者骨骼的大小确定截骨块的大小，不能千篇一律地按照 10 cm×2 cm 来截骨。手术切口设计靠远端且患者骨骼较细时，要适当缩小骨块的宽度，避免截骨后胫骨强度下降导致骨折，甚至在术中发生骨折。

2.截骨块要设计在胫骨前内侧面中间，过于靠近内侧或者前侧骨皮质容易发生骨折；特别是老年患者，因骨质疏松致皮质强度弱，骨脆性大，使用骨刀时要小心，避免导致骨质劈裂。

3.电钻在钻孔时一边钻一边滴水降温，以减少对骨皮质和骨内膜的热损伤。

4.钻头略向髓腔倾斜，避免触及内外侧骨皮质，钻透前内侧骨皮质即可，避免钻得过深，损伤骨髓腔内的软组织以及骨内膜与髓腔内组织的连接。截骨块完成截骨后，应能够看到骨块表面滋养血管渗血。

5.骨刀要薄而锐利，敲击的力量轻柔，截断残留的骨桥即可。

6.使用骨刀截骨时，骨刀应从四个角向截骨线的中间截骨。

7.骨刀在拔出时，应该沿着截骨线的方向轻轻摇动，切不可垂直于截骨线摇动。

8.截骨时要先完成两侧截骨，待外固定架安装完毕后，再截断上下两端。如果骨块完全截断后再安装外固定架，可能因动作过大或者不慎致使骨块过度活动而与骨内膜剥离。

第三节　胫骨横向骨搬移手术切口

　　手术切口的选择是手术设计的第一步。传统的手术设计中，手术切口位于小腿的中下 1/3 段。随着手术的发展，手术切口有了一些变化。

一、传统手术切口

　　如图 1 所示，手术切口位于小腿的中下 1/3 段，呈弧形，长约 12 cm。该手术切口目前已经较少应用。对于糖尿病足患者而言，越靠近肢体的远端，血运越差，特别是长切口患者，术后发生皮肤坏死的风险增加（图 2）。

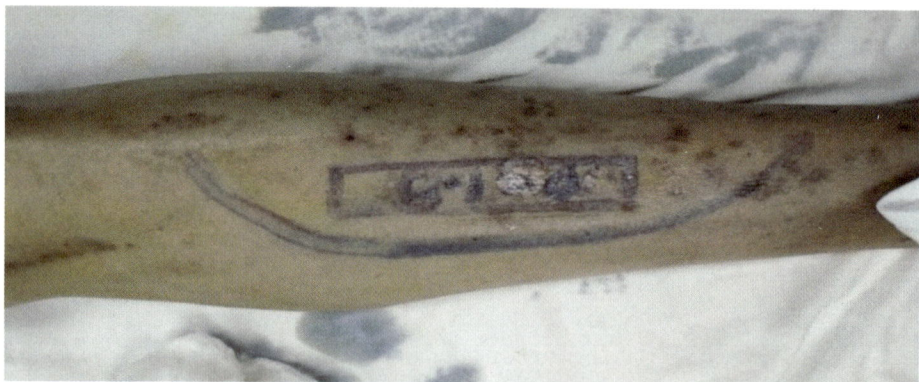

图 1

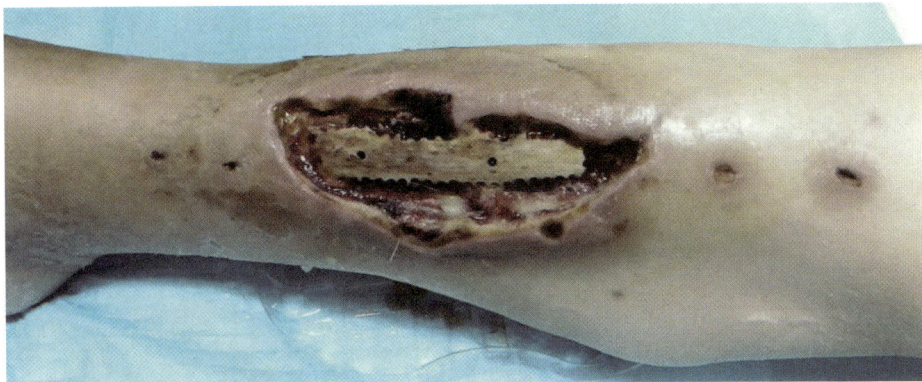

图 2

二、间断小切口

　　我们在临床也尝试采用数个间断小切口的方式进行截骨。在设计截骨块的表面做 2~3 个长 1.5~2 cm 的切口，在骨膜下潜行剥离，通过切口窗来显露截骨面完成截骨（图 3、图 4）。显然，该术式的切口变小了，但术中增加了对皮肤软组织的牵拉损伤，同时截骨面显露受限，可能导致截骨偏离骨面中央而偏向一侧，容易导致骨折并发症，目前已经较少采用。

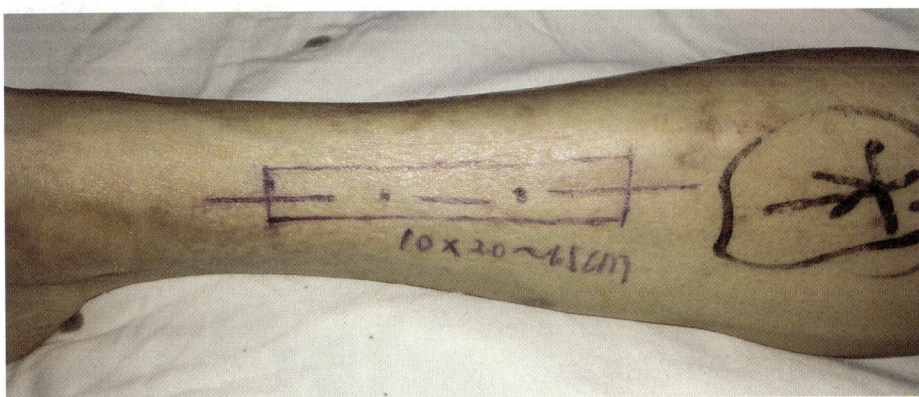

图 3

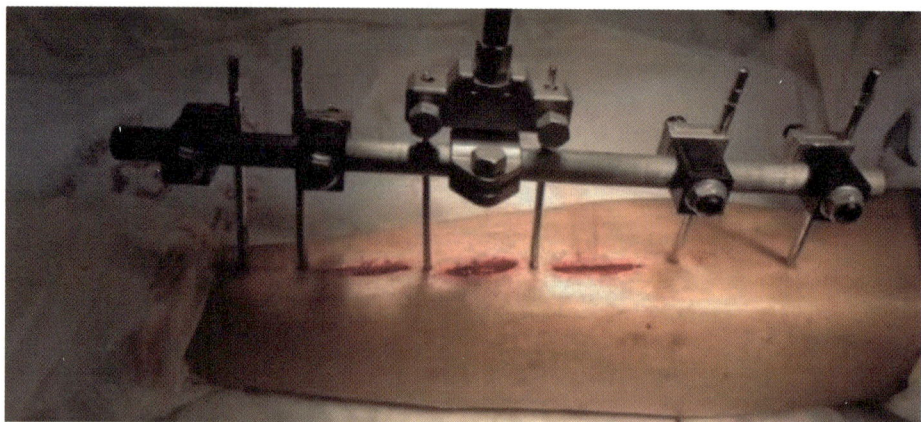

图 4

三、中近 1/3 段的小弧形切口

切口设计在近端，呈弧形，长 5~6 cm（图 5），截骨块大小一般为 6~7 cm。这是术者目前应用最多的手术切口，手术依然采用切开显露截骨面，显露充分，确保截骨块位于骨面中间，切口位于近端，血运相对较好。

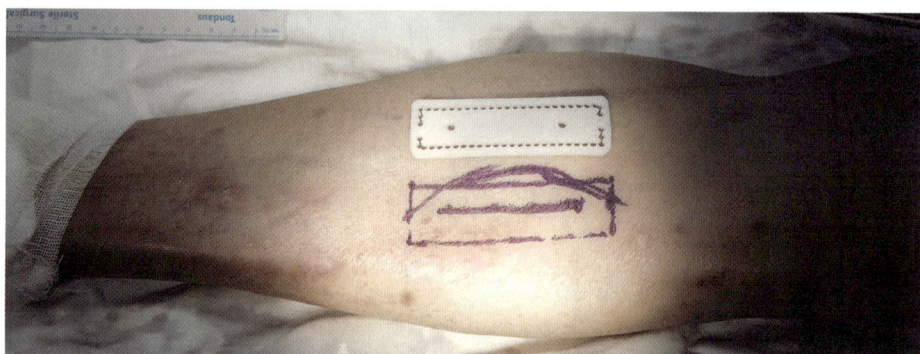

图 5

手术切口需要注意的事项：

1. 弧形切口的皮瓣一般是弧向内侧，宽的蒂部保留在外侧，顶端向内略超过胫骨内侧缘。

2. 手术切开内侧时留意大隐静脉和隐神经，切口过于靠内和靠下，容易损伤上述结构。

3.注意保护软组织。锐刀切开皮肤全层及骨膜，连同全层向外侧显露，皮肤、皮下全层和骨膜可以使用缝线全层缝合保护（图6）。骨膜向下剥离时，使用薄而锐利的剥离器，以减少钝性损伤。

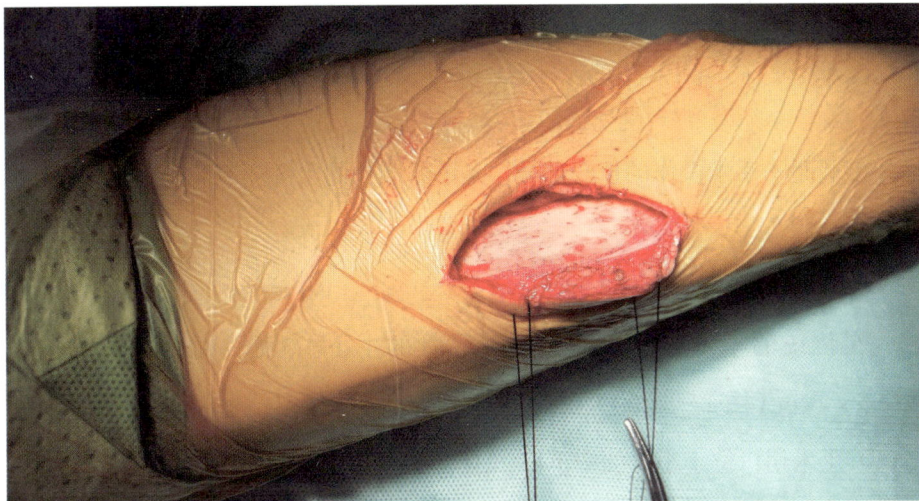

图6

第四节　截骨块的位置与大小选择

截骨是本手术操作的核心部分，是手术成功的关键环节。

一、截骨块的位置

在传统的手术中，截骨块位于胫骨的中下 1/3 处，截骨块的大小为 10 cm×2 cm（图1、图2）。在该处截骨具有以下缺点：

1.手术切口位于小腿的中下段，切口发生坏死、不愈合等并发症的概率高，一旦出现皮肤坏死，将非常难处理。

2.截骨块位于中远 1/3 段，容易发生骨折，该处胫骨骨干恰是整个胫骨中相对较细的一段，于该处截骨容易降低胫骨的强度，术后容易并发骨折。

3.对于女性患者,特别是身材相对矮小者,很难满足2 cm宽度的截骨要求。

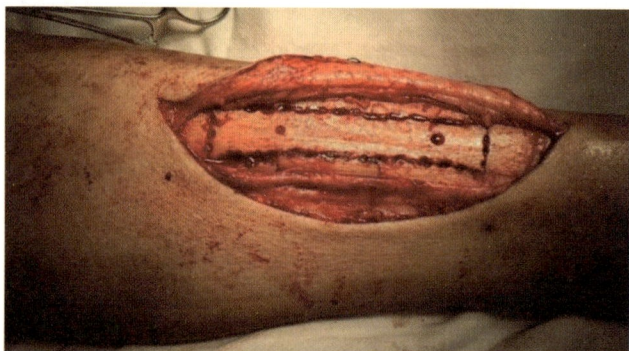

图 1

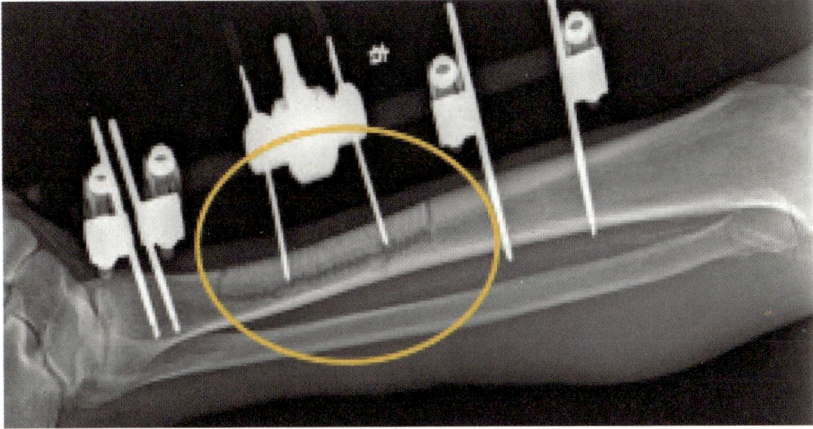

图 2

　　在经过前期的临床实践后，我们对胫骨截骨的位置做了调整，目前在本中心，手术切口调整到了胫骨中上 1/3 段，新的手术切口位置更加靠近近端，骨块变小，一般设计为 7 cm×2 cm（图3、图4）。

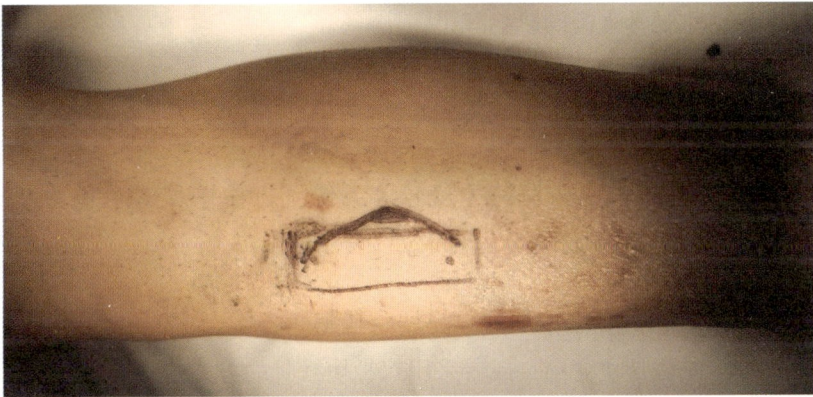

图 3

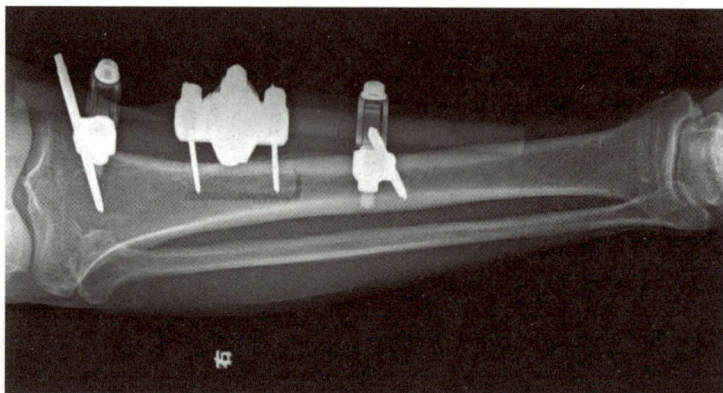

图 4

于该处进行胫骨截骨手术具有以下优势：

1. 手术切口位于小腿的更近端，皮肤血运相对较好，出现皮肤坏死的风险降低。

2. 更靠近近端截骨时，胫骨粗大，骨骼的宽度足够大，完成 2 cm 宽的截骨更加容易，对胫骨强度的影响减小。

二、截骨块的大小

关于截骨块的大小，目前争议较多。传统方法中截骨块的大小约为 10 cm×2 cm，完成这个长度的截骨，在部分患者中不容易实现，同时也增加了手术风险和发生并发症的风险。目前，在临床实际工作中，大部分术者都进行了改进，使截骨块变小，或者采用双骨块截骨的方式。

目前我们中心采用 3D 打印的截骨导板协助截骨，截骨块设计大小为 7 cm×2 cm，这个大小的骨块在发挥搬运促微循环再生方面，既减少了并发症，又维持了手术的效果（图 5）。

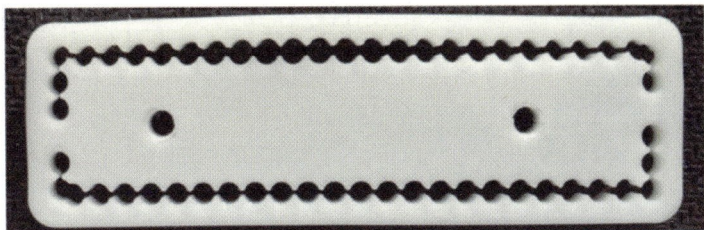

图 5

三、闭合手术切口

闭合手术切口的关键是实现无张力缝合，需注意：

1. 在置入提拉钉的环节上就要注意，置入提拉钉的皮肤切口要比骨块的置钉位置靠外约 2 mm，或者将皮肤全层略向内侧施加牵拉，然后在对准骨块置钉的位置上，用尖刀做置钉的切口，这样，在皮肤缝合时，所置的提拉钉可以在皮瓣蒂形成减张力，有利于切缘的缝合。如果皮肤切口相对骨块置钉点靠向内侧的话，在缝合皮缘时会形成阻挡，导致缝合时张力过大，可能造成皮肤坏死。

2. 在缝合的过程中要良好缝合骨膜。骨膜是具有良好再生潜力的组织，良好的骨膜缝合可以在提拉的过程中同时对骨膜形成牵拉，有利于周围微循环的再生。

3. 皮肤层要良好地对合，避免内翻导致切口延迟愈合。

4. 缝合完毕后，对皮缘血运进行检查，皮缘红润、针刺出血证明血运良好，皮肤苍白、毛细血管充盈不良、针刺无出血，表明皮肤张力过大，血运不好，需要重新调整，术后密切观察。

第十二章 术后骨搬运与管理

术后通过骨块横向搬移的过程是 Ilizarov 张应力法则的具体应用环节，通过每日对骨块缓慢的、持续性的牵拉，促进局部组织的再生、微循环的重建。

一、骨块开始牵拉的时间

通过临床文献学习，可以发现临床术者对于开始牵拉的时间持不同的看法，部分作者在术后次日启动对骨块向外的牵拉，部分作者在术后 5 天启动对骨块的牵拉。我们中心一般是在术后 3 天进行骨块的牵拉工作。

对于创面愈合的研究发现，在创伤早期，特别是 24 小时内，是急性创伤的炎症期，主要表现为充血、渗出，炎症细胞浸润，浸润的炎症细胞主要为中性粒细胞、淋巴细胞和巨噬细胞。伤口愈合炎症期之后，巨噬细胞会发展出抗炎、促纤维化表型，分泌 TGF-β、白细胞介素和肿瘤坏死因子。这些生长因子会刺激增殖期的开始，即出现纤维组织增生、血管生成，这个过程大概在创伤后 48~72 小时。因此，术者主张在术后 3 天启动搬运操作，这样在缓慢地牵拉过程中，能够保持微创伤与增殖再生同步进行。

二、骨块持续牵拉的时间

关于牵拉的持续时间，目前不同术者的做法也不完全相同。大部分为 2 周至 3 周，以持续搬运 2 周最为常用。在我们的临床工作中，大部分病例牵拉2周后，选择把骨块再缓慢地压回原位。这一过程对于大部分临床病例来说，可以保障创面的愈合。但对于创面特别大的病例，如果一个循环后创面仍未愈合或者预计完全愈合时间会超过2个月，可以在第一个循环完成后，再实施一次牵拉和压回的过程，所以也有部分学者形象地称其为"手风琴"技术。

当然，在牵拉的过程中，我们会发现皮肤的张力较高，这导致皮肤血运变差，甚至可能出现坏死。这种情况下需要及时将骨块压回去，缩短向外提拉的时间。对于部分病例，在发现患者皮肤延展性差的情况下，我们也会采取牵拉7天后反向压回去的做法，通过反复多次重复牵拉、压回的"手风琴"技术来达到手术刺激人体微循环重建的目的。

三、针道的管理

术后针道的管理也是不容忽视的环节。同其他外固定术后针道管理一样，术后要注意针道每日消毒护理，避免针道感染。针眼处的分泌物容易滋生细菌引起感染，所以每日彻底清除黏附于针眼处的分泌物，保持局部清洁，是避免感染的关键。一旦发生感染，对于实施糖尿病足胫骨横向搬移治疗的患者来讲，将是致命的。每日需要将针道周围的分泌物仔细清理干净，而不能仅仅是在固定针上滴消毒液。

四、牵拉过程中的注意事项

在搬运的过程中，需要特别注意下面的情况：

1. 确认正确的搬运方向，避免螺母拧错方向。

2. 搬运的速度为每天0.75~1 mm，每天分3~4次完成。一般的外固定每拧一圈（360°）为1 mm，每拧90°可以拉出或压回0.25 mm。对于老年患者，可以每天搬运3次，每天0.75 mm，年轻患者再生能力强，可以每天搬运4次，每天1 mm。

3. 每次搬运操作做好记录，避免重复搬运或遗漏。

4. 每次搬运时要注意观察皮肤血运情况，避免过度搬运导致皮肤张力过高，出现皮肤坏死等严重并发症。

5. 骨块压回原位后，外固定架持续维持到骨块在原位愈合，一般为压回原位后 4 周，需 X 线片证实愈合后可拆除外固定架。这段时间同时可以作为创面愈合情况的观察期，愈合停滞不前时，可以对骨块进行重新搬运操作。目前术者采用的截骨块位置更靠近胫骨近端，截骨对胫骨的坚强程度影响不大，因此，对于拆除外固定架的时间，没有骨块靠近远端时要求严格，可以更早地去除外固定架。

6. 如果将来患者足部溃疡复发，可以在原来的位置上再次截骨，再次进行搬运。

第十三章　糖尿病足创面管理

一、创面管理的概念及意义

（一）创面管理的概念

糖尿病足胫骨横向骨搬移术是治疗糖尿病足的重要手段之一，其创面管理涉及多方面因素，是一个复杂且系统的过程。糖尿病足的创面管理是指通过评估、计划、实施和评价一系列干预措施，对创面进行全面、系统的管理，以促进创面愈合、减少并发症和提高患者生活质量的过程。其中，胫骨横向骨搬移术可能是由于后皮肤干细胞迁移参与糖尿病足创面再生愈合，这提醒了创面管理需关注细胞层面的变化。还有部分学者则强调了创面愈合方式及机制研究对术后创面管理概念的重要补充意义，包括游离植皮等治疗后的创面管理特点。因此，创面管理不仅涉及局部伤口的处理，还需综合考虑患者整体生理状况及创面愈合的复杂机制。

（二）创面管理的意义

1. 促进创面愈合

糖尿病足胫骨横向骨搬移术后，促进创面愈合是关键目标。胫骨横向骨搬移术为创面愈合提供了一定的基础，有部分学者认为该技术通过改变骨的位置，刺激局部组织再生，从而为创面愈合创造有利条件。在实际治疗中，多种辅助措施也被广泛应用。例如，联合封闭负压引流能够有效清除创面渗出物，保持创面湿润，为新生组织生长提供良好环境，显著促进糖尿病足创面愈合。还有部分学者认为，联合自体富血小板血浆治疗，可提供丰富的生长因子，加速创面愈合过程。综合来看，手术操作与多种辅助治疗手段相结合，从多个方面共同促进糖尿病足创面的愈合。

2. 预防感染

预防感染在糖尿病足胫骨横向骨搬移术后至关重要。术中严格遵循无菌操作规范是关键，要减少组织创伤，准确缝合手术切口，防止细菌侵入创面。术后密切监测病情变化，根据细菌培养和药敏试验结果及时调整抗生素使用，能有效控制感染。同时，保持创面清洁，定期换药，确保创面敷料干燥、清洁，为创面愈合营造良好环境，也是预防术后感染的重要举措。这些术后措施综合作用，有助于降低感染风险，促进患者康复。

3. 改善肢体功能

改善肢体功能是糖尿病足治疗的一个重要方面。糖尿病足患者常因神经病变和血管病变导致肢体功能障碍，如感觉减退、肌肉力量减弱等。胫骨横向骨搬移术在一定程度上有助于改善肢体功能，其通过促进局部血液循环，为神经和肌肉提供更好的营养支持，从而有助于恢复肢体的感觉和运动功能。此外，术后合理的康复训练也是改善肢体功能的关键。根据相关研究，早期进行适度的康复训练，如足部关节活动、肌肉力量训练等，能够有效防止肌肉萎缩，提高关节灵活性，进一步促进肢体功能的恢复。

二、创面管理的方法

（一）清创术

1. 机械清创

机械清创是糖尿病足胫骨横向骨搬移术后常用的清创方法之一，主要借助机械手段，如手术刀、刮匙等，对创面坏死组织进行清除，切除失活的皮肤、肌肉和骨骼等。

清创时，操作手法直接影响清创效果，但对正常组织的辨别要求较高，操作不当可能导致过多健康组织受损。当面对大面积的坏死组织时，医生会选择刀刃较宽且锋利的手术刀，沿着创面的边缘进行切割，以确保能够快速、有效地将坏死组织从正常组织上分离。在切割过程中，需要格外小心，避免损伤周围正常组织。例如，在处理糖尿病足的溃疡创面时，医生会根据创面的形状和大小，调整手术刀的角度，使切割更精准。

刮匙用于刮除创面深部的坏死组织。它能够深入创面，将坏死组织从基底刮除。在使用刮匙时，需要根据创面的深度和硬度，选择合适的力度和角度。比如，在处理较深的创面时，刮匙需要用力且角度要适中，以确保能够刮除深层的坏死组织。

近年来，一些新型的机械清创设备不断涌现，如超声清创刀。张肇芳的研究表明，超声清创水刀在糖尿病足溃疡清创中具有显著优势，其利用超声波的空化效应，能够精准地针对坏死组织进行空化爆破，而对正常组织无明显影响，在清除坏死组织的同时，有助于保护新生的正常组织，促进创面愈合。此外，水刀清创系统还可以根据创面的实际情况选择合适的挡位，控制入刀角度，进一步提高清创的效果，减轻患者的疼痛感，为术后创面愈合创造良好条件。

机械清创的优势在于能够直接、快速地清除坏死组织，对于较大面积的创面尤为适用。这种方法能够迅速改善创面的状况，为后续的治疗创造良好条件。然而，机械清创也存在一定的局限性，它可能会对周围正常组织造成一定的损伤，且难以彻底清除深层组织中的细菌。

为了弥补机械清创的不足，在实际操作中常常与其他清创方法相结合。例如，在机械清创后进行化学清创，利用化学物质进一步清除残留的细菌和坏死组织。此外，在机械清创后，还需要对创面进行适当的护理和修复，通过使用敷料、药物等促进创面愈合，降低感染的风险。

2. 化学清创

化学清创是一种通过化学物质的氧化、消毒等作用来清除创面坏死组织及细菌的重要手段。在糖尿病足胫骨横向骨搬移术后的治疗过程中，化学清创发挥着不可忽视的作用。

过氧化氢作为常用的化学清创剂之一，其原理是通过释放氧气产生气泡。这些气泡能够深入创面，松动坏死组织，使其更容易被清除。当过氧化氢与坏死组织接触时，气泡不断翻滚，将坏死组织从创面表面剥离。然而，过氧化氢的使用需要谨慎，长时间或高浓度使用可能对正常组织造成一定刺激。例如，在一些较敏感的创面可能会引起局部疼痛、红肿等不良反应。

聚维酮碘是临床常用的消毒剂，它具有广谱抗菌作用。其能够在创面形成一层保护膜，有效杀灭各种细菌、真菌等微生物。在糖尿病足胫骨横向骨搬移术后，聚维酮碘可以迅速作用于创面，抑制细菌的生长繁殖，减少感染风险。比如在术后的换药过程中，将聚维酮碘溶液涂抹在创面上，能够有效防止细菌在伤口周围滋生。

尽管化学清创在一定程度上能够清除创面上的细菌，但它往往难以彻底清除坏死组织。这是因为坏死组织的结构复杂，单纯的化学作用难以完全将其分解和去除。所以在糖尿病足胫骨横向骨搬移术后，化学清创可作为常规清创手段的补充，以达到更好的清创效果。陈春君提到，传统的换药多采用碘伏（聚维酮碘）消毒，其杀菌能力较强，能在一定程度上清除创面上的细菌，防止感染扩散。

3. 生物清创

生物清创是利用生物酶来分解坏死组织，促进创面愈合。胶原酶能够特异性地分解胶原蛋白，而弹性蛋白酶则可降解弹性蛋白，这些酶类在糖尿病足创面清创中发挥着重要作用。胶原酶在分解胶原蛋白时，犹如一把精准的

"分子剪刀"，将胶原蛋白的结构分解成易于吸收和代谢的小分子。而弹性蛋白酶对弹性蛋白的降解也会使得坏死组织的结构变得疏松，更易于被清除。这种选择性作用使得生物酶在分解坏死组织时，对正常组织的损伤极小。

在实际应用中，生物清创需要根据创面的具体情况选择合适的生物酶制剂，如创面的大小、深度、感染程度等。例如，对于大面积且深度较深的创面，可能需要选择活性较高、作用范围广的酶制剂；而对于较小且相对较浅的创面，则可以选择相对温和的酶制剂。

生物清创通常需要一定的时间来发挥作用，效果可能因个体差异而有所不同，并且生物酶通常需要在适宜的环境下发挥作用，比如合适的温度、酸碱度等。在使用过程中，要严格按照规定的剂量进行操作，避免因剂量过大或过小影响清创效果。生物清创与机械清创和化学清创相结合，可提高清创的效率和质量，有助于糖尿病足胫骨横向骨搬移术后创面的愈合。

（二）糖尿病足中坏死组织及外露肌腱的处理

在糖尿病足及其他相关慢性创面的治疗中，对于外露的骨和肌腱等重要组织的清创处理，保持适度清创原则至关重要。

1. 坏死组织及肌腱活性的判断原则

坏死组织常呈现特定颜色变化。早期病变肌腱光亮度下降，呈乳白色；中期光泽度进一步下降，呈灰白色；晚期肌腱组织腐败，色泽灰暗。这种颜色的逐渐变化可作为判断坏死程度的重要依据。当肌腱颜色由正常的银白色逐渐变为灰暗色时，提示组织缺血、缺氧加重，坏死可能在进展。

正常肌腱质地坚韧、富有弹性，而坏死肌腱质地会变软，增肿、增粗，晚期甚至易碎，状似面条。临床观察中，若发现肌腱失去原有坚韧质地，变得松弛、肿胀，应警惕坏死可能。例如，在对糖尿病足患者进行足部检查时，若触及肌腱质地异常，需进一步评估是否存在坏死情况。

糖尿病足坏死组织周围的皮肤也会出现相应症状。如局部红肿、疼痛，部分患者可能出现水疱或血疱，破溃后皮肤坏死。同时，若伴有感染，还可能有脓性分泌物渗出、捻发音或深部窦道形成。这些皮肤表现与坏死组织密切相关，如皮肤红肿可能是炎症反应导致，而水疱、血疱的形成可能是局部组织缺血、缺氧引起的表皮损伤，进而发展为坏死。

2.肌腱的处理

当外露肌腱出现严重感染、坏死情况时，在换药过程中应果断予以清除。因为感染坏死的肌腱若继续留存，会成为持续的感染源，加重炎症反应，阻碍创面愈合进程。例如，在糖尿病足患者中，若感染未得到有效控制，坏死肌腱中的细菌会不断繁殖，释放毒素，不仅会引起局部炎症加重，还可能通过血液循环引发全身感染。此时，及时清除坏死肌腱可有效减轻感染负荷，为创面愈合创造有利条件。

对于有活性的肌腱或无明显感染的肌腱组织，必须保留。这些肌腱组织在创面愈合过程中具有不可忽视的重要性。它们为后续的修复提供了结构基础，新生的肉芽组织能够沿着肌腱表面生长，逐渐覆盖肌腱，最终实现创面愈合。而且，保留肌腱有助于维持肢体的基本功能结构，为后期肢体功能的恢复奠定基础。在一些病例中，即使肌腱部分外露，但只要其活性尚存，通过精心的创面管理和适当的治疗措施，如控制感染、改善局部血运等，肌腱周围的肉芽组织会逐渐生长并覆盖肌腱，使创面得以愈合，同时肢体功能也能得到较好的保留。若贸然切除这些尚有活性的肌腱，可能导致肢体功能永久性受损。

保留有活性的肌腱对于后期手术也具有重要意义。肌腱可作为重要的解剖标志和支撑结构，有助于皮瓣的准确覆盖和固定，从而提高皮瓣移植的成功率。同时，保留的肌腱组织能够在一定程度上维持肢体的形态和功能，使皮瓣移植后的肢体功能恢复得更加理想。例如，在糖尿病足溃疡伴有肌腱外露的情况下，若前期保留了肌腱，后期进行皮瓣移植时，皮瓣能够更好地贴合肌腱，恢复足部的正常解剖结构，有利于患者术后足部功能的恢复，如行走、负重等功能的改善。

3. 坏死组织的处理

清创范围应根据坏死组织的实际分布情况来确定。一般来说，要清除到坏死组织与正常组织的交界处，但对于一些特殊情况，如合并严重感染或坏死范围广泛的患者，可能需要适当扩大清创范围，以确保彻底清除感染源。例如，在糖尿病足合并蜂窝织炎或脓肿形成时，为了防止炎症扩散，可能需要对周围看似正常但可能已受感染影响的组织进行一定程度的清创。

在清创过程中，必须注意保护重要的血管、神经和肌腱等结构。避免过度清创导致这些结构损伤，影响肢体的功能。例如，在清除坏死组织时，若遇到肌腱，应仔细评估其活性，对于有活性的肌腱应尽量保留，因为它们在后期创面愈合和肢体功能恢复中具有重要作用。

（三）伤口引流

糖尿病足胫骨横向骨搬移术后，伤口引流至关重要。术后良好的引流可有效清除创面的坏死组织、分泌物及脓液，为创面愈合创造有利环境，防止其积聚引发感染。若引流不畅，可能导致感染加重，影响创面愈合，甚至可能使病情恶化，增加截肢风险。同时要注意放置引流管的无菌操作，每次用生理盐水加庆大霉素注射液冲洗，保证引流管通畅。此外，对于一些简单创面，也可采用常规引流条进行引流，但需注意防止堵塞和感染。

负压治疗通过在创面上形成负压环境，促进创面愈合。负压吸引能促进创面肉芽组织生长，加速成纤维细胞和毛细血管内皮细胞增殖，改善创面微循环，从而加速愈合。同时，负压可有效控制感染，降低组织变性坏死风险，为组织修复创造有利条件。在具体应用中，要选择合适的负压敷料，连接负压装置并调整压力至合适的范围，术后定期观察创面情况。治疗期间需密切关注患者全身状况，如血糖、血压等，确保其稳定，避免影响愈合。还要注意负压装置的运行情况，防止压力异常或管道堵塞，及时处理创面变化，根据肉芽组织生长情况调整治疗方案。

（四）创面封闭式负压治疗的优点

传统治疗糖尿病足溃疡的方法耗时长、效果差，封闭式负压伤口治疗技术可以显著改善创面环境，加速创面愈合。采用封闭式负压伤口治疗后，患者足局部肿胀减轻，创面状况改善，肉芽生长加快，在此基础上联合自体植皮、异体植皮或其他修复方法，能加快创面愈合，缩短住院时间。封闭式负压伤口治疗使创面与外界隔绝，可以达到防止污染和交叉感染的效果，持续负压使创面渗出物立即被吸走，从而有效保持创面清洁并抑制细菌生长，最终达到促进创面肉芽生长、改善微循环和促进创面愈合的目的。

根据创面形状及大小修剪一块或数块敷料，使其适宜覆盖创面，确保创面与敷料充分接触，无空腔，边缘采用间断缝合法固定敷料，硅胶引流管可从创面周围直接引出，对于创口部位的凹陷处，填塞小块敷料形成阶梯，利于凹陷部位充分引流。对创面周围皮肤予以清洁处理，再用75%酒精清洁，待酒精挥发后用透性薄膜粘贴封闭整个创面，且薄膜超出创面边缘3~5 cm。引流管连接负压吸引器，负压调整在120~250 mmHg，打开负压装置，观察有无漏气等，如存在漏气可使用薄膜在相应部位粘贴加固，负压大小根据创面及引流液体情况等调整。在引流过程中注意观察患者有无活动性出血等情况，如出现活动性出血，可用降低负压等方式对症处理，同时注意监测凝血功能等。封闭负压引流装置如出现漏气，需及时封闭；如发现敷料积血、积脓等，需及时更换敷料；如引流物过于黏稠或创面坏死组织过多等导致引流管阻塞，需及时予以生理盐水冲洗或者更换引流管等，一般2~4天更换一次敷料。如分泌物减少、肉芽组织新鲜，则取下负压封闭引流敷料，覆盖无菌生理盐水纱布，待其自行愈合；如未明显好转，则继续负压封闭引流。

VSD 的优势在于：

1. 持续负压封闭引流，利用高分子泡沫材料作为负压引流管和创面间的中介，不受体位的限制，达到全创面引流，并使引流物经泡沫材料与引流管隔开，不易堵塞管腔，引流通畅。

2. 封闭式持续负压引流的前提，是用生物透明薄膜封闭，使创面与外界隔开，构成防止细菌入侵的屏障，有效地预防了常规换药和引流导致的污染与感染，并能保持持续的高负压状态。

3. 负压引流是此项技术的关键，一则使引流区的渗出物和坏死组织被及时清除，使引流区内达到"零聚积"，创面很快获得清洁的环境，减少创面细菌的数量，防止感染扩散和毒素吸收；二则持续负压状态有利于局部微循环的改善和组织水肿的消退，并刺激肉芽组织生长，即使有较大腔隙存在时，腔隙也将因高负压的存在而加速缩小。组织学检查证实：负压封闭引流的创面淋巴细胞浸润消退较快，增生期胶原合成较早，修复期可见收缩性纤维合成增强。

4. 一次封闭引流可以保持有效引流 5~7 天，不需每天换药，既减轻了病人的痛苦及经济负担，也减轻了医务人员的工作量。

5. 操作简单易行，必要时可在床旁进行。

6. 透明薄膜封闭较常规敷料包敷更利于伤口的观察及 B 超等检查的进行。笔者认为，持续负压封闭引流是严重软组织创面缺损合并感染患者早期治疗的理想选择。

三、敷料选用

（一）保湿作用的敷料

1. 泡沫敷料

泡沫敷料由聚氨酯和有机硅组成，适用于处理中度、高度渗出的糖尿病足溃疡伤口。聚氨酯和有机硅的独特组合赋予了泡沫敷料卓越的性能。它能够为伤口提供适宜的温度、湿度以及微酸、低氧或无氧的环境。这种环境有助于维持伤口的生理状态，避免神经末梢暴露在创面表面，从而减轻患者的疼痛感。例如，在糖尿病足溃疡伤口处，泡沫敷料的微酸环境可以抑制细菌的生长，同时为伤口提供一个相对稳定的温度和湿度，从而促进伤口的愈合。湿性环境是泡沫敷料促进创面上皮爬行愈合的关键因素。当泡沫敷料覆盖在伤口上时，其内部的水分能够保持创面的湿润，为细胞的生长和迁移提供良好的条件。这种湿性环境有利于上皮细胞的增殖和分化，加速伤口的愈合。

泡沫敷料良好的适应性使其与皮肤贴合度较好，在更换敷料时无残胶遗留，不与伤口粘连，避免了更换敷料时的二次损伤。但泡沫敷料黏附性较强，容易形成不透明层，不利于观察伤口。此外，泡沫敷料不适用于干性或渗出量少的糖尿病足溃疡伤口。在糖尿病足胫骨横向骨搬移术后，若创面渗出较多，可考虑选择泡沫敷料，但需注意观察伤口情况。

2. 海藻酸盐敷料

海藻酸盐敷料通常通过藻类的碱性萃取得到，以海藻酸盐的形式出现。海藻酸盐敷料与伤口渗出液通过离子交换形成海藻酸盐凝胶，吸收糖尿病足溃疡伤口周围的大量渗出液，避免皮肤浸渍。它具有止血、自溶性清创的作用，还可通过促进肉芽组织生长，为细胞迁移提供支架，通过结合肿瘤坏死因子和白细胞介素 8 发挥抗炎作用，通过减少氧自由基等有害物质的释放发挥抗氧化作用。研究表明，海藻酸盐敷料相较于传统敷料可减少换药频率，还具有无毒透氧、刺激血管生成及良好的生物相容性等特性，因而被广泛应用于糖尿病足溃疡大量渗出的伤口治疗。然而，海藻酸盐敷料的高度吸水性可能使伤口脱水，且在去除敷料时易遗留纤维碎片。另外，其价格昂贵、气味难闻等问题也有待解决。对于糖尿病足胫骨横向骨搬移术后渗出较多且需要促进肉芽组织生长的创面，海藻酸盐敷料是一种可选择的敷料，但要关注其可能导致的伤口脱水等问题。

藻酸盐敷料有片状和条状，分别适合平面伤口和腔洞填塞，既可用于创面覆盖，也可以切成创面大小，松弛地填充到潜行或窦道中，填充后因吸收渗液会崩解，需要用生理盐水冲洗后才能彻底清除。用藻酸盐作为头端的拭子可以用于探测和测量伤口，不会因残留棉絮纤维而引起炎症反应。因此，海藻酸盐敷料适用于糖尿病足 2、3 级早期中、重度渗出的创面，如感染性、坏死、愈合停止、存在出血倾向伤口的炎性反应期。

3. 水凝胶敷料

水凝胶敷料是一种 3D 交联亲水聚合物，具有良好的保持水分和密封伤口的能力，尤其适用于糖尿病足溃疡等慢性创口，可有效防止感染。陈思佳等研究发现，水凝胶敷料还具有良好的生物相容性和血液相容性，与血液接触后会膨胀，从而发挥浓缩血液及止血的作用，还可吸收伤口渗出液使其远离伤口床，避免浸渍。水凝胶通过上调血管内皮生长因子等生长因子基因的表达，促进肉芽组织生长和胶原蛋白沉积，还可以促进组织的自溶性清创，其负载活性分子的能力及可控的药物释放能力，在使用过程中稳定耐用，可显著缩短糖尿病足溃疡的愈合时间，提高治愈率并缓解疼痛，且无严重不良反应，目前已广泛应用于伤口愈合全过程。不过，水凝胶敷料应用于糖尿病足溃疡伤口后易吸水肿胀，导致敷料的机械稳定性变差，若伤口分泌物过多，可能导致伤口浸渍甚至无法愈合，在极端温度下，其性能会受影响，保存时需注意。在糖尿病足胫骨横向骨搬移术后，若希望促进肉芽组织生长和创面愈合，水凝胶敷料是一个较好的选择，但要注意其在高渗出伤口中的应用限制。

4. 水胶体敷料

水胶体敷料对创面的愈合有促进作用，用于伤口具有自溶性清创作用。水胶体敷料的主要成分是羧甲基纤维素钠，其吸收液体的能力很强，伤口渗出物与水胶体敷料接触即被吸收，形成湿润的水凝胶，起到创面持续保湿的作用，更利于肉芽组织的生长。水胶体敷料常见为闭合性敷料，针对压力性损伤具有局部润滑和隔离的作用，避免了患处皮肤受到细菌、病菌的感染，有效加快了患处的恢复速度。它表层为聚氨基甲酸二酯半透膜，可让氧气和水蒸气通过，又能阻隔水分和各种微生物侵袭创面，从而起到保洁、保湿作用，其背衬具有防水的特性，可起到类似于皮肤的屏障作用，阻止外界水和细菌接触创面，有效抑制感染，有利于创面周围新生上皮细胞生长，使创面不经过结痂过程而自然愈合，达到缩短愈合时间的效果。但水胶体敷料在组织黏附功能方面较差。对于糖尿病足胫骨横向骨搬移术后的创面，尤其是需要保湿和促进上皮组织再生的创面，水胶体敷料较为适用。

然而，也有学者对水胶体敷料用在感染较重伤口时的适用性表示质疑。由于缺氧和过度潮湿的环境会加强坏死组织的自我分解，也可能增加伤口处感染的风险。

（二）抗菌作用的敷料

1. 银离子敷料

银离子敷料是临床治疗糖尿病足的一种新型敷料，在糖尿病足胫骨横向骨搬移术后抗菌方面具有重要应用。银离子在吸附致病菌、阻断细菌 DNA 复制以及干扰细菌呼吸链等方面具有显著作用，对于消灭致病菌具有强效作用。其主要成分银离子能通过阻断微生物呼吸链，干预其细胞功能，从而抑制病毒、细菌及真菌的生长繁殖，可作用于细菌细胞，与其细胞壁相结合，造成细胞膜、细胞壁破裂，且银离子可与细胞中的重要活性蛋白进行结合，导致其呼吸作用减弱，对细菌分裂、克隆产生抑制作用。银离子敷料有广谱杀菌作用，且杀菌能力强，能对金黄色葡萄球菌、铜绿假单胞菌等病原菌或病毒实施干预，相较于一般抗生素，银离子敷料具有无耐药性且长期使用不会产生副作用的优势，其不参与机体代谢，释放率相对偏低，能长时间维持有效浓度，可实现持久杀菌，对周围组织无毒性作用。亲水纤维银离子敷料能有效吸收伤口渗出液，促进凝胶形成，维持创面湿润度，为肉芽组织生长创造良好环境；藻酸盐银离子敷料兼具藻酸盐敷料与银离子作用，能吸收伤口渗液，还有止血、杀菌作用，可创造湿性愈合环境，缓解伤口异味及疼痛；脂质水胶体银、泡沫银离子敷料等也在糖尿病足患者中得到应用，具有良好的引流和杀菌效果，且不粘连创面，可防止二次损伤。银离子敷料在糖尿病足胫骨横向骨搬移术后，可有效控制感染，促进创面愈合，是一种较为理想的抗菌敷料。

2. 抗生素敷料

不主张用含有抗生素的敷料去促进创面愈合或预防创面二次感染。虽然抗生素在全身抗菌治疗中具有重要作用，但在局部敷料应用方面可能存在一些局限性。

从抗生素的作用机制来看，它主要通过抑制细菌的生长繁殖来达到抗菌目的。在全身抗菌治疗时，抗生素能够迅速进入血液循环，对各种细菌产生作用。但在局部敷料应用中，情况有所不同。当抗生素敷料接触创面时，其浓度会逐渐降低，且难以均匀地分布在创面各个部位。这就使得抗生素对细菌的作用效果大打折扣。

长期或不恰当地使用抗生素敷料，会导致细菌耐药性的产生。细菌在接触抗生素后，会逐渐适应并改变自身的结构和代谢方式，从而对抗生素产生耐药性。一旦耐药性形成，不仅治疗效果会受到影响，还会增加后续治疗的难度。例如，一些原本对某种抗生素敏感的细菌，在长期使用抗生素敷料后，可能会产生耐药性，使得该抗生素在治疗过程中失去作用。而且抗生素敷料对于创面微环境的调节作用可能不如一些新型敷料，如银离子敷料等，这些新型敷料不仅具有抗菌作用，还能促进创面愈合。在糖尿病足胫骨横向骨搬移术后，应谨慎选择抗生素敷料，避免过度依赖抗生素局部应用来控制感染，而应综合考虑其他更具优势的抗菌治疗策略和敷料选择。

四、其他治疗

（一）富血小板血浆

富血小板血浆（PRP）富含多种生长因子，如血小板衍生生长因子（PDGF）、血管内皮生长因子（VEGF）、转化生长因子 - β（TGF-β）等，这些生长因子在细胞增殖、分化、血管生成和组织修复中发挥着关键作用。PRP 中包含的血小板衍生生长因子（PDGF），是细胞增殖和修复的重要信号分子。PDGF 能够刺激成纤维细胞的增殖，使它们在创面处迅速分裂和生长。同时，它还能促进胶原蛋白的合成，胶原蛋白是构成皮肤和结缔组织的重要成分，对于创面的修复和愈合起着关键作用。在 PDGF 的作用下，胶原蛋白的合成量增加，使得创面的肉芽组织更加坚韧，填充了创面的缺损，为创面的愈合奠定了坚实的基础。血管内皮生长因子（VEGF）能够促进血管内皮细胞的增殖和迁移，使得新生血管能够在创面周围迅速形成。这些新生血管不仅增加了创面的血液供应，还为组织修复提供了必要的营养物质和氧气。在糖尿病足胫骨横向骨搬移术后，创面的血液供应对于组织修复至关重要。VEGF的作用使得创面能够得到充足的血液灌注，加速了组织修复的进程。转化生长因子 - β（TGF-β）能够调节细胞的分化和增殖，促进细胞外基质的合成和重塑。在创面愈合过程中，TGF-β 有助于调节成纤维细胞的功能，使其更好地参与创面修复。同时，它还能抑制炎症反应，减少炎症细胞的浸润，为创面愈合创造一个良好的微环境。

在糖尿病足胫骨横向骨搬移术后应用 PRP，可进一步促进创面愈合。PRP 中的生长因子能刺激成纤维细胞增殖和胶原蛋白合成，加速肉芽组织形成，填充创面缺损；同时，它们还能促进血管内皮细胞增殖和迁移，增加创面的血液供应，为组织修复提供充足的营养和氧气。此外，PRP 还具有抗炎作用，可减轻创面炎症反应，抑制细菌生长，降低感染风险，为创面愈合营造良好的微环境。除了这些生长因子，PRP 还具有独特的抗炎作用。在糖尿病足胫骨横向骨搬移术后，创面往往会出现炎症反应。PRP 中的抗炎成分能够减轻炎症反应，抑制细菌的生长。它通过调节免疫细胞的功能，减少炎症介质的释放，从而降低感染的风险。

胫骨横向骨搬移联合 PRP 治疗糖尿病足溃疡具有显著的协同效应。胫骨横向骨搬移联合 PRP 技术可显著提高糖尿病足溃疡创面的愈合率，缩短愈合时间，促进新生血管形成、成纤维细胞增生和肉芽组织生长以及创面上皮化等，从而加速创面愈合，提高愈合质量。

（二）生长因子

生长因子在糖尿病足的治疗中占据着举足轻重的地位，其中重组人表皮生长因子（rhEGF）和重组人碱性成纤维细胞生长因子（rhbFGF）更是发挥着关键作用。

这些生长因子能够刺激成纤维细胞、单核细胞和中性粒细胞等细胞的有丝分裂，促进伤口愈合。例如，rhEGF 能够促进上皮细胞和内皮细胞增殖，加速胶原蛋白和胶原酶的合成，促进透明质酸的分泌，加快蛋白质合成，高效修复创面，并减少瘢痕形成。使用 rhEGF 治疗糖尿病足溃疡，可以有效提高创面的愈合效果，降低感染风险，并缩短愈合时间。此外，rhbFGF 的应用也被证明能够促进糖尿病足溃疡的愈合，通过促进肉芽组织生长和血管再生，从而改善创面的微环境。胫骨横向骨搬移术联合生长因子治疗糖尿病足溃疡不仅能够改善局部血流，还能通过生长因子的生物学效应促进创面的愈合。这种综合治疗方法为糖尿病足患者提供了一种新的治疗选择，有望进一步提高治疗效果和改善患者的生活质量。

rhEGF 是一种具有广泛生物活性的多肽，它在糖尿病足的治疗过程中，犹如一把钥匙，开启了细胞增殖与修复的大门，其作用机制十分复杂且多元。首先，rhEGF 能够刺激上皮细胞和内皮细胞的增殖。上皮细胞在创面的修复过程中起着关键作用，它们不断分裂和生长，逐渐覆盖创面。rhEGF 就像一个指挥者，引导上皮细胞的增殖，使其能够快速地在创面表面形成一层新的细胞层。同时，内皮细胞的增殖也至关重要，内皮细胞构成了血管的内壁，它们的增殖有助于血管的生成和发育。在促进胶原蛋白和胶原酶合成方面，rhEGF 也功不可没。胶原蛋白是皮肤和结缔组织的重要组成部分，它的合成对于创面的修复和愈合至关重要。rhEGF 通过促进胶原蛋白的合成，使得创面的组织更加坚固和稳定。而胶原酶则有助于分解胶原蛋白，为新的胶原蛋白合成提供空间和原料。

透明质酸的分泌也是 rhEGF 发挥重要作用的因素之一。透明质酸在皮肤组织中具有保湿和润滑的作用，能够使皮肤保持柔软和弹性。在糖尿病足的创面修复过程中，透明质酸的分泌增加，有助于改善创面的微环境，促进细胞的生长和修复。

此外，rhEGF 还能够加快蛋白质合成。蛋白质是细胞的重要组成部分，它参与了细胞的各种生理活动。rhEGF 通过促进蛋白质的合成，为细胞提供了更多的能量和物质，从而加速创面的修复。

在临床应用中，使用 rhEGF 治疗糖尿病足溃疡取得了显著成效。它能够有效提高创面的愈合效果，降低感染风险。这是因为 rhEGF 增强了细胞的免疫功能，使细胞能够更好地抵御细菌的侵袭。同时，它还能够促进创面的愈合，缩短愈合时间。

　　rhbFGF 能够促进肉芽组织生长和血管再生。肉芽组织是创面愈合过程中形成的一种富含营养的组织，它为创面的修复提供了必要的支持。rhbFGF 通过刺激肉芽组织的生长，使创面的愈合更加迅速。同时，它还能够促进血管的再生，增加创面的血液供应。

第十四章　胫骨横向骨搬移治疗糖尿病足典型案例

一、案例 1

（一）病情介绍

患者女性，73 岁，因"右足拇指溃疡并感染 2 个月"来诊。既往有糖尿病病史多年，平时血糖控制欠佳。本次入院前在外院经过抗感染及手术清创处理，伤口仍不能愈合。入院时可见患者右足拇指软组织缺损，拇指指骨外露（图 1），足部内侧明显肿胀，皮肤发红，伴有波动感，局部压痛明显（图 2）。下肢小腿中段以下温度降低，入院查空腹血糖控制在 9.5～15 mmol/l 之间。入院查下肢动静脉彩超提示：右侧下肢动脉硬化并斑块形成，右侧胫前动脉重度狭窄。

（本病例来自罗定市泷州医院。）

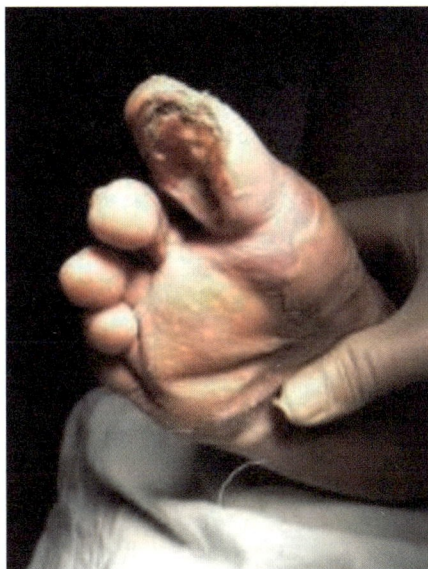

图 1

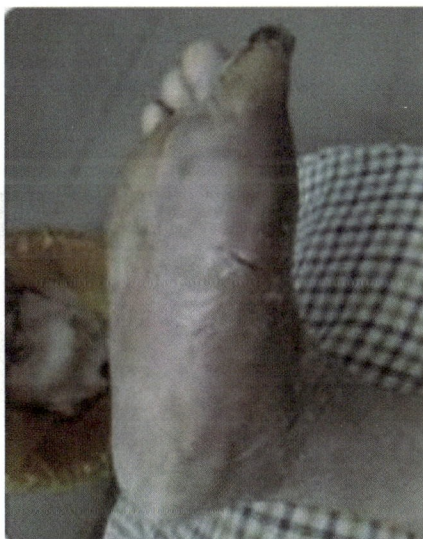

图 2

（二）入院后处理

患者入院后给予基础治疗，调整血糖、营养支持，右足局部加强换药，足部脓肿切开引流，尽量控制局部炎症。经过调整，患者血糖控制在空腹 4.8 ～

8 mmol/l，餐后 2 小时在 11 mmol/l 左右。足部脓性分泌物减少，炎症得到部分控制。细菌培养结果为：大肠杆菌，对多种药物敏感。

（三）手术治疗过程

患者手术时机成熟后，在腰硬联合麻醉下行右侧胫骨横向骨搬运治疗。手术指征如下：1. 患者糖尿病合并下肢血管硬化，导致足部缺血并感染，诊断明确，糖尿病足在 Waeger 分期 3 期；2. 术前经过内科治疗，血糖控制满意，局部炎症经过换药和引流处理后得到部分控制；3. 患者下肢动脉狭窄，胫前动脉重度狭窄，小腿中段以下皮温降低，膝部皮温尚可，提示动脉血供在膝关节及以上可以代偿。手术中情况和处理如下：

1. 手术首先行胫骨截骨，在胫骨中下段做弧形纵切口，截取 10 cm×1.6 cm 矩形骨块（图 3）。

2. 截骨完成后，安装外固定架（图 4）。

3. 安装外固定架后，小腿伤口用厚敷料包扎保护，然后行足部创面的清创，术中可见在趾关节下方有大量坏死组织（图 5）。

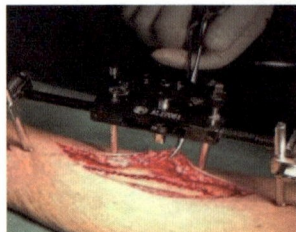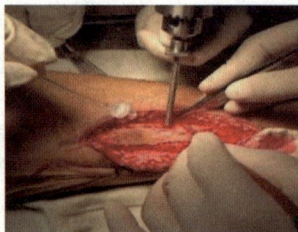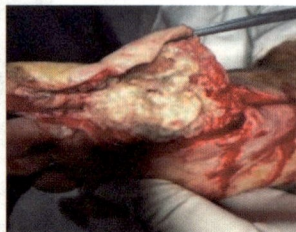

图 3   图 4   图 5

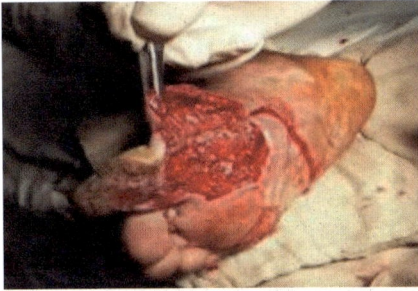

图 6

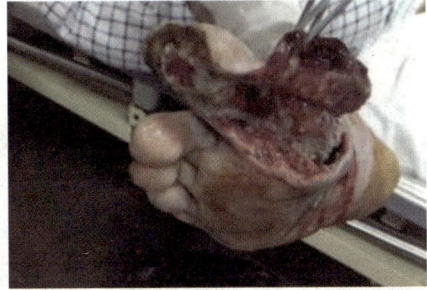

图 7

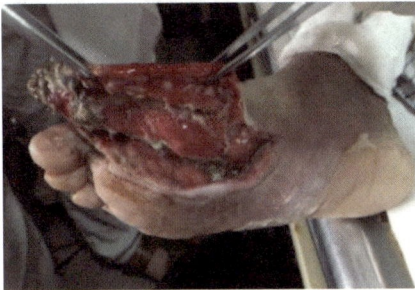

图 8

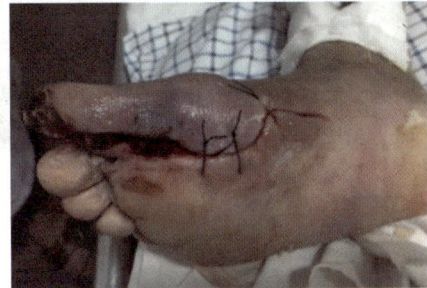

图 9

4. 行足部创面清创，切除坏死组织（图6）。

5. 手术后7天的创面（图7）。

6. 手术后10天的创面，创面肉芽组织生长新鲜，给予缝合伤口（图8）。

7. 手术后11天，即缝合后1天，可见创面皮瓣颜色暗淡，血运欠佳（图9）。

8. 手术后15天即缝合后第5天，在继续进行横向骨搬运的情况下，创面皮瓣颜色明显好转，颜色红润，血运良好（图10、图11）。

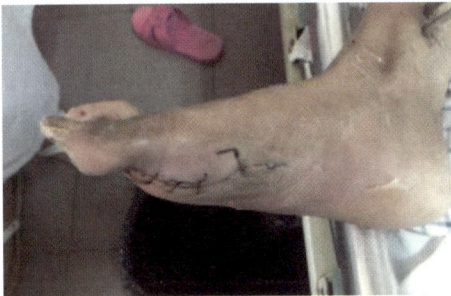

图 10

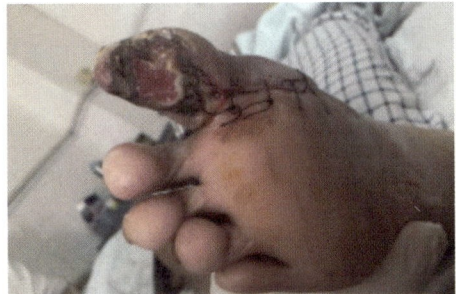

图 11

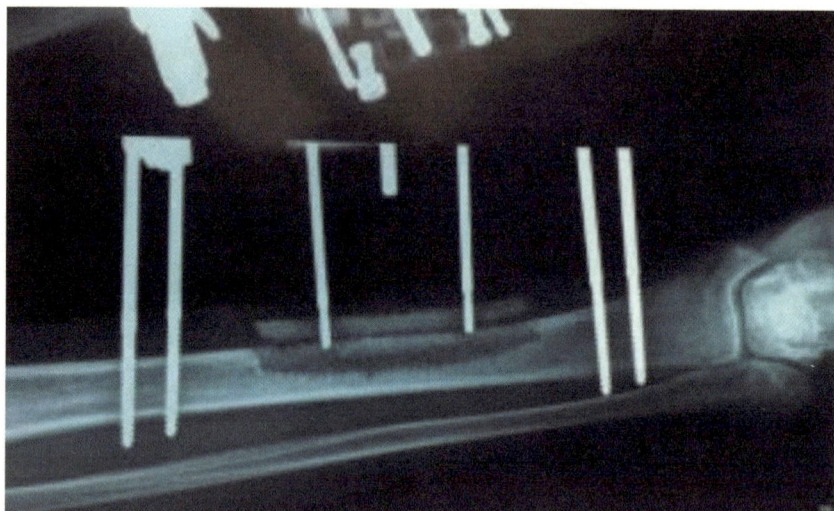

图 12

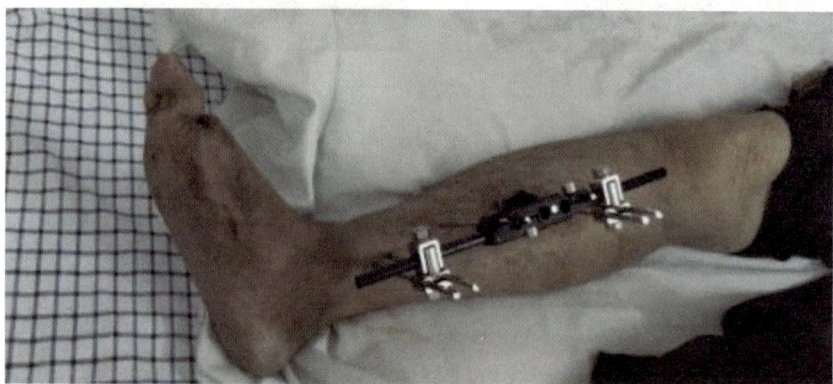

图 13

9.图 12 为搬运中的骨块影像,手术后 70 天,足部创面愈合,停止搬运一个半月,可以拆除外固定架(图 13)。

总结

本例最显著的特点是在牵拉的过程中,通过对皮瓣的血运观察,我们见证了骨搬运带来的血运的持续改善。

致谢:感谢罗定市泷州人民医院提供病例。

二、案例 2

（一）病情介绍

患者男性，66岁，左侧第一足趾溃疡3个月余（图14）。

患者下肢动脉造影，可见胫前动脉管腔狭窄，胫后动脉踝关节以上比较通畅（图15）。

既往有2型糖尿病病史10年，高血压、冠心病病史5年。

诊断：1.糖尿病足（Wagner分级2级）；2.2型糖尿病；3.高血压2级很高危组；4.冠状动脉性心脏病；5.慢性心功能衰竭（图16～图18）。

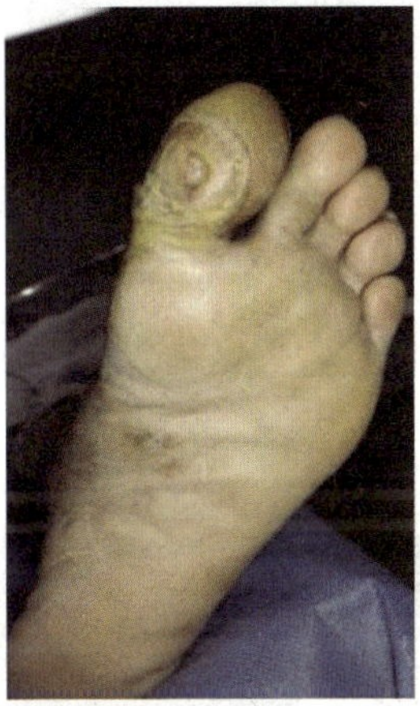

图14 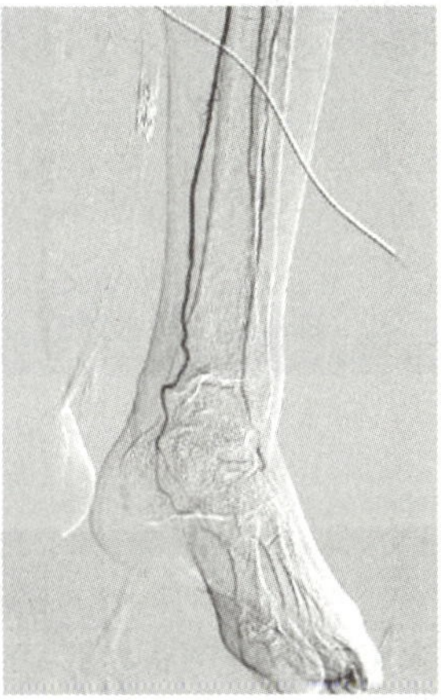　　　　　　　　　图15

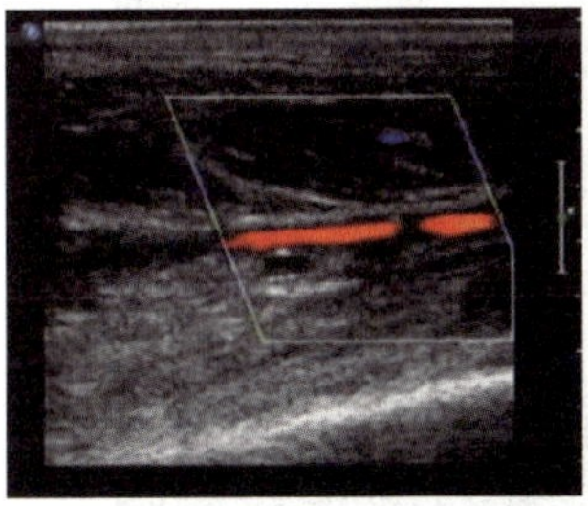

图16 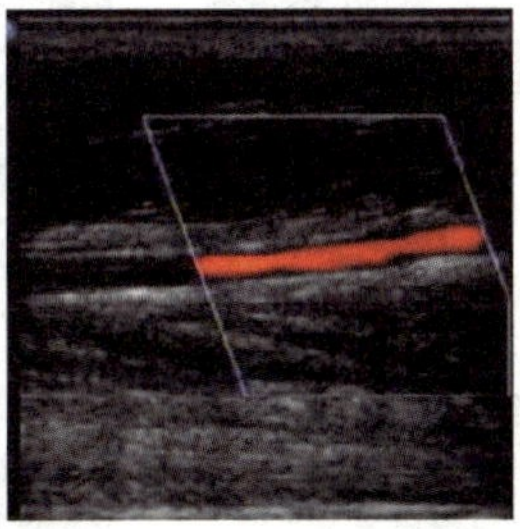　　　　　图17 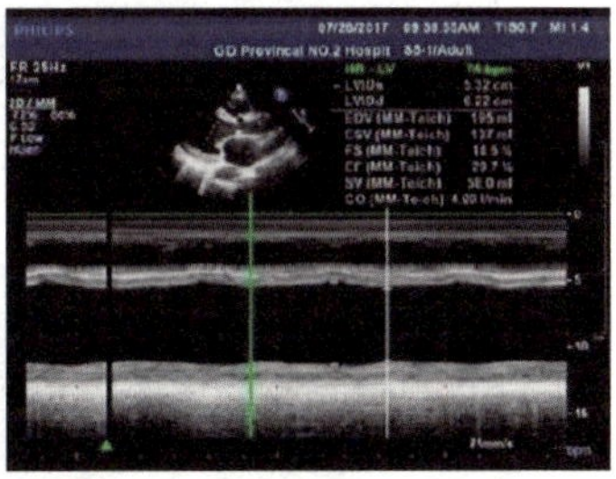　　　　　图18

患者入院后其他实验室检查结果如下：血糖 14.41 mmol/l，血沉 46 mm/h，B型尿钠肽 5562 pg/ml，CRP 2.9 mg/l。入院后给予积极调整血糖治疗，同时请心内科、麻醉科会诊，协助评估手术风险，考虑患者心功能为 4 代谢当量，可以考虑手术，手术采用对全身系统影响最小的股神经和坐骨神经阻滞麻醉。

（二）手术处理

在股神经和坐骨神经阻滞麻醉下进行手术，先行左侧胫骨截骨横向骨搬运术，手术采用 3 个小的纵切口，完成截骨（图 19～图 21）。完成截骨手术后，局部给予厚敷料保护，然后行足趾创面清创。手术清理后的足趾创面，术后复查 X 线片（图 22~ 图 24）。

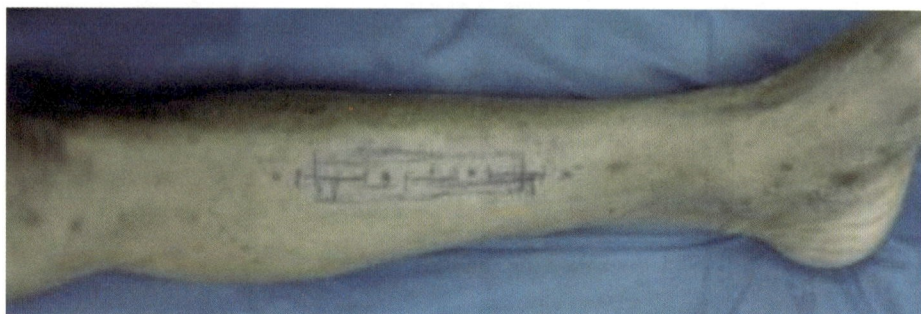

图 19

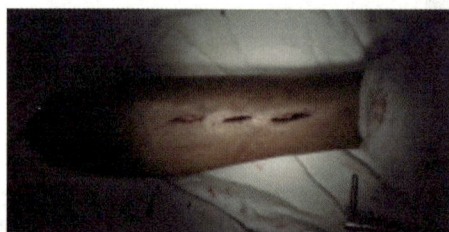

图 20

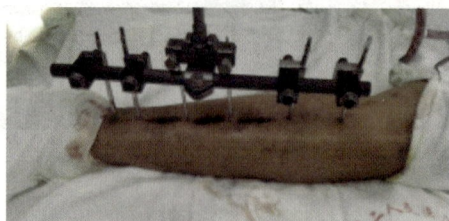

图 21

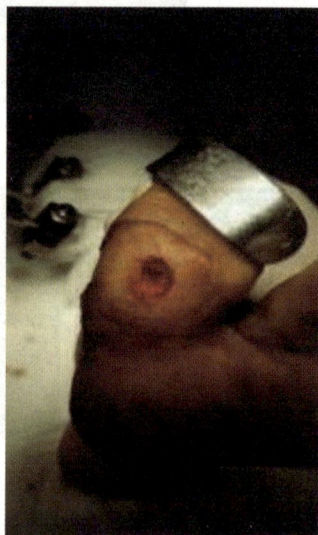

图 22

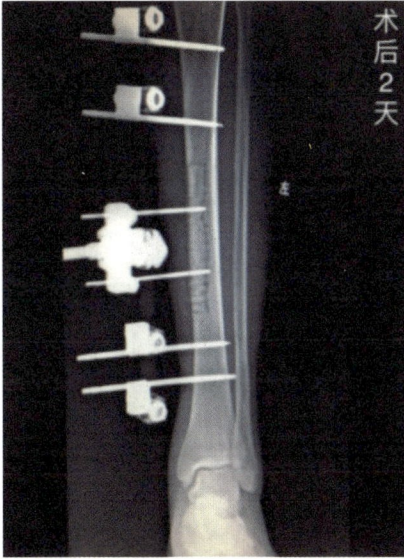

图 23

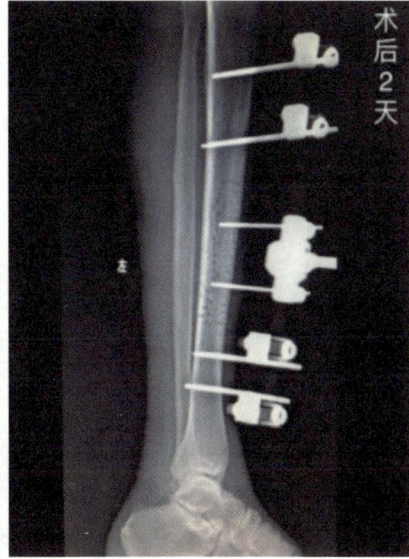

图 24

术后第 6 天开始提拉截骨块，每日 1 mm，分 4 次完成。图 25、图 26 为提拉 7 天后复查 X 线片。

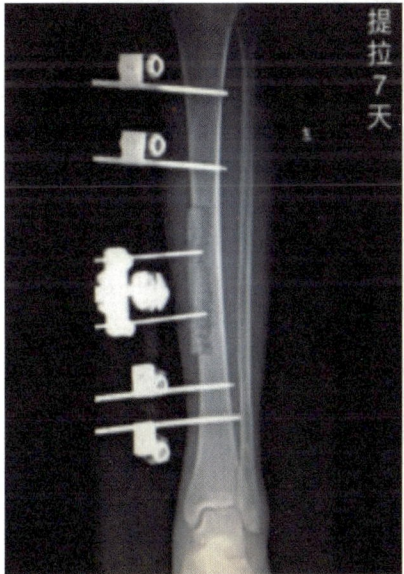

图 25

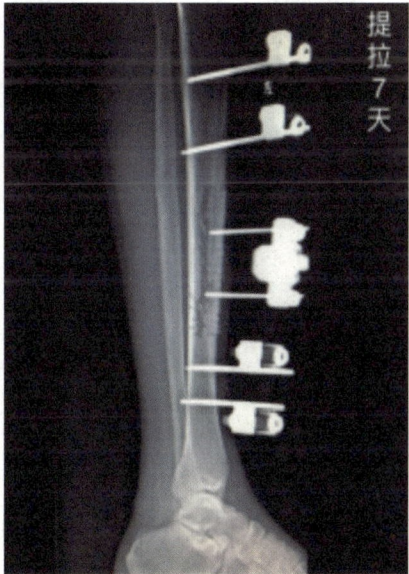

图 26

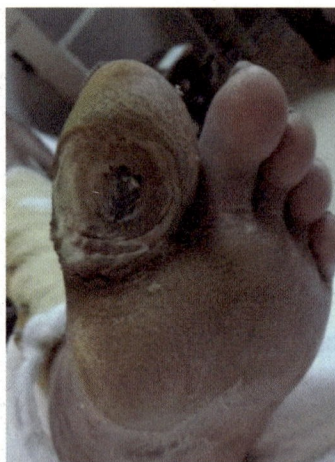
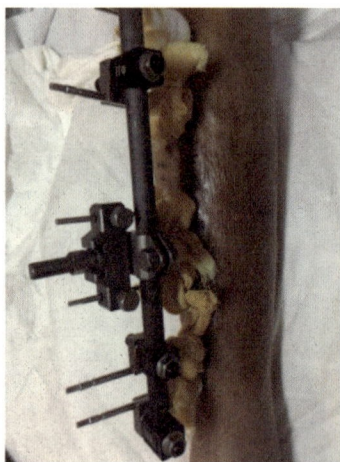

图 27　　　　　　　　　　　图 28

由于该患者在提拉 7 天后皮肤张力较高，遂在提拉 7 天后开始下压（图 27、图 28）。同理，每日 1 mm，分 4 次完成。上述提拉、下压过程经过反复行 3 个周期，3 个周期后足部颜色明显好转（图 29、图 30）。

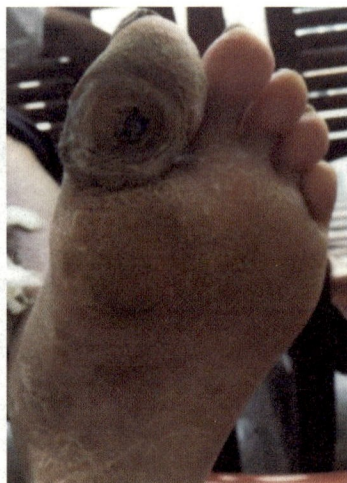
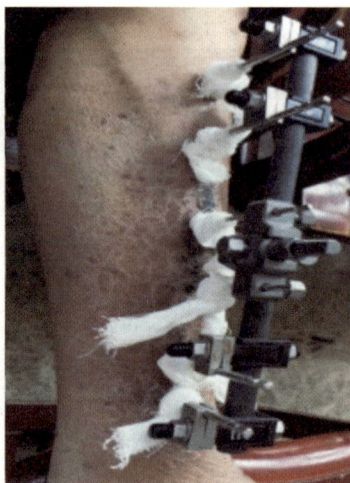

图 29　　　　　　　　　　　图 30

停止搬运 1 半个月拆除外固定后复查 X 线片，并拆除外固定架（图 31、图 32）。此时，足部血运明显改善，足趾创面基本愈合（图 33、图 34）。

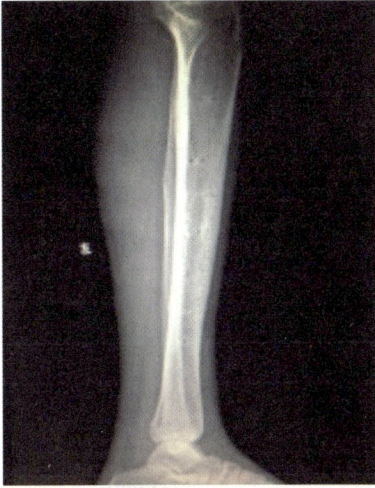

图 31

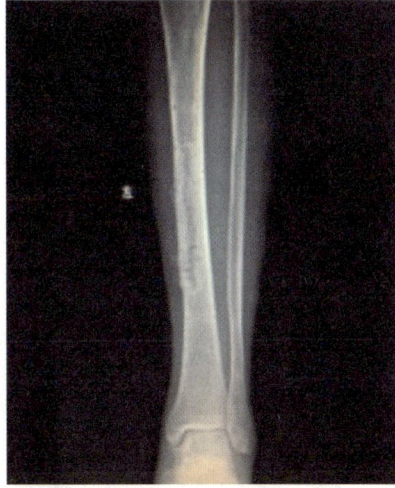

图 32

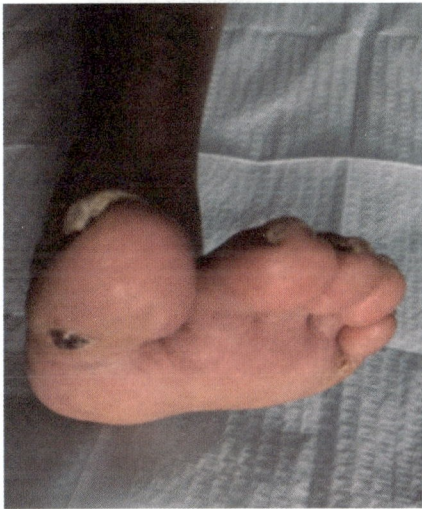

图 33

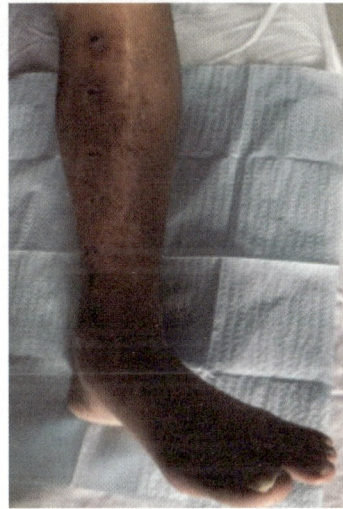

图 34

总结

本案例的特点：1. 该患者术后使用了小切口微创截骨，避免了切口处的皮肤坏死；2. 由于局部皮肤不能承受一次性 2 周的牵拉，改用反复牵张的办法。

三、案例3

（一）病情介绍

患者男性，53岁，左足溃烂1个月。因足部溃烂，发现患有2型糖尿病。患者右第1、2足趾截趾，遗留巨大创面，残余其他各趾麻木，痛觉明显迟钝（图35、图36）。

入院诊断：糖尿病足（左侧，Wagner4期）；2型糖尿病。

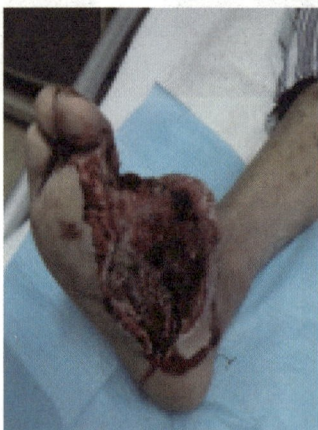 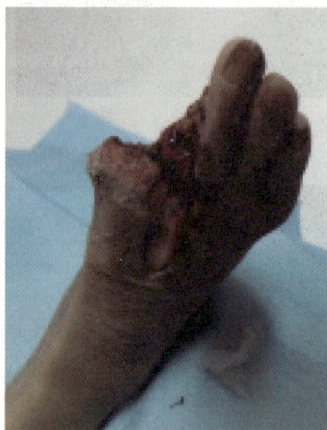

图35 图36

（二）手术处理

术者设计并3D打印截骨模板来协助完成手术截骨操作，根据胫骨上宽下窄的特点，两端采用弧形设计，避免应力在两端集中，减少应力性骨折的发生（图37、图38）。

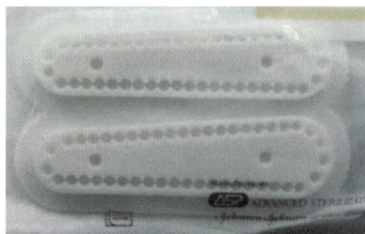 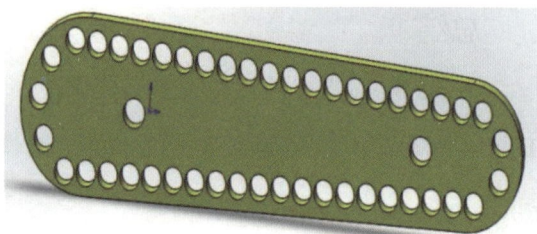

图37 图38

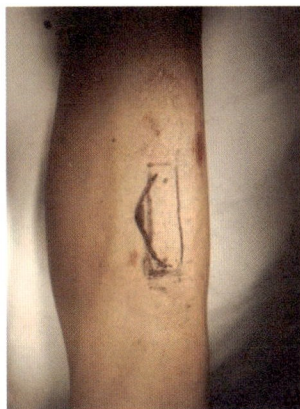
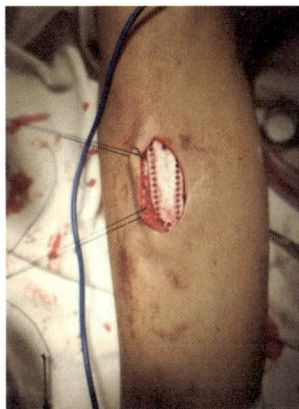
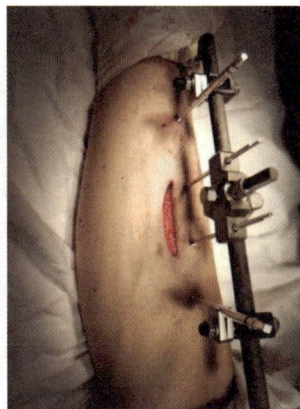

图 39　　　　　　　　　　图 40　　　　　　　　　　图 41

手术过程如下：

1. 手术在小腿的中上 1/3 段采用小的弧形切口（图 39）。

2. 全层切开皮肤、皮下浅筋膜、骨膜，缝线悬吊向外侧拉开，将截骨导板放于骨面正中，沿着截骨导向孔完成截骨（图 40）。

3. 截骨完成后安装外固定架（图 41）。

（三）术后恢复

术后 3 天开始进行骨搬移操作，行骨搬移术后 3 周，足部血运获得明显的改善，创面肉芽生长新鲜，创面逐渐愈合，术后 8 周，足背创面愈合，足底创面已接近完全愈合，患者残留的足趾痛觉功能得到明显恢复（图 42～图 45）。

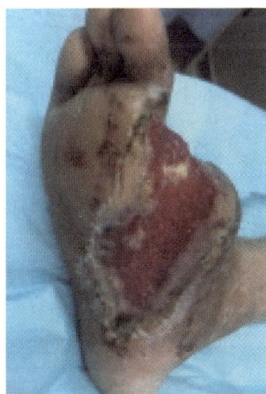
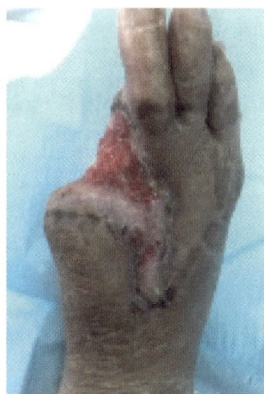

图 42　　　　　　　　　　图 43

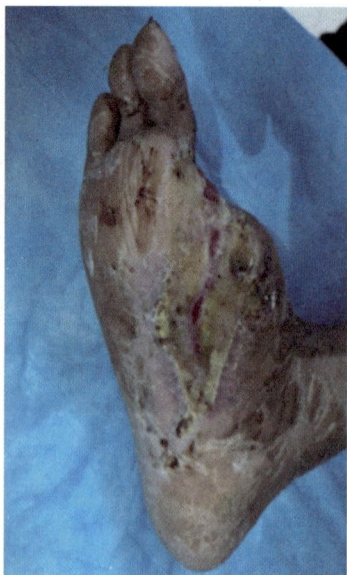 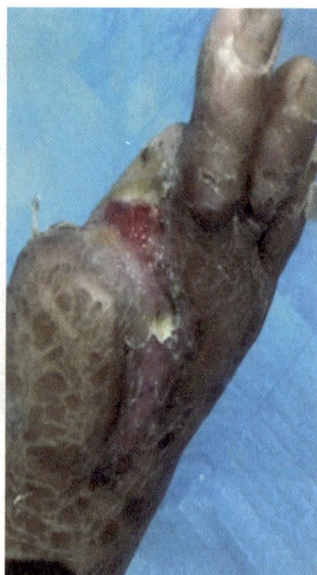

图 44　　　　　　　　　　　　图 45

总结

本案例是一个足部巨大创面获得修复的典型案例，患者创面大，通过胫骨横向骨搬移，使患者足部创面上软组织和皮肤再生，创面愈合，避免了皮瓣移植修复失败的风险，降低了治疗的难度。

四、案例 4

（一）病情简介

患者女性，73 岁，右侧糖尿病足并足趾坏死。2 个月内反复两次进行坏死足趾截除术，伤口不愈合；进行 1 次下肢动脉 DSA，腘动脉段闭塞，未能开通。患者就诊时左侧足第五趾已经截除，创面仍有坏死（图 46、图 47）。既往患有糖尿病 10 年。

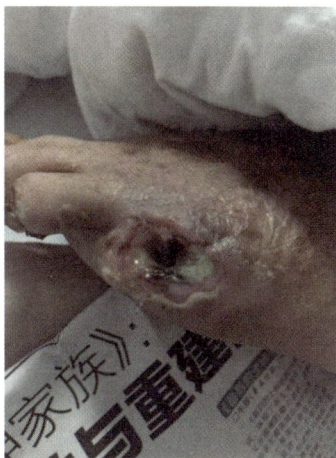

图 46

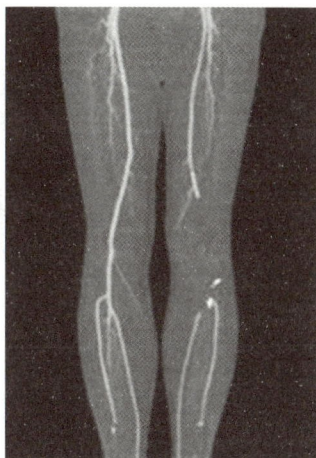

图 47

（二）手术治疗

该患者接受了胫骨横向骨搬移手术治疗，术中给予清创，结合创面 VSD 治疗。术后 4 周，足部创面获得愈合（图 48~图 51）。

手术过程如下：1. 足部创面经过胫骨横向骨搬移治疗后，创面获得良好的愈合；2. 术后 4 周，该患者接受了下肢血管 DSA 评估，显示患者胫骨上段小血管网明显丰富，动脉显影更加清晰，说明血流量增加（图 52 为术前，图 53 为术后）；3. 术后 4 周，下肢动脉 DSA 显示，踝关节水平血管网丰富，胫后动脉显影更加清晰，血流量增加（图 54 为术前，图 55 为术后）。

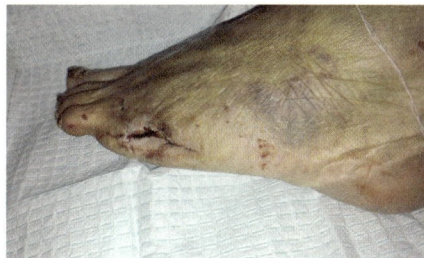

图 48

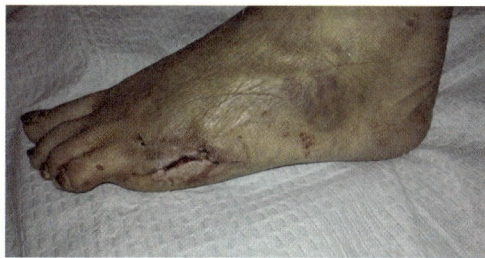

图 49

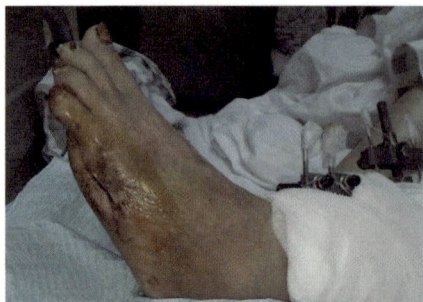

图 50

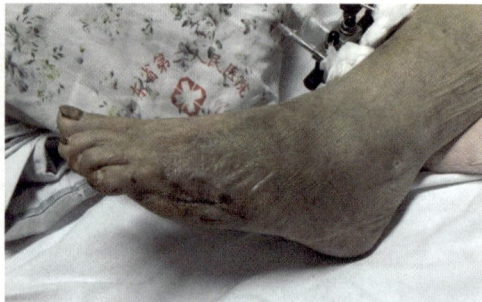

图 51

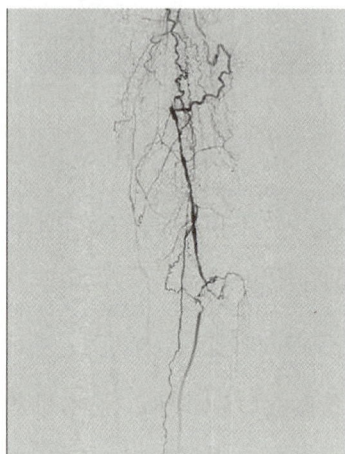

图 52

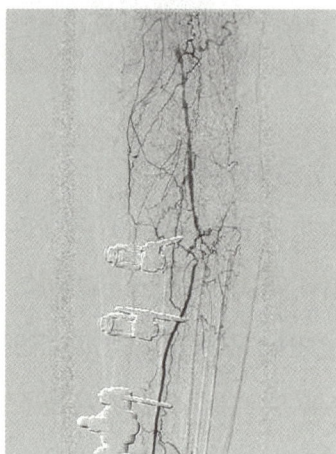

图 53

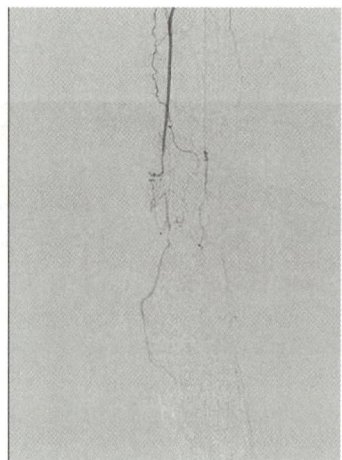

图 54

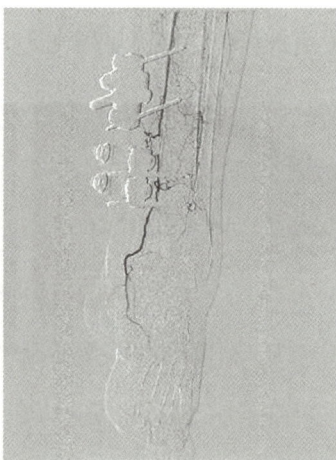

图 55

第十五章 糖尿病足的显微外科治疗

糖尿病足难以治愈，治疗难度大，需要多学科共同努力，同时仍需不断探索更多有效的治疗方法。近年来，随着显微外科技术发展，糖尿病足创面得到了更为有效的修复，在彻底清创的基础上，皮瓣移植修复成为大面积糖尿病足溃疡创面修复的重要方法，本章着重阐述糖尿病足的显微外科治疗方法。

一、糖尿病足溃疡的显微外科治疗

（一）外科治疗原则

根据 IWGDF 指南相关治疗原则，迁延不愈的慢性溃疡，可合并深部缺血性坏死或感染，入院后 48 小时内应尽快行切开引流、彻底清创，必要时联合抗生素治疗。对于发生筋膜室综合征、坏死性感染、深部脓肿、广泛坏疽的患者，入院当天应急诊切开引流，并给予联合抗生素治疗。术后应在创面修复前完善下肢超声或 CT 血管造影，明确下肢动脉闭塞情况，存在下肢动脉严重的狭窄或闭塞时应予以血管外科评估，必要时予以介入治疗重建血运，解决血管狭窄情况后再行评估是否可进行皮瓣移植修复创面，或者是创面肉芽培养，择期植皮等处理。

（二）伤口彻底清创

伤口彻底清创是显微外科修复的基础。对于糖尿病足溃疡创面，其深部常存在不同程度的隐蔽性炎症坏死。因此，对于慢性难愈性创面，在创面修复重建前常需扩大创面彻底清创。对于可能感染的皮肤、皮下脂肪、筋膜和腱性组织，均须彻底清除，这是糖尿病足的外科治疗关键步骤之一（图1、图2）。

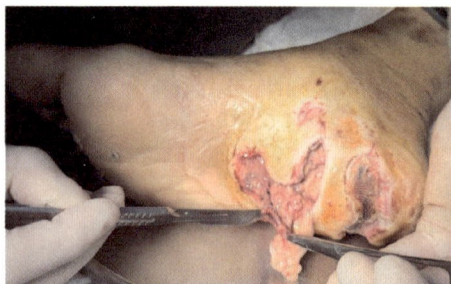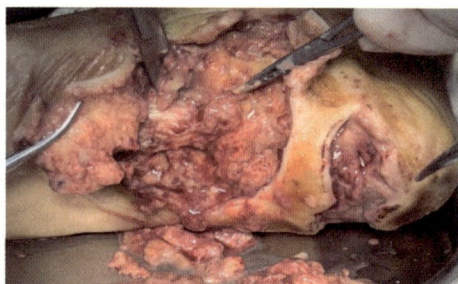

图1　　　　　　　　　　　　　　图2

该患者糖尿病足感染合并大量深部组织感染，主要集中在跖筋膜及以远的腱性组织和皮肤、皮下脂肪组织。在行清创手术时，应将跖筋膜及其外侧的感染组织彻底切除，以获得良好的清创治疗效果（图3~图5）。

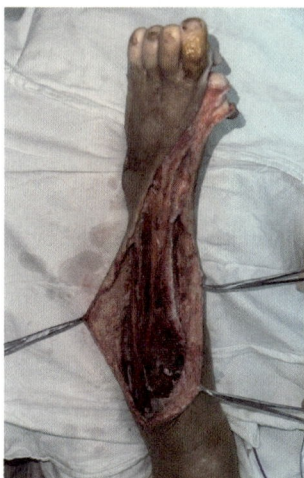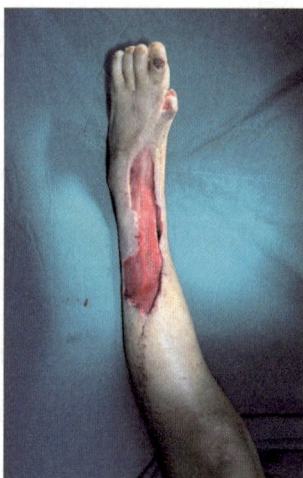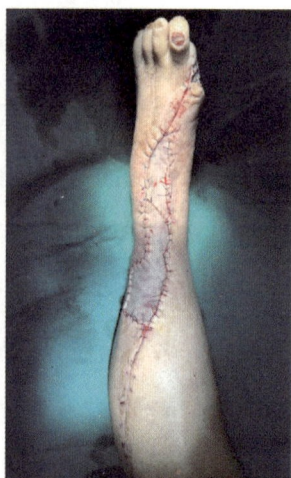

图3　　　　　　　　　图4　　　　　　　　　图5

该患者踇趾有长期慢性窦道及流脓，清创时可见脓液及感染坏死组织从踇肌腱延伸至小腿近端。清创时，彻底敞开感染通道，采用锐性切除式清创，获得了良好的肉芽创面，最后植皮处理效果好。

（三）负压治疗

1992年，德国学者首次提出负压封闭引流技术（Vacuum Sealing Drainage, VSD）的概念，VSD的应用可以有效地清理伤口，减少感染，加速肉芽生长，促进创面愈合，降低截肢率。IWGDF创面愈合指南亦明确推荐，可以在手术后使用VSD来促进创面愈合。近年来，该技术已经广泛应用于糖尿病足溃疡创面的治疗。

（四）抗生素骨水泥

Masquelet技术又称为诱导膜技术。糖尿病足感染导致的骨髓炎和骨缺损，在对病骨切除后必要时可以使用含敏感抗生素的骨水泥填充，后期再进行骨重建。填塞骨水泥材料能刺激周围包裹组织生成具有生物活性的膜性结构，其可分泌一系列的生长因子，包含大量成熟的间充质干细胞，使得局部形成利于组织再生的微环境。

Masquelet技术由两个阶段组成。一期彻底清除死骨、坏死软组织及异物，将不含抗生素的整块骨水泥植入骨缺损区，并一期行皮瓣转移覆盖软组织缺损部位，用骨水泥连接骨的两个断端以保持患肢的长度，并且在骨缺损处可诱导形成类似于骨膜的组织即诱导膜；在第二阶段，即6~8周后，轻柔切开诱导膜，注意保护膜的完整性，避免医源性损伤诱导膜的新生血供。取出骨水泥后，于骨缺损部位填入足量松质骨，严密缝合诱导膜，再用外固定架固定，使其肢体稳定，促进其愈合。该技术具有术后愈合快、并发症少、感染率低等优点（图6~图8）。

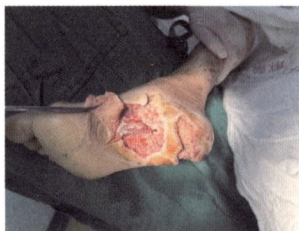 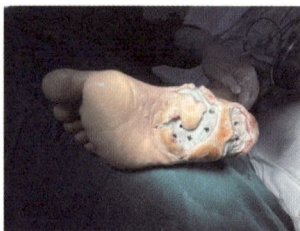 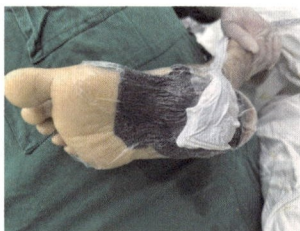

图 6 图 7 图 8

（五）治疗原理

糖尿病足主要与外周血管病变、周围神经病变以及感染相关。外周血管病变是糖尿病足患者发生足部溃疡的主要原因，长期的高糖环境导致组织微环境中氧自由基水平升高，炎性细胞因子表达增加，诱导动脉粥样硬化形成、血管内皮功能障碍以及血小板的活化和聚集，进而导致血管内血栓形成和肢体远端组织缺血缺氧，诱导组织损伤、溃疡和感染的发生。据统计，约90%的糖尿病足溃疡截肢与下肢血管病变有关。在糖尿病患者紊乱的代谢环境中，周围神经的病理生理变化与神经细胞的结构和功能紊乱密切相关。据估计，30%~50%的糖尿病患者有远端神经病变，其影响取决于受影响神经的类型和神经损伤的程度。糖尿病患者的高糖微环境诱发远端肢体血流灌注障碍和末梢神经氧化应激损伤，导致末梢神经感觉障碍，患者表现为步态改变、日常活动时足部负荷异常以及下肢感觉障碍，对外界刺激反应减弱而易发生皮肤黏膜的损伤。对于有神经病变的人来说，轻微的创伤，如穿不合脚的鞋子、急性机械、热损伤均可能导致足部溃疡。保护性感觉丧失、足部畸形和关节活动受限可导致足部生物力学负荷异常，在某些区域产生高机械应力，其反应通常是皮肤角质增厚。然后，愈伤组织导致足部负荷的进一步增加，通常伴有皮下出血，最终导致皮肤溃疡。这些途径都会诱导活性氧的产生，导致氧化应激的产生或加重周围神经病变。糖尿病足感染通常是血糖控制不佳，以及外周血管和神经病变所致，是糖尿病患者住院的最常见原因之一，超过

50%的糖尿病足溃疡患者经历过感染。一方面，高糖环境会导致自身免疫细胞相关功能减弱；另一方面，糖尿病足溃疡创面因皮肤屏障破坏，细菌更容易侵入深部组织，从而增加感染风险。

外科清创是糖尿病足创面治疗的基础，采用伤口彻底清创联合创面 VSD 负压以及抗生素骨水泥能有效治疗糖尿病足感染，为创面的修复创造有利条件。一方面，彻底清创能有效控制创面的坏死及继发感染，在彻底清创的基础上，通过使用负压吸引或者骨水泥诱导膜技术，刺激创面微血管形成，改善糖尿病足肢体血运，同时负压或局部抗生素骨水泥能有效抑制细菌增殖和存活，避免感染进一步加重。

（六）抗生素治疗

当糖尿病足感染发生时，可优先经验性地使用抗生素控制感染，并根据细菌培养和药敏结果及时调整用药。但 IWGDF 指南指出，糖尿病足感染的诊断不能仅依据微生物结果，原因在于皮肤表面存在大量致病或条件致病性微生物，可通过破溃的皮肤屏障迁移至创面内部，导致细菌培养结果存在误差。红、肿、热、痛是感染性炎症发生时的非特异性表现，但不能单独用皮温的高低来确定糖尿病足的存在与否。一方面，当足部合并感染，由于下肢动脉病变的存在，可能皮温不高；另一方面，如果足部没有创面，单纯皮温升高，可能是皮肤软组织感染，也可能是夏科氏足的表现。

据统计，糖尿病足感染创面仅占糖尿病足创面的50%，因此，糖尿病足创面并不等同于糖尿病足感染。IWGDF 指南制订了糖尿病足感染的 IWGDF/IDSA 分级，如表 1 所示，根据糖尿病足感染的临床表现做了分级。凡循证医学证明有效的抗生素都可以用于糖尿病足感染的治疗。对于单纯足部皮肤软组织感染，一般需要 1~2 周的抗生素治疗。对于轻度感染，口服抗生素即可，而对于复杂的中度或重度皮肤软组织感染，则需要使用静脉抗生素联合外科清创治疗。如果治疗有效，但是范围广泛或好转速度较慢，要考虑是否合并有严重的外周血管病变。抗生素治疗周期可以延长 3～4 周。由于糖尿病足感染的治疗过程是动态变化的，如果经过 4 周充分规范的治疗，临床效果仍不好，则需要重新评估患者及创面，考虑是否存在骨髓炎但没有被发现或外科干预不到位的情况。需要注意的是，抗生素并没有促进创面愈合的作用，所以一旦糖尿病足感染治愈，应立即停用抗生素。不建议预防性使用抗生素，对于无感染的足部创面，使用抗生素更容易导致细菌产生耐药性。

表 1　糖尿病足感染的 IWGDF/IDSA 分级

分级	临床表现
未感染	无全身或局部症状或感染
感染	下列症状存在 2 项及以上： ·局部肿胀或硬结 ·红斑延伸 >0.5 cm（创面周围） ·局部压痛或疼痛 ·局部发热 ·脓性分泌物
轻度感染	感染仅累及皮肤或皮下组织 任何红斑延伸 ≤ 2 mm（创面周围） 无全身症状或感染的症状 皮肤炎症反应的其他原因应排除（如创伤、痛风、急性 Charcot 关节病、骨折、血栓形成、静脉瘀滞）
中度感染	感染累及的组织深于皮肤和皮下组织（例如骨、关节、腱、肌肉） 任何红斑延伸 >2 mm（创面周围） 无全身症状或感染的症状
重度感染	任何足感染与 SIRS，下列症状存在 2 项及以上： ·体温 >38℃ 或 <36℃ ·心率 >90 次 /min ·呼吸频率 > 20 次 /min 或二氧化碳分压 <32 mmHg（4.3 kPa） ·白细胞计数 <4×10^9/L 或 >12×10^9/L，或不成熟白细胞 ≥10%

二、游离皮瓣移植

对于大面积糖尿病足溃疡创面合并肌腱与骨外露者，经彻底清创和负压吸引治疗后，可采用游离皮瓣移植的方法进行创面的重建修复。游离皮瓣移植通过显微外科手术完成与受瓣区的血管吻合，达到移植目的。由于皮瓣具有全层皮肤和丰富的脂肪组织，其收缩性较游离植皮小得多，可耐受外力摩擦，并能保持皮瓣转移前原有的色泽，因此，对于创面修复效果较好。常用的供区包括股前外侧穿支皮瓣、腹壁下动脉穿支皮瓣等。

（一）手术步骤

1.皮瓣设计：术前采用多普勒超声在供区寻找并标记皮瓣的皮肤穿支点位置，为皮瓣选择合适的穿支血管。然后，根据受区创面大小和形状剪裁样布，根据样布和皮肤穿支点位置在供区勾画皮瓣合理摆放后的形态。

2.皮瓣切取：唐举玉教授提出切取皮瓣的"逆行四面解剖法"，广泛用于穿支皮瓣的切取。首先切开皮瓣外侧缘，切开皮肤、浅筋膜组织，自阔筋膜表面由外至内分离皮瓣，直至发现术前探测标记的第1穿支后，于穿支旁开 3~5 mm 处切开阔筋膜，在阔筋膜下沿穿支血管由表至里分离解剖。先解剖面对术者的剖面，即穿支的第一个面，自阔筋膜层面沿穿支血管表面顺肌纤维方向逆行解剖，切开少许股外侧肌，穿支血管表面仅保留薄层透明疏松结缔组织，尽量不切断或少切断股外侧肌纤维，直至达到所需的血管蒂长度和口径。然后解剖第二个面，即术者左侧的穿支血管剖面，保留约 3 mm 筋膜组织；同法解剖第三个面，即术者右侧的穿支血管剖面，而后切开皮瓣内侧缘，于阔筋膜表面自内至外会师至穿支处；最后解剖穿支的第四个面（面对第一助手的穿支血管剖面），保留 2~3 mm 肌袖。穿支分离后，沿穿支血管分离旋股外侧动脉降支及其伴行静脉的近端与远端，同时保护好股神经的股外侧肌肌支，以钛夹及双极电凝处理沿途其他无关分支血管，直至达到受区所需血管蒂长度。

3.皮瓣移植和创面修复：确认皮瓣血供可靠后，结扎、切断血管蒂，将皮瓣转移至受区；调整好皮瓣位置后，与创缘缝合数针予以固定，将穿支及其伴行静脉与受区血管吻合。皮瓣供区创面彻底止血后，于切口低位置管负压引流，以可吸收线分层缝合阔筋膜、皮下组织，皮肤切口采用精细减张美容缝合法闭合。受区创口间断缝合。

（二）典型病例

患者，男性，65 岁。右足糖尿病足溃疡 2 个月。予两次清创、VSD 负压吸引术后，有足内侧皮肤及软组织缺损，跖骨和肌腱外露，于同侧大腿设计面积为 18.0 cm×6.0 cm 的股前外侧穿支皮瓣，皮瓣切取不携带阔筋膜与股外侧肌，术中可见粗大穿支穿过阔筋膜进入皮下浅筋膜层并有丰富的分支，将皮瓣携带的旋股外侧动脉降支及其伴行静脉与受区胫前动脉及其伴行静脉吻合，皮瓣供区美容缝合。术后皮瓣顺利成活。术后 6 个月随访，皮瓣外形不臃肿，供区仅遗留线性瘢痕（图 9~ 图 14）。

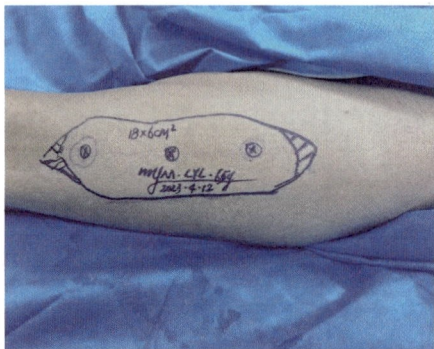

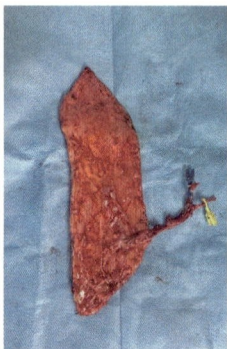

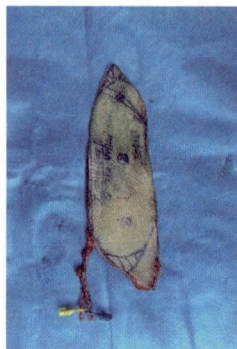

| 图 9 | 图 10 | 图 11 |

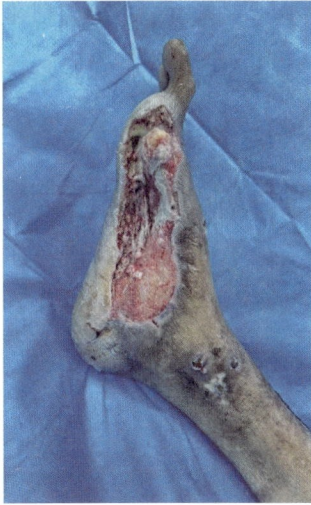 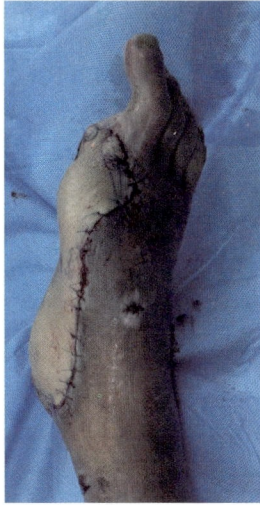 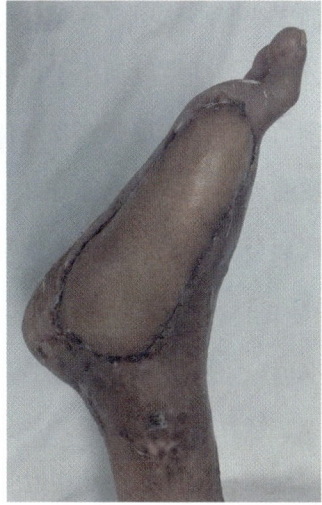

图 12　　　　　　　　　图 13　　　　　　　　　图 14

（三）术式评价

股前外侧皮瓣因其可靠的血管分布和广泛的组织修复用途而被称为"万能皮瓣"。该区域穿支血管股前外侧穿支皮瓣因不携带肌肉和阔筋膜，并能通过显微技术得到有效的削薄处理，避免了二期手术削薄整形，供区能直接缝合且无第二供区损伤，减少了供区损害，兼具皮瓣成活、功能修复、外观美学和供区微创等多种优点，在临床上得到大力推广应用。

股前外侧穿支皮瓣血管蒂部恒定，可解剖的血管蒂长度非常好，多可达6 cm 以上，在糖尿病足受区血管条件较差的情况下，是一个很好的血管蒂选择。这相对于全身其他部位的皮瓣具有不可多得的优势，是糖尿病足创面修复是皮瓣成活的重要条件之一。

（四）注意事项

不同的受区部位常对游离皮瓣有不同形状、大小和厚度要求，因此，在皮瓣设计使需在确保皮瓣成活的情况下可按需皮瓣进行分叶设计。根据术前采用多普勒超声探测穿支血管的数量和部位切取皮瓣。可常规选择两个部位以上的皮肤穿支点，分别作为分叶皮瓣的供血穿支血管。然后，根据受区创面大小和形状剪裁样布，再将样布分割为数个相对小的分叶皮瓣，确保每个分叶皮瓣的宽度都小于供区切取皮瓣后能直接缝合皮肤的最大宽度。根据分割后的样布和皮肤穿支点位置，在供区勾画双叶皮瓣合理摆放后的形态，在皮瓣外侧缘的中央部分开始切开皮瓣的一侧缘，确保在筋膜上或深层脂肪层浅面分离皮瓣，直到确认每个分叶皮瓣的穿支点后，将穿支解剖游离追溯至血管蒂，再行皮瓣的完全游离和分叶切开处理，保证每个分叶皮瓣均能顺利成活。

修复巨大创面时，常会用到联体穿支皮瓣，但超长皮瓣容易出现远端缺血性坏死，因此，在切取时选取 3~5 条穿支保留于皮瓣内，以便扩大皮瓣切取面积而不发生边缘坏死。对于不同来源的皮瓣穿支血管，可将不同来源的血管解剖游离至足够长度后，分别与皮瓣主干血管分支的动、静脉断端进行端端吻合，实现动脉增压、静脉减压引流的作用，从而确保实现超长、跨区域皮瓣成活，同时不出现皮瓣远端坏死情况发生。

对于皮瓣的削薄，一方面，可采用直接在浅层脂肪层面进行皮瓣切取，尽量减少皮瓣血管蒂周围直径 2 cm 以外的深层脂肪携带，只有在穿支部位于阔筋膜浅层进行游离切取，直接一次性在皮瓣游离切取时就减少皮瓣厚度。另一方面，亦可采用在显微镜下抽取血管蒂周围脂肪颗粒，确保血管蒂部不同分支的安全性，并充分削薄血管蒂部脂肪组织，从而实现皮瓣削薄过程中最难处理的血管蒂部的有效削薄，最终实现皮瓣全面削薄目的。

三、胫后动脉螺旋桨穿支皮瓣

对于糖尿病足内踝创面，可设计以胫后动脉为蒂的皮瓣。如果切取带血管蒂的移位皮瓣，可切取小腿中上 1/3 交界处以下，两边可达小腿正中线的皮瓣，向下转位修复小腿足部创面，或交叉修复对侧小腿或足踝创面。该皮瓣皮质较好，切取较容易。

（一）手术步骤

1.皮瓣设计：采用多普勒超声探测并标记胫后动脉，以穿支穿出点为旋转点，以胫后动脉体表投影为轴线设计皮瓣，创面近端至旋转点为"小桨"，由创面远端至旋转点距离增加 1.0 cm 为"大桨"，"大桨"宽度较创面增加 0.5~1.0 cm。

2.皮瓣切取：切开皮瓣前缘寻找穿支血管，以穿支为蒂重新设计皮瓣，游离皮瓣仅保留穿支血管蒂部；解剖血管蒂部时务必小心操作，避免损伤穿支血管，尽量游离穿支蒂部，避免术后卡压；松止血带，观察皮瓣血运，确认皮瓣血运良好。

3.皮瓣移植和创面修复：将螺旋桨皮瓣旋转后与受区缝合。

（二）典型病例

病例一 患者,男性,42 岁。左足糖尿病足溃疡 1 个月。予伤口彻底清创后，在小腿内侧设计胫后动脉螺旋桨穿支皮瓣修复创面，以多普勒超声探测并标记的胫后动脉穿支作为旋转点，设计约 12 cm×6 cm 的皮瓣面积，将皮瓣游离后旋转皮瓣覆盖内踝创面，与受区缝合。小腿内侧切取中厚皮片覆盖皮瓣供区。术后皮瓣成活良好。术后 3 个月随访，右踝关节皮瓣外形质地良好，供区仅遗留线性瘢痕（图 15~图 17）。

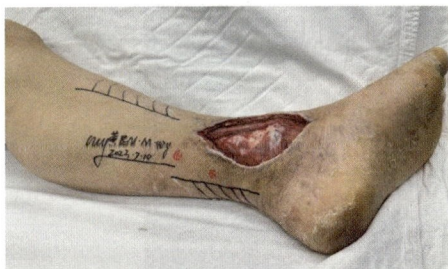

图 15

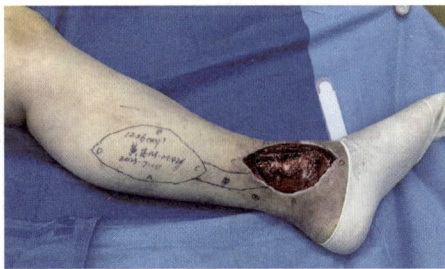

图 16

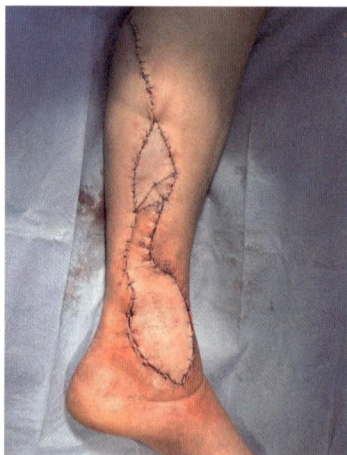

图 17

病例二 患者，男性，65 岁。右足糖尿病足溃疡伴慢性骨髓炎。予伤口彻底清创、骨髓炎病灶清除后，骨髓炎病灶区域予自体髂骨植骨。在小腿内侧设计面积约 18 cm×5 cm 的梭形皮瓣修复创面，以多普勒超声探测并标记的胫后动脉穿支作为旋转点，将皮瓣游离后逆行转移并与内踝创面覆盖缝合，供区皮肤可直接缝合。术后皮瓣成活良好。质地颜色好，外形不臃肿，供区留有线性瘢痕，右踝功能无受限（图 18~图 21）。

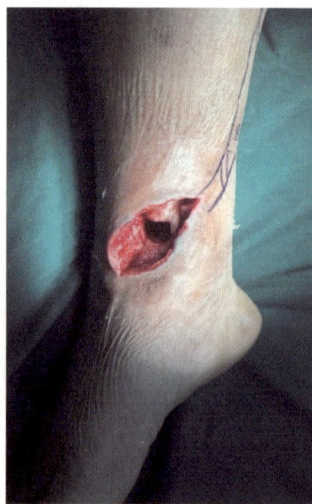
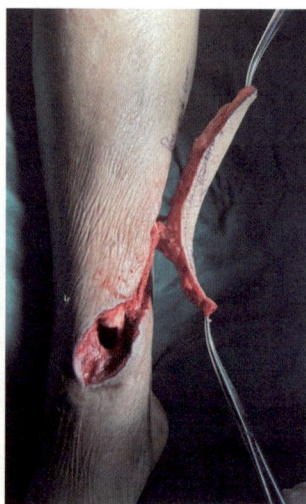

图 18   图 19

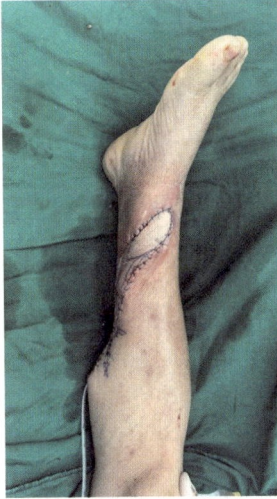
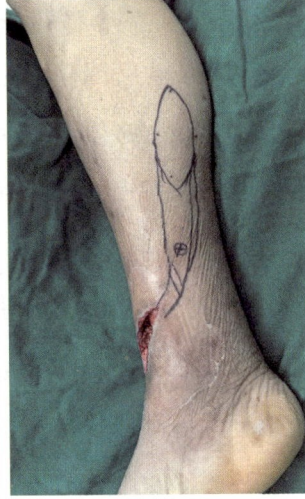

图 20　　　　　　　　　　图 21

（三）术式评价

胫后动脉螺旋桨皮瓣作为一种特殊的穿支皮瓣，在切取时能够最大限度地减少供区损伤，有助于患者的快速康复。与传统的皮瓣切取方式相比，胫后动脉螺旋桨皮瓣不需要牺牲胫后动脉这一主干血管，从而保留了肢体的正常血液供应，降低了手术风险。由于胫后动脉螺旋桨皮瓣的蒂部设计灵活，因此，具有更大的旋转幅度，使得皮瓣能够更轻松地覆盖到各种复杂创面，提高了手术的灵活性和成功率。在切取胫后动脉螺旋桨皮瓣时，可以根据创面的大小和形状进行精确设计，从而最大限度地减少组织的浪费，提高了皮瓣的利用率，在实际应用中能够取得更好的修复效果和外观。术后皮瓣成活率高，外观自然。熟练掌握胫后动脉穿支皮瓣螺旋桨皮瓣，对于内踝部位的糖尿病足溃疡修复十分重要，它是修复该部位最高效的皮瓣供区，手术时间相对较短，转移部位不是太长，手术难度相对不是很大。但需要特别注意探查到合适的穿支作为旋转蒂，才能有效修复这类难愈性创面。

（四）注意事项

临床上部分患者穿支血管因存在变异，故胫后动脉螺旋桨穿支皮瓣在切取前需进行术前超声定位。必须仔细检查足背动脉和胫后动脉的搏动情况，如胫前动脉或胫后动脉有损伤或变异，则不宜采用。术中通常先切开皮瓣前缘，然后由前向后解剖直至找到皮支进入点后，再向主干裸化血管。在受区需要较长血管蒂时，可切取胫后动脉中、上段穿支皮瓣，血管蒂长度及张力应合适，操作时避免过度牵拉，以防止术后发生血管痉挛。胫后动脉螺旋桨穿支皮瓣在进行皮瓣转移时，胫后血管分离至内踝上缘为止，以免伤及深、浅静脉间的交通支，以保护皮瓣静脉血的回流。术中保护好大隐静脉与隐神经，分离隐神经部分神经束与受区神经缝接，恢复皮瓣部分感觉。

四、小腿外侧皮瓣

小腿外侧皮瓣是以腓动脉穿支为血供的皮瓣，该皮瓣不破坏重要血管，局部转移可修复小腿下 1/3、踝及足部创面。血管蒂浅，切取皮瓣较容易，作为带蒂转移可以替代腓动脉为蒂的小腿外侧皮瓣。腓动脉下段在外踝上4~5 cm 处穿过骨间膜进入小腿前间隔后随即分成的升支和降支，升支在腓骨短肌与趾长伸肌之间穿过深筋膜之后在皮下组织内上行，供应小腿下部外侧半皮肤；降支位置较深，在深筋膜深层向远侧走行，经外踝前面至足外侧，沿途与胫前动脉外踝支、跗骨窦动脉、跗外侧动脉、后腓动脉和跖外侧动脉相吻合。

（一）手术步骤

1.皮瓣设计：术前采用多普勒在供区寻找并标记皮瓣的皮肤穿支点位置，解剖血管蒂。沿皮瓣标记线先切开前缘，在深筋膜之下向后解剖分离至趾长伸肌与腓骨短肌间隙，小心寻找从二肌间隙穿出的外踝上动脉，血管内侧可见腓浅神经斜行穿过，应注意保护。

2. 皮瓣切取：解剖清楚之后，继而切开皮瓣的上边和后缘，同样在深筋膜之下向前解剖分离，直至蒂部。

3. 皮瓣移植和创面修复：将螺旋桨皮瓣旋转后与受区缝合。

（二）典型病例

患者，女性，61 岁。左足糖尿病足溃疡，予伤口彻底清创、VSD 负压吸引术后。在小腿外侧设计面积约 15 cm × 8 cm 的梭形皮瓣修复创面，以多普勒超声探测并标记的腓动脉穿支作为旋转点，将皮瓣游离后逆行转移并与内踝创面覆盖缝合，供区皮肤选取可直接缝合。术后皮瓣成活良好。质地颜色好，外形不臃肿，供区留有线性瘢痕，右踝功能无受限（图 22~ 图 25）。

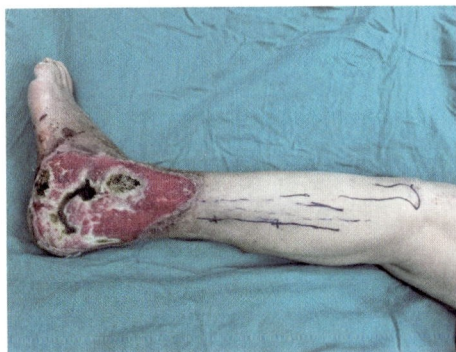

图 22

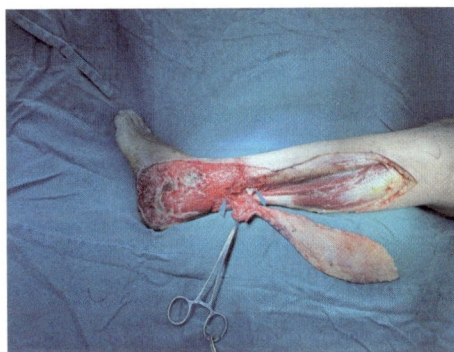

图 23

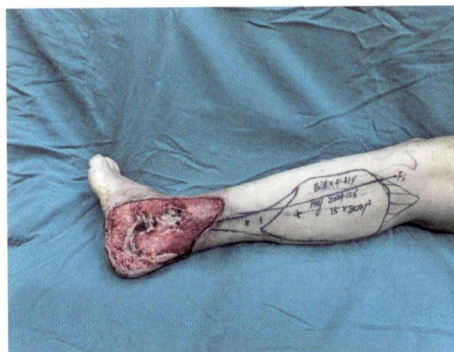

图 24

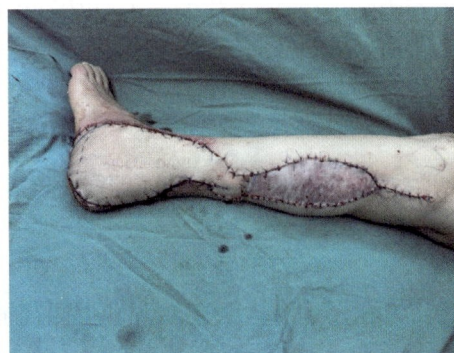

图 25

（三）术式评价

腓动脉穿支为血供的皮瓣是目前临床常用的穿支皮瓣之一，其解剖相对恒定，口径较粗，皮瓣血供可靠；其皮瓣质地好，厚薄适中，术式多样，既可带蒂转移，又能游离移植，携带腓肠神经和小隐静脉营养血管可扩大皮瓣的切取范围。但该皮瓣也存在一些缺点，如供区不够隐蔽，术后局部瘢痕影响小腿外观，皮瓣切取宽度有限，部分腓动脉穿支口径较为细小，血管吻合需要较高的技术要求，穿支蒂较短，带蒂转移修复范围有一定限制。

（四）注意事项

腓动脉穿支为血供的皮瓣尽管解剖相对稳定，但其数量及位置有一定的变化，因此，术前可用超声多普勒血流仪在腓骨后缘探测穿支动脉的位置。在切取腓动脉逆行皮瓣时，远侧血管蒂需游离至外踝上为止，以免破坏踝部交通支影响皮瓣血供。在结扎切断皮瓣近端腓血管前，可用血管夹暂时阻断血流，观察皮瓣血供情况。皮瓣转移时，注意血管蒂的长度和张力，勿拉紧、扭曲、成角及压迫。

五、踝前皮瓣

踝前皮瓣是在踝关节前方区域，以足背动脉为供养血管的皮瓣，其感觉神经为腓浅神经。该皮瓣较薄，皮下组织疏松，皮肤质地与足背、趾背以及手背、指背皮瓣相近。其顺行转移可用于修复小腿下段及内、外踝区创面，逆行转移则可修复足背、跖背、趾蹼区创面，特别是拇甲瓣供区创面。踝前皮瓣可携带部分韧带，在修复创面的同时修复肌腱支持带。

（一）手术步骤

1.皮瓣设计：采用多普勒探测胫前动脉及足背动脉的走行位置，沿皮瓣轴线，在踝前部设计皮瓣。

2.皮瓣切取：先在皮瓣外侧切开，沿伸肌下支持带表面由外向内解剖分离，在伸肌下支持带分叉处找到皮支血管。切开皮支血管近、远两侧的伸肌下支持带，保持皮支血管与足背动静脉的连续性，游离足背或胫前动静脉，切断结扎血管分支。再从内侧切开皮瓣，在伸肌支持带表面解剖分离，与外侧解剖面汇合后，形成以近端血管为蒂的岛状皮瓣。

3.皮瓣移植和创面修复：近位转移仅以皮支为旋转轴点即可，不会损伤主干血管。近位顺行转移时，在皮支发出点 2 cm 以远切断结扎足背动、静脉，并根据设计向近端解剖游离胫前动、静脉至适当长度。远位逆行转移时，在皮支血管发出点近侧 2 cm 处切断结扎胫前动、静脉，并向远侧游离足背动、静脉或第 1 跖背动、静脉至适当长度。游离移植切断胫前（或足背）动、静脉，皮瓣移植到受区。精确吻合动静脉与神经。然后闭合供区。

（二）注意事项

设计皮瓣时应充分考虑皮瓣的大小、形状以及血管穿支的位置。在伸肌支持带表面进行解剖分离时，需要仔细操作以避免损伤重要的血管和神经结构。同时，应确保皮瓣的皮支血管得到充分的显露和保护，以确保皮瓣的血供充足。足背动脉踝前皮支作为皮瓣的主要血供来源，必须得到妥善保护。同时，也应避免损伤腓总神经等重要神经结构。带蒂皮瓣移位时，应注意蒂部松紧适度，避免扭曲、受压。

六、带自由肌瓣的嵌合穿支皮瓣

对于糖尿病足溃疡或感染创面，予清创后常存在骨和软组织缺损，因此，需于术中消灭死腔或闭合创面。临床可采用带肌瓣的嵌合穿支皮瓣来修复上述创面。如图26~图32所示，携带自由肌瓣的嵌合股前外侧穿支皮瓣，其皮瓣和肌瓣能自由放置，在修复创面的同时可有效填塞残腔，避免了单纯游离皮瓣厚度和面积的限制，也避免了肌皮瓣皮瓣与肌瓣不能分开灵活放置的影响。

（一）手术步骤

1.皮瓣设计：采用多普勒在供区寻找并标记皮瓣的皮肤穿支点位置，为皮瓣选择合适的穿支血管。然后，根据受区创面大小和形状剪裁样布，根据样布和皮肤穿支点位置，在供区勾画皮瓣合理摆放后的形态。

2.皮瓣切取：在皮瓣外侧缘的中央部分开始切开皮瓣的一侧缘，确保在筋膜上或深层脂肪层浅面进行分离，直到确认皮瓣的穿支点后，将穿支解剖游离追溯至血管蒂部，最后完全游离携带自由肌瓣的嵌合穿支皮瓣。

3.皮瓣移植和创面修复：确认皮瓣血供可靠后，结扎、切断血管蒂，将皮瓣转移至受区，调整好皮瓣位置后，创面深部腔隙予肌瓣填塞，皮瓣与创缘缝合数针予以固定，将皮瓣穿支及其伴行静脉与受区血管吻合。供区皮肤直接缝合。

（二）典型病例

患者，男性，65 岁。右足糖尿病足伴第 1~3 趾坏疽，予坏死趾切除彻底清创后，存在足深部软组织缺损。在股前外侧设计约 7 cm×5 cm 的梭形皮瓣修复创面，以多普勒超声探测并标记的旋股外侧动脉降支的穿支血管，切取携带自由肌瓣的嵌合穿支皮瓣。皮瓣完全游离后，将皮瓣携带的旋股外侧动脉降支及其伴行静脉与受区胫前动脉及其伴行静脉吻合，皮瓣供区直接缝合。术后皮瓣顺利成活。术后随访，皮瓣外形不臃肿，供区仅遗留线性瘢痕（图 26~图 32）。

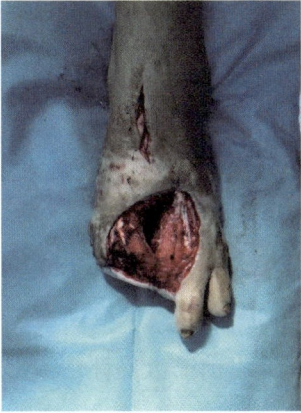

图 26

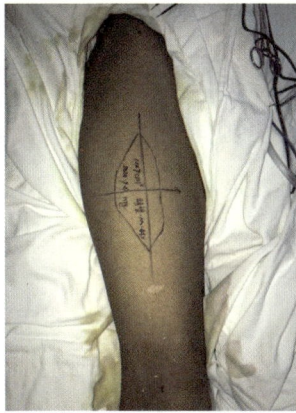

图 27

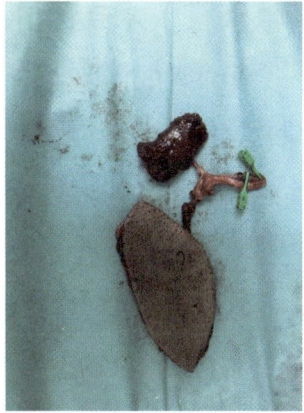

图 28

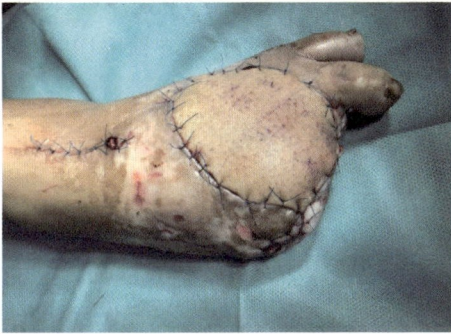

图 29

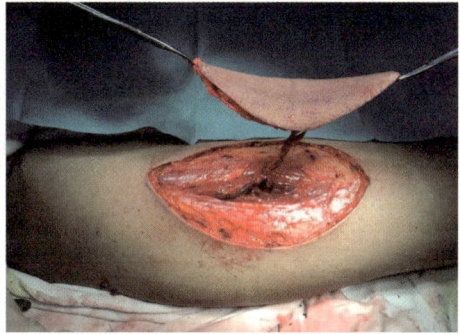

图 30

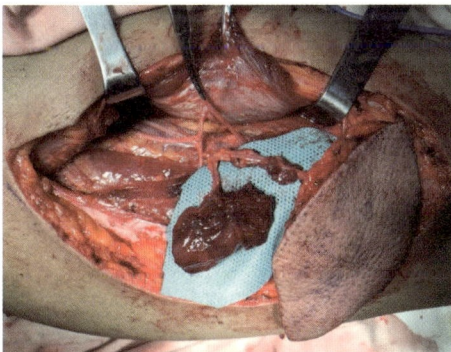

图 31

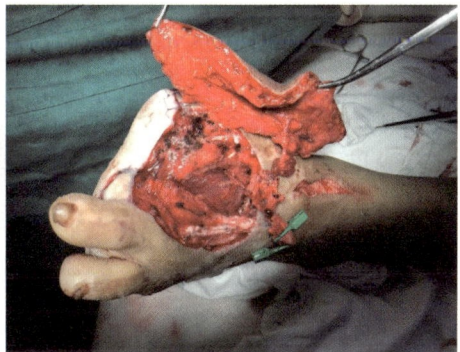

图 32

（三）术式评价

携带自由肌瓣的股前外侧穿支皮瓣，对于糖尿病足溃疡这种往往合并深部广泛组织感染坏死的难愈性创面来说，其携带独立血管的自由肌瓣，填塞死腔的效果特别明显，修复效果好，这种皮瓣不仅能解决创面覆盖问题，还有助于抗感染和深部腔隙高效填充，值得大力推广。

（四）注意事项

携带自由肌瓣的穿支皮瓣需切开肌肉组织，因此，术前需准确评估深部死腔体积，以切取大小合适的嵌合组织瓣，保证良好的创腔填充效果，避免过大切取增加供区损害，同时影响受区创面闭合；对于切取次序，宜先切取穿支皮瓣，再显露、分离其一级源血管，然后根据一级源血管分支情况切肌瓣。移植时一定要理顺血管蒂，防止血管蒂扭转、卡压。

第十六章 糖尿病足围手术期血糖管理

一、糖尿病足围手术期的定义

糖尿病分为 1 型糖尿病（T1DM）和 2 型糖尿病（T2DM），T1DM 是由于免疫介导的胰岛 B 细胞被破坏而导致胰岛素分泌受损，从而出现胰岛素绝对缺乏的情况，因此，患者需要终身进行胰岛素替代治疗。T2DM 是指在环境和遗传因素作用下导致胰岛素相对分泌不足，和（或）胰岛素抵抗所致。T2DM 比 T1DM 更为普遍，但 T1DM 容易出现血糖较大波动。无论哪一型糖尿病，随着病程及病情进展，逐渐会产生一系列急慢性并发症。

对于糖尿病足（Diabetic Foot, DF）需要综合代谢管理治疗：首选胰岛素控糖；尽量将糖化血红蛋白控制在 <7%；DF 合并高血压，血压控制在 130/80 mmHg 以内；DF 合并血脂异常，降脂治疗使低密度脂蛋白胆固醇水平 ≤ 2.6 mmol/L；DF 合并下肢动脉粥样病变，须低密度脂蛋白胆固醇水平 ≤ 1.8 mmol/L；若无禁忌，应长期给予小剂量阿司匹林（75~150 mg/d）。只有让代谢指标尽快达标，才能更好促进 DF 愈合。

围手术期是围绕手术的一个全过程，从病人决定接受手术治疗开始，到进行手术治疗直至基本康复为止，包含手术前、手术中及手术后的一段时间，具体是指从确定手术治疗时起，直到这次手术基本结束为止，时间约在术前 5~7 天至术后 7~12 天。DF 围手术期血糖管理是指糖尿病足患者在手术前 5~7 天至术后 7~12 天的血糖控制管理。

二、糖尿病足围手术期血糖控制的重要性

糖尿病患者围手术期的并发症发生率、死亡率、住院时间都较非糖尿病患者明显增加。主要因为糖尿病患者容易合并冠心病、高血压、高脂血症等慢性疾病，手术耐受性较差，死亡率较非糖尿病患者显著升高。而作为糖尿病严重并发症——DF，血糖控制尤显重要，DF 患者如果围手术期血糖控制不佳，会直接影响创面术后恢复，延缓伤口愈合，使其并发症、死亡率、住院时间等进一步增加。高血糖会为细菌提供良好的生长环境，手术切口容易合并感染，导致伤口迁延不愈，甚至发生败血症、感染性休克的情况。而 DF 一旦发生感染，即使血糖能得到有效控制，也许不会改善最终结局。在围手术期禁食、创伤等多重因素作用下，脂肪、蛋白质分解增多，发生酮症酸中毒风险明显增加。研究表明，相比于单纯用降糖药物维持 DF 围手术期血糖稳定，通过饮食与降糖药物联合控糖，可以更好地缩短围手术期时间及减少术后并发症，提高手术安全性。术前禁食、严格控制术前血糖、胰岛素不恰当使用都会增加低血糖的发生风险。低血糖对身体的危害比高血糖大，严重低血糖可导致神经系统受损，甚至昏迷、休克等。良好的血糖管理是患者平稳度过围手术期的保证，建议患者围手术期血糖控制在 7.8~10 mmol/L。在围手术期，对于口服降糖药物疗效不佳及接受大、中型手术的患者，术前应及时改用胰岛素降糖，常常选择餐时胰岛素联合基础胰岛素（三短一长）注射模式来有效控制血糖。对于需要禁食的手术，更应及时使用胰岛素降糖。

三、影响围手术期血糖波动的因素

（一）导致血糖升高的因素

1. 手术创伤

手术本身是一种应激源，促使机体分泌儿茶酚胺、皮质醇等胰岛素抵抗因子，使胰岛素敏感性下降，从而导致血糖升高。手术创伤越大，手术时间越长，应激反应就越强，血糖升高越明显。

2. 麻醉

使用麻醉药物也会对血糖产生影响。特别是全身麻醉时，吸入性麻醉药刺激血糖升高作用更显著。血糖值变化取决于麻醉药物种类、剂量以及患者个体差异。例如吸入性氟烷和异氟烷可抑制胰岛素分泌，吸入剂量越大，抑制作用越强。麻醉方式对血糖影响不明显，如硬膜外麻醉通常不影响血糖，甚至通过抑制儿茶酚胺释放，可防止血糖升高。

3. 术后感染

术后感染是围手术期常见并发症之一，感染会使机体释放炎性因子，产生炎症反应，导致血管加压素增加，减弱胰岛素作用，促使糖原分解增加，肝糖原生成增多和糖异生作用增强，引起血糖升高。

4. 疼痛刺激

患者术后因疼痛影响睡眠质量或精神高度紧张，促使胰岛素的拮抗激素（如糖皮质醇激素）水平提高，从而升高血糖。

5. 禁食与饮食变化

围手术期长时间禁食或饮食摄入不足会引起血糖降低，但常规降糖治疗方案的改变和中断可能导致血糖波动，甚至出现高血糖。

（二）导致血糖降低的因素

1. 麻醉药物

某些麻醉药物如丙泊酚，可能会降低血糖，甚至降低机体对低血糖的反应性。

2. 饮食摄入不足

围手术期长时间禁食或饮食摄入不足，无法满足机体对葡萄糖的需求，可能会出现低血糖。

（三）其他因素

1. 基础疾病

既往糖尿病病程是影响患者围手术期血糖波动的重要因素。糖尿病病程长的患者在围手术期更容易出现血糖异常，且血糖升高幅度和持续时间会更长。

2. 其他药物

围手术期使用地塞米松等糖皮质激素，具有升糖作用。此外，儿茶酚胺类药物和免疫抑制剂也可升高血糖。

综上所述，围手术期影响血糖的因素众多，包括手术创伤、麻醉、术后感染、疼痛刺激、禁食与饮食变化以及既往基础疾病和药物应用等。因此，围手术期应密切监测糖尿病患者的血糖水平，并根据血糖及时调整降糖方案，确保手术顺利完成和术后切口愈合。

四、糖尿病足围手术期血糖管理

（一）术前血糖管理

1. 血糖评估与控制

手术前应详细评估患者糖尿病病情程度，包括糖尿病类型、病程、胰岛素抵抗、治疗方案以及低血糖发作情况等。研究发现：糖化血红蛋白（HbA1c）接近 7% 时，能降低患者微血管风险，HbA1c 控制在 6%~7.5%，显著降低截肢风险。HbA1c 增高，会影响伤口愈合率。对于择期手术，术前空腹血糖宜控制在 5.0~7.0 mmol/L，餐后 2 小时血糖控制在 8~11 mmol/L，随机血糖应 <8~11 mmol/L，HbA1c <7.5%。对于急诊手术，应尽快使用胰岛素降糖，但无须严格控制至正常范围，建议随机血糖 <14 mmol/L 时手术比较安全。若患者术前空腹血糖 >10 mmol/L，或随机血糖 >13.9 mmol/L，或 HbA1c 水平 >9%，则建议推迟非急诊手术。若合并糖尿病酮症酸中毒或高渗高血糖综合征，则属手术禁忌。

2. 降糖药物的调整

术前应根据患者具体情况调整降糖方案。对于平时使用口服降糖药的患者，如果血糖控制良好，且手术规模较小，可仅在手术当天停用降糖药，并监测血糖。术前应及时停用磺脲类和格列奈类口服降糖药至少 24 小时，二甲双胍在肝肾功能不全者或乳酸中毒者术前应停用 24~48 小时。另外，钠 - 葡萄糖共转运蛋白 2（SGLT-2）抑制剂会增加酮症酸中毒发生率，术前也应停用。

停用口服药后建议换用胰岛素控糖。餐时胰岛素联合基础胰岛（三短一长）可有效改善血糖控制。对于血糖控制不佳、病程较长或合并急慢性并发症患者，建议术前 3 天改用胰岛素治疗。对于已使用胰岛素患者，手术当天一般不采取短效胰岛素，应使用长效胰岛素在术前晚上及手术当天早上剂量减半，术前晚上可皮下注射，手术当天应停用皮下注射胰岛素，改为静脉注射。已使用胰岛素泵患者，应继续维持胰岛素基础量至手术当天早上或改为静脉胰岛素滴注。术前建议每 4~6 小时监测一次血糖，如血糖偏高可临时予以短效胰岛素皮下注射。T1DM 术前必须予以基础胰岛素 0.2~0.3 U/（kg·d）进行降糖治疗。根据患者体重、年龄、病情程度、胰岛功能等具体情况，制订个性化胰岛素降糖方案。T2DM 术日晨可予 1/2 剂量中效胰岛素。医生手术前需要掌握患者日常胰岛素注射方案和近期空腹血糖水平，以便确定手术前 1 天或术日晨使用胰岛素剂量。同时，应根据血糖监测结果，及时调整胰岛素剂量，保持血糖稳定，防止低血糖发生。

3. 饮食与禁食

术前应合理安排患者饮食，避免不必要的长时间禁食。糖尿病患者择期手术宜安排在当日上午第 1 台进行，以缩短禁食时间。禁食期间应密切监测血糖，必要时输注含糖液体以维持血糖稳定。

（二）术中血糖管理

1. 血糖监测

术中应持续监测血糖，特别是全身麻醉患者，应每 0.5~1 小时监测 1 次血糖。根据血糖监测结果及时调整胰岛素输入速度，使血糖维持在 6.5~10 mmol/L 之间为妥。

2. 胰岛素治疗

对于平时仅需单纯饮食治疗或小剂量口服降糖药即可使血糖达标的 T2DM 患者，在接受小手术时，术中不需要使用胰岛素。对于中型或大型手术，外科疾病、感染、疼痛等可使患者基础代谢率增高，加上常规禁食会导致碳水化合物摄入不足、消耗增加，术中应常规输注 5% 的葡萄糖液，速度为 100~125 ml/h，从而避免术中出现低血糖，并使用胰岛素控制血糖。对于手术时间较长或手术复杂的，应静脉使用胰岛素。目前多采用双通道静脉输注方法，一通道给予生理盐水加短效胰岛素以保证胰岛素基础量降低血糖，另一通道给予静脉葡萄糖营养支持，联合输入极化液（GIK）是替代输入胰岛素和葡萄糖的简单方法。如术中出现低血糖,特别是当血糖低于 6.5 mmol/L 时，应立即调整胰岛素输入速度，必要时停用胰岛素。如果低血糖是因为输入葡萄糖不足导致血糖低，需要调整输液速度和成分，增加葡萄糖输入量，以满足患者能量需求。当其他措施无效且需要快速恢复正常血糖时，可以考虑使用皮下或静脉注射胰高血糖素注射剂。胰高血糖素能促进肝糖原分解及非糖物质转化为葡萄糖，从而升高血糖。使用胰高血糖素时需要谨慎，以防过度升糖。

（三）术后血糖管理

1. 血糖监测与调整

术后应继续密切监测血糖，建议 1~2 小时监测 1 次或者每天监测 7 次，即早、中、晚餐前及餐后 2 小时、睡前。在恢复正常饮食之前，术后胰岛素至少输注 24 小时，同时补充葡萄糖，血糖最好控制在 7.8~10.0 mmol/L，并根据血糖水平调整胰岛素剂量。对于禁食阶段患者，应持续静脉滴注葡萄糖 + 普通胰岛素（以 4~6 g∶1 u 的比例配液），并保证每日葡萄糖输入量不少于 150 g。若发生低血糖，立即停用胰岛素，给予输注葡萄糖 5~10 g/h。

2. 恢复饮食与降糖方案

术后根据患者营养状态予以胰岛素治疗，其中包括基础胰岛素。T1DM 患者基础胰岛素占静脉胰岛素总量约 50%~80%。待患者恢复进食后，可将胰岛素改为皮下注射，并根据血糖情况调整降糖方案。对于病情较轻、手术效果良好的患者，胰岛素使用时间相对较短。如果患者术后血糖控制良好，胰岛素使用时间相应缩短。反之，如果血糖控制不佳，可能需要延长胰岛素使用时间或调整治疗方案。每个患者手术切口的恢复情况不同，胰岛素使用时间也应因人而异。一些患者术后需要长期使用胰岛素，而有些患者只需短期使用。对于大多数患者，当恢复正常饮食、器官功能稳定后，可予以餐时胰岛素联合基础胰岛素（三短一长模式）降糖，也可予以胰岛素泵持续皮下输注降糖治疗，如无禁忌证，可逐渐恢复口服降糖药维持治疗，血糖控制目标以术前血糖控制方案为准。二甲双胍在肾功能稳定后加用，并且不早于术后

48 小时。

3. 预防并发症

术后应密切监测患者肝肾功能、血酮体和电解质水平，及时发现并处理可能出现的并发症。

总之，糖尿病足围手术期的血糖管理需要综合考虑患者糖尿病病情、手术类型、麻醉方式以及术后恢复情况等多个因素。通过术前、术中和术后血糖监测与调整，以及合理降糖药物治疗和饮食管理，可以有效降低手术风险，减少术后并发症发生，提高糖尿病足患者整体预后。

五、围手术期如何正确应用胰岛素

（一）关于胰岛素的基础知识

胰岛素分为餐时胰岛素（门冬胰岛素、赖脯胰岛素）、基础胰岛素（德谷胰岛素、甘精胰岛素）、预混胰岛素、双胰岛素类似物（德谷门冬双胰岛素 70/30）。

1. 胰岛素保存

未开封的胰岛素应放在 2~8℃温度下冷藏保存，不可冷冻。已开封的胰岛素应放在不超过 30℃常温下保存，不能放在高温环境中，需放在包装盒内避免光照，但如果室温超过 30℃，也需将胰岛素放置在冰箱中保存，使用时需在室温下放置一段时间恢复常温再进行注射。

2. 胰岛素使用方式

分为皮下注射、静脉滴注、静脉注射、胰岛素泵皮下注射。皮下注射是最常见的胰岛素使用方式，是将胰岛素注射在皮肤下层，注射部位为腹部、上臂外侧中 1/3、大腿外侧上 1/3 或臀部外上 1/4。应轮换注射部位，避免在同一部位长时间注射而导致皮肤硬结和脂肪萎缩。静脉滴注、静脉注射是在静脉内直接使用胰岛素。对于需要长时间控糖的患者，可以选择持续静脉滴注胰岛素，这种方式将胰岛素持续输入血液，从而维持血糖稳定。患者血糖过高或需要快速降糖时，可选择静脉注射胰岛素，需要密切监测血糖水平，避免低血糖发生。胰岛素泵是一种带有调速螺旋推进装置的设备，可连续进行胰岛素皮下注射。术后患者可使用胰岛素泵进行持续皮下胰岛素输注，从而更精确地控制血糖水平。

3. 胰岛素注射用量及调整

每日胰岛素用量（μ）=[空腹血糖（mg/dl）–100]×10×体重（kg）×0.6÷1000÷2，基础胰岛素占全天总量的 40%~60%，余下部分可按 1/3、1/3、1/3 或 1/5、2/5、2/5 比例分配至三餐前注射。手术期间糖尿病患者胰岛素用量不同，正常体重患者为 0.25~0.40 U/g 葡萄糖，肥胖、肝病、类固醇治疗或脓毒症患者为 0.4~0.8 U/g 葡萄糖，体外循环手术患者为 0.8~1.2 U/g 葡萄糖。而关于糖尿病足围手术期胰岛素的具体用量，下文相应段落有相关讲述。如果血糖过高，适当增加胰岛素剂量；如果血糖过低，需要减少胰岛素剂量。患者饮食情况也会影响血糖水平，在调整胰岛素剂量时，需要考虑患者的饮食情况。如果进食量较少，则适当减少胰岛素剂量。不同类型手术对患者的应激程度不同，恢复时间也有差异，需要考虑手术类型和患者恢复情况来调整胰岛素剂量。大型手术需要更长时间和更大剂量的胰岛素来控制血糖。

4. 胰岛素应用注意事项

主要避免低血糖，低血糖是胰岛素治疗中最常见的并发症之一。研究发现，术前空腹血糖偏低的糖尿病患者在术后更容易发生低血糖。应密切监测血糖，并在医生指导下调整胰岛素剂量，避免发生低血糖。使用胰岛素应注意注射部位的消毒情况，每次注射前应清洁皮肤并消毒，以减少感染风险。胰岛素需要妥善保存，患者术后应定期检查胰岛素保存情况，确保药物有效性。如果胰岛素出现变色、沉淀或结晶等情况，则禁止使用。遵医嘱用药，患者不能擅自增加或减少胰岛素剂量或改变使用方式，以免影响治疗效果或导致不良反应。

（二）围手术期胰岛素选择原则

1. 根据手术类型和应激程度

大型手术或应激程度较高的手术需要选择起效快、作用时间短的胰岛素，以便快速控糖并减少应激反应。小型手术或应激程度较低的手术则可以选择作用时间较长的胰岛素，以维持血糖稳定。

2. 根据患者胰岛功能

胰岛功能较差的患者需要更多的外源性胰岛素来补充基础胰岛素。胰岛功能较好的患者则选择作用时间较短的胰岛素来控制餐后高血糖。

3. 根据血糖监测结果

术中密切监测血糖，根据血糖变化及时调整胰岛素剂量和种类。如果血糖波动较大，可选择起效时间快、作用时间短的胰岛素进行快速调整。

4. 考虑患者个人偏好和依从性

胰岛素的使用需要患者积极配合和自我管理。在选择胰岛素时，应考虑患者个人偏好、生活习惯及依从性，以确保治疗方案的有效性和可持续性。

（三）术前胰岛素的运用

糖尿病足手术剂量需要根据患者具体情况来确定，包括糖尿病类型、胰岛素种类、既往低血糖发生频率、手术类型和持续时间等因素。以下是胰岛素使用的基本指导原则。

1. T1DM 患者

长效胰岛素：为预防酮症酸中毒，不能停用长效胰岛素。术前一天和手术当日应给予正常基础胰岛素剂量，术前目标血糖水平为 5.6~10 mmol/L。对于怀疑基础胰岛素剂量过大的患者（如低血糖频繁发作、夜间血糖下降过多、基础胰岛素超过每日胰岛素总剂量 60%、营养不良以及肝肾功能不全等），建议将长效胰岛素用量减少 50%。

中效胰岛素：手术当天早晨，中效胰岛素（如中性鱼精蛋白锌胰岛素）应减量 50%，因为其作用时长可覆盖午餐时间，且手术当日患者禁食午餐。手术前一天晚上则以正常剂量给药。

短效胰岛素：一旦患者禁食，手术当日短效胰岛素（常规人胰岛素）和速效胰岛素类似物（如门冬胰岛素、赖脯胰岛素）应暂停给药。术前一天，如患者仍在进食，则无须调整剂量。

2. T2DM 患者

长效胰岛素：长效胰岛素剂量应降低的程度尚不清楚，但考虑到患者尚存胰岛功能，不易发生酮症酸中毒，在禁食期间应减少基础胰岛素剂量。术前一晚给予正常剂量或减量至 75%，手术当天早晨给予正常剂量的 60%~80%。若患者基础胰岛素超过每日胰岛素总剂量的 60%，考虑到发生夜间或早晨低血糖的风险，建议术前一日晚上注射长效基础胰岛素剂量减半。

中效胰岛素：对于中效胰岛素，T2DM 患者应使用 75%~80% 的晚间剂量和 50% 的清晨剂量。如果手术当日早晨空腹血糖低于 6.7 mmol/L，则暂停当次给药。

短效（速效）胰岛素：患者使用中效 + 短效预混胰岛素，如果空腹血糖水平超过 8.3 mmol/L，手术当日早晨可使用常规剂量的 50%。

3. 胰岛素泵的使用

对于使用胰岛素泵的患者，围手术期使用胰岛素泵的循证证据有限。对于 T1DM 患者，不应调整基础率。对于 T2DM 患者，手术日早晨开始将胰岛素泵基础速率降至正常剂量的 60%~80%。手术时间（包括麻醉时间）小于 2 小时且预期术后恢复时间短，建议停用胰岛素泵并在术中开始静脉胰岛素输注。术后根据患者精神状态和血糖水平决定是否重新启动用胰岛素泵。

4. 其他注意事项

糖尿病患者建议在早晨尽早接受手术，以减少禁食禁饮对血糖的影响。术前密切监测血糖，并根据血糖变化及时调整胰岛素剂量。糖尿病足手术前胰岛素剂量需要根据患者的具体情况来确定，以确保手术安全和成功。

（四）术中胰岛素的运用

术中确定胰岛素剂量是一个复杂且个体化的过程，受到多种因素影响，包括手术类型、手术时间、血糖水平、胰岛功能、手术应激程度以及医生经验等。以下是关于术中胰岛素剂量调整的基本原则和措施。

1. 术中胰岛素剂量调整基本原则

维持血糖稳定：术中应尽可能维持患者血糖在稳定且安全的范围内，通常建议在轻度升高水平（如 4.4~8.3 mmol/L），以避免低血糖或高血糖带来的风险。

个体化治疗：根据患者具体情况，如年龄、体重、胰岛功能、手术类型和时间等，制订个体化的胰岛素治疗方案。

持续监测：术中应持续监测血糖水平，通常每 30 分钟至 1 小时监测一次，以便及时调整胰岛素剂量。

2. 术中胰岛素剂量的确定方法

基础胰岛素输注：对于使用胰岛素泵的患者，术中继续使用胰岛素泵来进行基础输注，剂量需要根据手术应激程度和血糖水平进行调整。对于未使用胰岛素泵的患者，可以根据术前胰岛素的用量和手术应激程度，给予一定剂量的基础胰岛素皮下注射，如长效胰岛素或中效胰岛素。

追加胰岛素剂量：根据术中血糖监测结果，如果血糖升高，应追加胰岛素剂量。追加剂量应根据血糖升高程度、速度以及患者胰岛功能等因素来判断。追加胰岛素应谨慎操作，避免过量导致低血糖。

静脉输注胰岛素：在某些情况下，如手术时间长、血糖波动大或患者胰岛功能较差时，需要通过静脉输注胰岛素来控制血糖。根据监测结果及时调整输注速度。

3.注意事项

避免低血糖：术中应特别注意避免低血糖发生，因低血糖可能导致手术风险增加，甚至危及患者生命。如果出现低血糖症状或血糖水平过低，应立即停止胰岛素输注，并给予葡萄糖溶液或含糖食物以快速纠正低血糖。

监测血糖变化：术中应持续监测血糖水平。若血糖波动较大，需要频繁监测血糖，并调整胰岛素输注速度。

与手术团队沟通：术中确定和调整胰岛素剂量，需要与手术团队保持密切沟通，以确保手术顺利进行并降低手术风险。

（五）术后胰岛素的运用

糖尿病患者在术后使用胰岛素是一个关键环节，有助于控制血糖水平，促进伤口愈合和恢复。患者应在医生指导下选择合适的胰岛素使用方式、剂量和调整方法，以确保治疗效果和安全性。以下是术后胰岛素的使用原则与措施。

1.术后使用胰岛素的必要性

维持血糖稳定：手术后，由于手术应激、麻醉药物影响以及患者身体状况，血糖水平会发生变化。使用胰岛素可以维持血糖在稳定且安全的范围内，有助于减少并发症的发生。

促进伤口愈合：高血糖会影响伤口愈合的速度和质量，使用胰岛素可以更好地控制血糖，有助于伤口的愈合。

预防感染：高血糖是感染的高危因素之一，使用胰岛素可降低感染风险。

2. 术后使用胰岛素的基本原则

术后胰岛素应用的基本原则是个体化使用、小剂量起始、密切监测血糖、根据血糖调整剂量、注意药物相互作用以及饮食与运动调整。根据患者体重、年龄、性别、手术类型、术后恢复情况、血糖水平以及是否存在胰岛素抵抗等因素进行个性化调整。术后胰岛素治疗应从小剂量开始,逐渐增加至最佳剂量,有助于避免低血糖的发生,确保胰岛素的有效性。血糖监测应在餐前、餐后以及睡前进行,明确血糖是否控制在目标范围内。术后患者病情可能会发生变化,如感染、出血等并发症的出现,都会影响血糖水平和胰岛素需求量。术后使用某些药物,如抗生素、止痛药等,可能会影响胰岛素的代谢和疗效,应咨询内分泌科医生并密切观察血糖变化。术后患者饮食和运动的情况也是影响血糖的重要因素,医生应根据患者病情制订个性化饮食和运动计划,并告知患者如何控制饮食来配合调整胰岛素剂量。

3. 术后胰岛素剂量的调整方法

T1DM患者每日胰岛素总量估算为"体重(kg)×(0.5~1)U/(kg·d)";T2DM患者每日胰岛素总量估算为"体重(kg)×(0.3~0.8)U/(kg·d)"。一般从最小剂量开始,胰岛素抵抗严重的肥胖患者,可以从中间值开始。每日胰岛素总量可由基础胰岛素与餐时胰岛素组成。基础胰岛素主要用于控制夜间空腹和餐前血糖。起始剂量一般为每日胰岛素总量的50%。根据空腹血糖值,每2~3天调整1次胰岛素2~3 U,直至血糖达标。餐时胰岛素主要用于控制餐后血糖。起始剂量一般为每日胰岛素总量的50%,根据患者饮食习惯和餐后血糖值进行调整。餐时胰岛素剂量=体重(kg)×0.1 U/(kg·meal)。

六、糖尿病足围手术期低血糖处理

当糖尿病足患者在围手术期出现出汗、饥饿、心慌、手抖、面色苍白等低血糖症状,必须立即处理治疗。研究报道,低血糖对人体危害大,30分钟内未纠正，会出现心血管、脑细胞受损；若 6 小时还未纠正，会出现不可逆性的脑组织损伤，导致痴呆、植物人状态，甚至发生死亡。因此，对于可自主进食的患者，可予口服补充能快速吸收的碳水化合物食品（如饼干、糖水）25~50 g；对于不能自主进食的患者或情况紧急时，可先予 50% 葡萄糖注射液 20~50 mL 静脉推注以迅速提高血糖，再予 5% 或 10% 葡萄糖注射液静脉滴注 500 mL，持续时间 8~12 小时，使血糖恢复并维持至 5.6~12 mmol/L 之间比较安全。监测血糖频率为每 15~30 分钟 1 次。根据不同血糖水平，可将低血糖分级。1 级低血糖：3.0 mmol/L ≤ 血糖 <3.9 mmol/L；2 级低血糖：血糖 <3.0 mmol/L；3 级低血糖：需要他人帮助治疗的严重事件，伴有意识和（或）躯体改变。围手术期，当血糖低于 3.9 mmol/L 时才给予处理，这种观点是错误的。通常 3.9 mmol/L ≤ 血糖 ≤ 5.6 mmol/L 时，就应减慢胰岛素输注速度，监测血糖频率为 1 小时 1 次；血糖 <3.9 mmol/L 时，应立即暂停胰岛素使用，并静脉推注 15 g 的 50% 葡萄糖注射液，监测血糖频率为每 15~30 分钟 1 次。总之，围手术期应密切监测血糖变化，避免发生低血糖。一经发现，要及时减用降糖药甚至立即停药，迅速补充糖分，尽快纠正低血糖。

第十七章 糖尿病足围手术期营养管理

糖尿病足是指糖尿病患者因下肢远端神经异常和不同程度的血管病变导致的足部感染、溃疡和（或）深层组织破坏，是糖尿病最严重和治疗费用最高的慢性并发症之一。糖尿病足需要多学科的综合治疗，其中的医学营养治疗（Medical Nutrition Therapy, MNT）是综合治疗中的重要组成部分，是由临床营养（医）师在对患者进行一系列营养筛查评估后根据具体病情制订的营养治疗措施。个体化的医学营养治疗，可以改善糖尿病控制不良患者的血糖控制情况，节省医疗成本，提高生活质量，应引起足够重视。

一、术前评估

（一）营养筛查

营养风险不是指发生营养不良（不足）的风险，而是现存或潜在的营养和代谢状态可能导致患者出现不良临床结局。营养筛查是指应用量化表的工具快速识别需要营养支持的患者的过程。营养风险筛查是落实个体化医学营养治疗的第一关，推荐患者在入院 24 小时内完成营养风险筛查。营养风险筛查 2002（Nutritional Risks Screening 2002, NRS 2002）由欧洲肠外与肠内营养学会在 2002 年推出，用于营养风险筛查，其根据 128 个随机对照试验

（Randomized Controlled Trial, RCT）研究，制订 NRS 评分系统，NRS 2002 总评分由 3 部分评分组成，分别为疾病严重程度评分、营养状态受损评分、年龄评分（若 70 岁以上加 1 分）。NRS 2002 总分值 ≥ 3 分：患者存在营养风险，需要进一步进行营养评定，制订营养治疗计划；总分值 <3 分：无营养风险，每周复查营养风险筛查。

（二）营养评估

传统的营养评估方法有膳食调查、人体测量、实验室检查、临床检查等。

1.膳食调查方法有称重法、询问法、记账法、化学分析法，结果需综合中国居民膳食营养素参考摄入量（Dietary Reference Intakes, DRIs）进行综合判断。

2.人体测量主要包括体重、体质指数（Body Mass Index, BMI）、腰围、皮褶厚度、握力、上臂围与上臂肌围、臀围和腰臀围比值等方面，目前也常用生物电阻抗法进行人体组成的测定。BMI= 体重（kg）/ 身高（m）^{2}，BMI 的国内评价标准为：BMI<18.5 kg/m^2，判定为体重过低；18.5 kg/m^2 ≤ BMI< 24.0 kg/m^2，判定为体重正常；24.0 kg/m^2 ≤ BMI<28.0 kg/m^2，判定为超重；BMI ≥ 28.0 kg/m^2，判定为肥胖。老年人的 BMI 适宜范围是 20.0 kg/m^2~ 26.9 kg/m^2。此外还需结合体脂、健康状况进行综合判断。

3.实验室检查也是用的最多的方法之一，如常用的血浆蛋白测定。

4.临床检查包括病史采集和体征检查。

除了以上常用的评估方法，我们往往也会用到一些综合营养评价量表，糖尿病足患者的营养评估量表，有指南提出可以应用微型营养评定（Mini Nutritional Assessment, MNA）量表及患者主观整体评价（Patient-Generated Subjective Global Assessment，PG-SGA）量表评估糖尿病足患者的营养状况。营养评估的目的是进一步营养干预，为患者提供个体化的营养方案。

二、治疗方法

糖尿病足患者在完成相应的营养评估后，可由专业的临床营养（医）师根据患者病情，制订营养治疗计划，其目标既要达到或维持适宜体重的要求，又能提供感染及创面恢复期所需的能量及营养素。可参考糖尿病医学营养治疗原则，包括合理计算总能量，优化食物品种，按时定量进食，少量多餐，每日 3~6 餐，多饮水，限制饮酒等。

（一）计算自身所需能量

可以分以下步骤进行。

1. 计算标准体重及判断自己的体型。标准体重（kg）= 身高（cm）-105 或者参考国际标准，国际推荐适用于东方人的标准体重计算方法：

男性标准体重（kg）=（身高 cm-100）× 0.9（kg）

女性标准体重（kg）=（身高 cm-100）× 0.9（kg）-2.5（kg）

体型判断：肥胖度 =（实际体重 - 标准体重）/ 标准体重 ×100%，超标准体重 20% 判定为肥胖，超标准体重 10%~20% 判定为偏重，低于或高于标准体重 10% 以内判定为正常，低于标准体重 10% 判定为体重过轻，低于标准体重 20% 判定为消瘦。

2. 根据自己的活动量选择热量级别，如表 1 所示。

表 1　不同劳动强度人的生活劳动系数表（kcal/kg）

劳动强度	举例	体重过低	正常人	超重或肥胖
休息状态	卧床	25~30	20~25	15~20
轻体力劳动	办公室职员，老师，售货员，钟表修理工	35	25~30	20~25
中等体力劳动	学生，司机，电工，外科医生，体育活动	40	30~35	30
重体力劳动	农民，建筑工，搬运工，伐木工，冶炼工，舞蹈者	45~50	40	35

3.计算每日所需食物的总热量。每天需要的热量 = 标准体重 × 热量级别。再根据患者应激状况等进行调整。举例：张师傅，男，身高 167 cm，实际体重 64 kg，办公室职员，患 2 型糖尿病 5 年，口服降糖药，最近一次糖化血红蛋白 6.2%。标准体重 =167–105=62 kg，目前体重状况 =[（64–62）/62] × 100% ≈ 3.2%，属于正常，办公室职员属轻体力活动，按表 1 选择热量级别 30 kcal/kg，每天总热量 = 62 × 30=1860 kcal。

（二）合理分配营养摄入量

以能量为基础，合理分配蛋白质、脂肪、碳水化合物的需要量，提供适量的膳食纤维、维生素及矿物质等。并把总能量转换成具体的食物。调节碳水化合物、蛋白质、脂肪的摄入量。

1.蛋白质。《糖尿病足病医学营养治疗指南》提出至少达到全部热卡来源的 15%，《中国糖尿病医学营养治疗指南（2013）》推荐蛋白质所供能量占全日能量的 15%~20%（肾功能正常者）。对于糖尿病足合并肾病患者，过多地限制蛋白质的摄入可能影响创面愈合，尤其对于评估存在营养风险或营养不良的患者，更应注意蛋白质的充足供给，但应监测肾脏功能、定期评估，避免加重肾脏负担。建议在医生、临床营养师的监测、评估下调整蛋白质比例。重视优质蛋白质供应，如肉、鱼、奶、蛋、豆腐或豆制品等。对于超重或肥胖的糖尿病患者，建议可在短期内应用高蛋白膳食来控制体重，但不推荐有低血糖风险因素的患者选择。对于糖尿病足合并营养不良患者，有文献建议除了给予充足的蛋白质，还可以特异性补充精氨酸及谷氨酰胺，以促进创面的愈合。

2.脂肪。中华人民共和国卫生行业标准《成人糖尿病患者膳食指导》推荐每日总脂肪的摄入量占总能量比不超过 30%，对于超重或肥胖患者，脂肪供能比应控制在 25% 以内。糖尿病足患者可以按推荐调整脂肪的摄入量，对于脂肪的质，也应多注意，可适当限制饱和脂肪酸的摄入量。提高单不饱和脂肪酸的供能比，有利于糖尿病患者控制血糖和降低患冠状动脉粥样硬化性心脏病的风险。地中海饮食模式是一种富含单不饱和脂肪酸的饮食模式，后面做单独介绍。多不饱和脂肪酸可适当提高供能比，有随机对照研究显示，糖尿病足病患者特异性补充 ω–3 脂肪酸，可使足部创面明显缩小。限制胆固醇摄入量不超过 300 mg/d，血胆固醇高者不超过 200 mg/d。避免摄入反式脂肪酸，如咖啡伴侣、人造奶、氢化油、植脂末、饼干、冰淇淋、蛋黄派等。

3.碳水化合物。中华人民共和国卫生行业标准《成人糖尿病患者膳食指导》推荐碳水化合物供能比占 45%~60%，碳水化合物供能比不低于 45%，如果碳水化合物的来源为低血糖生成指数（Glycemic Index, GI）、高膳食纤维含量的食物，有利于成人 2 型糖尿病患者的血糖、血脂控制，供能比可占 60%。GI<55 为低 GI 食物，GI 55~75 为中 GI 食物，GI ≥ 75 为高 GI 食物。膳食纤维可延缓葡萄糖的消化、吸收，改善血糖代谢，但过高的摄入量会引起胃肠不适。糖尿病足病患者膳食不推荐常规添加蔗糖，同时应避免包括果汁在内的含糖饮料的摄入及过多的果糖摄入。

4.维生素、矿物质。相关指南均推荐糖尿病患者参考健康群体维生素及微量矿物质营养素的摄入量，不建议对抗氧化维生素制剂进行常规的大量补充。并根据营养评估结果适量予以补充。

（三）计算每日食品交换份份数

凡能产生 90 kcal 能量的食物被称作 1 个"食物交换份"。按照计算出的总能量（kcal）除以 90（kcal）得出所需总交换份数，再参考食物交换份，分配各类食物。例如能量 1200 kcal，交换份数 13 份，具体各类食物分配：谷类 140 g，蛋类 50 g，鱼禽虾肉 50 g，豆制品 25 g，蔬菜 500 g，水果 200 g，奶 250 g，植物油 15 g。再例如能量 1600 kcal，交换份数 17.5 份，具体各类食物分配：谷类200 g，蛋类50 g，鱼禽虾肉90 g，豆制品25 g，蔬菜500 g，水果200 g，奶250 g，植物油25 g。食物按照性质、来源分成不同类别，同类食物在一定重量内所含的热量、碳水化合物、蛋白质和脂肪相近，食物间可以互换。

（四）食物选择

平衡膳食尽量选择食物多样化、按营养需要合理搭配食物。主食做到粗细搭配，低 GI 的粗杂粮类食物可占主食的 1/3，副食做到荤素搭配。再根据患者的饮食习惯、食物喜好等做出适当调整，调整食物时可参考食物 GI 或血糖负荷（Glycemic Loading，GL）值以及食物交换份法，选择和交换食物，GL ≤ 10 为低 GL 食物，GL 10~20 为中 GL 食物，GL ≥ 20 为高 GL 食物。结合营养特点，优先选择低 GI 或低 GL 的食物、膳食纤维含量丰富的食物、脂肪含量较低的食物。对中等 GI 或中等 GL 的食物、膳食纤维含量较低的食物适当进行选择。尽量不选择高 GI 或高 GL 的食物、膳食纤维含量低的食物、高盐、高脂类食物、高精制糖类食物。另外可通过粗细搭配、高低搭配、多吃膳食纤维等合理搭配的方法来降低食物的升糖指数，或通过少加水、急火快炒、适量加醋等制备方式制作低 GI 或低 GL 的食品。

（五）饮食模式

1. 合理计划餐次及能量分配。糖尿病患者要养成良好的饮食习惯，就餐要定时，并按照食谱规定的量进食，早、中、晚三餐的能量应控制在总能量的 20%~30%、20%~30%、20%~30%。分餐能量占总能量的 10%。一天的食物进量可以分配到 3~6 餐中，要搭配均衡。

2. 饮食控制适当，在饮食控制的同时要警惕低血糖的发生。外出要随身携带糖果、饼干等食品以备急需。不要酗酒，因为酒精可引起低血糖。禁止空腹运动，特别是早晨，宜餐后 1 小时再运动，不要随意增加运动量，增加时，要适当增加运动前饭量。严重低血糖者应呼叫急诊救治，同时快速口服10~20 g 葡萄糖或糖开水。治疗低血糖，葡萄糖是首选。摄入 15~20 g 葡萄糖可在 10 分钟内缓解低血糖症状，如果治疗 15 分钟后仍为低血糖，应再次给予葡萄糖。当血糖正常后，患者可继续进食正常饮食或点心一次，以防止低血糖复发。

3. 糖尿病患者虽然摄入适量甜味剂（如糖醇类等）是安全的，但应注意若同时摄入的高热量、高脂类食品，如点心、冰淇淋等，会对血糖造成一定影响。

（六）其他膳食模式

地中海饮食，被认为是最健康的饮食模式之一，其饮食模式富含新鲜食物，包括鱼、蔬菜、水果、香料、面包、橄榄油、坚果等，红肉、家禽、黄油、精制谷物和加工食品的消费量较低，膳食中富含膳食纤维、单不饱和脂肪和多不饱和脂肪、抗氧化化合物以及必需的维生素和矿物质，饱和脂肪含量低。地中海饮食这种坚持谷类与植物性食品为主、平衡膳食的饮食模式与我国膳食指南提倡的低油、低糖、低盐的膳食结构两相适应。其饮食模式被证明对糖尿病患者有利，因此，也可供糖尿病足患者参考借鉴。对于其他比较常见的低碳饮食或者极低碳饮食模式，不对糖尿病足患者做特殊推荐。

（七）肠内营养

对于可正常进食的糖尿病足患者，根据筛查与评估结果，首先予以饮食和营养教育。当膳食摄入量不足目标能量的 60% 超过 7 天，予以口服营养补充剂（Oral Nutritional Supplement，ONS），推荐使用糖尿病适用型肠内营养制剂，适量补充针对创面代谢需要的蛋白质及特定的微量元素。对于经口饮食联合口服营养补充尚不能满足机体营养需要量患者，可予以管饲方式，给予肠内营养（Enteral Nutrition，EN）支持，肠内营养应遵循循序渐进的原则，逐渐增加浓度、容量及滴速等，当肠内营养无法实现或无法满足机体营养需要时，可予补充性肠外营养（Supplemental Parenteral Nutrition，SPN）及肠外营养（Parenteral Nutrition，PN）。在营养支持的全程中应监测血糖、电解质、肾功、白蛋白、前白蛋白等指标的变化。

（八）家庭营养

患者的营养治疗应该贯穿糖尿病足患者整个疾病管理过程，可通过随访或门诊方式进行，内容可包括日常饮食、身体活动、血糖监测情况、体重、体成分变化等，以评估能量和宏量营养素的摄入，鼓励他们实现个性化的卡路里和碳水化合物目标，并根据个体化情况设定活动目标，激励患者改变饮食方式。其中自我血糖监测结果是评价营养治疗效果的重要指标，最好配置一个血糖仪，跟踪空腹和餐后血糖，营养（医）师定期干预，提供个性化的反馈，除此之外还可监测干预前后的体重变化、糖化血红蛋白、血脂、血压、肌酐水平和饮食摄入量等。药物更改由患者自己的医生决定。

第十八章 横向骨搬移在手部缺血性疾病中的应用

基于 Ilizarov 医生提出的张力－应力法则来进行的牵拉组织再生技术（以下简称"Ilizarov 技术"），目前已经在骨延长、肢体延长、肢体畸形矫正等方面得到广泛应用。近年来，不少学者发现骨搬移过程中伴随新的微循环重建现象，由此可以改善肢体远端血供，进而缓解疼痛，并促进肢体远端慢性溃疡的愈合。大量研究表明，采用 Ilizarov 技术进行胫骨横向骨搬移治疗下肢慢性缺血性疾病和糖尿病足可取得优异的疗效。糖尿病肢端溃疡是糖尿病患者主要的致残、致死性并发症，国内外文献中关于糖尿病足溃疡的报道较多，而关于糖尿病手部溃疡却鲜有报道。我们应用桡骨横向骨搬移血运重建技术治疗糖尿病手部溃疡同样取得了良好的效果，通过改善局部微循环，促进了创面的愈合，减轻了患者的疼痛感，提高了患者的生活质量（图1~图4）。

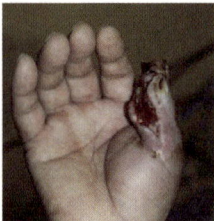 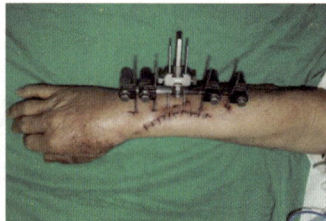 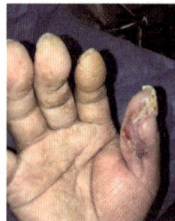 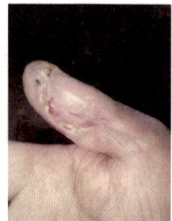

图 1 　　　　　　图 2 　　　　　　图 3 　　　　图 4

一、　手术方法

术前准备：所有患者入科后每日严格监测并控制血糖，并根据创面分泌物微生物培养及药敏结果选用抗生素控制感染。所有患者均在术前常规使用血管扩张剂，行上肢动脉超声检查以排除大血管病变。

骨瓣准备：麻醉起效后，以同侧桡骨中下 1/3 为骨搬移区。 取桡骨背侧弧形切口，长 6.0~8.0 cm，钝性分离皮下组织至暴露骨膜， 纵向切开并向两侧剥离骨膜，确定桡骨搬移骨瓣的大小，长 3.0~4.0 cm，宽 1.0~1.5 cm，在骨瓣内拧入两枚直径 2.0 mm 的外固定针用于搬移骨瓣。用钻头及骨刀分离搬移骨瓣，使其形成可横向移动的骨瓣。于骨瓣远、近端桡骨上各拧入直径 3.0 mm 的外固定针 2 枚，安装并调试桡骨横向骨搬移架。 明确并标记骨搬移方向后逐层关闭骨膜、皮下组织及皮肤，用无菌敷料包扎切口。 手部创面彻底清创，清除坏死组织至创面新鲜。

二、术后搬移方案

手部创面定期换药，注意保持创面湿润。于术后第 5 天开始搬移骨瓣，早、中、晚各调节骨搬移架 1 次，使每天向外搬移的距离为 1.0 mm。如图 5 所示，2 周后桡骨骨瓣搬移 14.0 mm，暂停 3 天后开始以同样的方式反向调节骨搬移架，2 周后骨瓣归位， 结束搬移。 搬移结束 4~6 周后拍摄 X 线片进行复查，待骨瓣边界模糊后拆除外固定架。

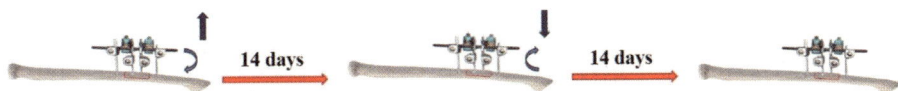

图 5

三、应用桡骨横向骨搬移技术治疗糖尿病手部溃疡的注意事项

合理的病例选择是该技术成功的关键，并非所有的糖尿病手部溃疡患者都适用该技术，上肢的主干血管存在病变应视为该技术的禁忌证。术前应常规行血管彩超或血管造影，以明确病灶近端主干血管的情况。由于长期糖尿病患者多有肾脏病变，常表现为低蛋白血症，术前应积极予以纠正，以保证手术的安全性及疗效。术前可使用改善微循环的药物以增强术后效果，如前列地尔。术中选择桡骨中下 1/3 处背侧作为骨搬移区，因该处桡骨较宽，神经、肌肉、肌腱等重要组织分布较少，术中操作较方便且安全性高。设计骨瓣时，其宽度不宜超过桡骨宽度的 2/3，以降低术后桡骨发生骨折的风险，目前尚未有研究表明骨瓣大小会影响微循环重建效果。此外，分离搬移骨瓣时应尽量避免损伤骨髓，因骨髓组织是微循环重建的关键。术中患肢病灶的清创也是保证疗效的重要环节，应做到清创彻底，绝不手软。术后第 5 天开始骨搬移，骨搬移应严格按照每天 1.0 mm、分 3 次完成的速度进行，避免搬移过快、皮肤张力过大而发生坏死。骨搬移过程中，患肢创面的护理也至关重要，可选择泡沫敷料或含银离子敷料，以保持创面湿润，避免使用碘伏、酒精等进行创面消毒，使用生理盐水擦拭创面即可，局部配合使用表皮生长因子凝胶，以促进肉芽及表皮组织的新生。骨搬移过程结束后，外固定支架拆除的时机应以复查的情况作为参考，当骨瓣边界模糊时即可考虑拆除支架。除上述注意事项外，尚有一点值得注意的是良好的血糖控制是整个治疗的基础，需内分泌专科医生的协助，只有患者血糖控制良好，才会有功能正常的血管新生。

四、应用桡骨横向骨搬移技术治疗糖尿病手部溃疡的局限性

目前，应用桡骨横向骨搬移技术治疗糖尿病手部溃疡尚有一定的局限性。首先是治疗周期较长，患者需佩戴外固定支架约 3 个月，对患者的工作和生活有一定的影响。其次，骨搬移流程的严格执行及术后钉道护理均需患者有较高的依从性。目前，因该疾病发病率较低，缺少糖尿病手部溃疡的流行病学资料，此术式应用例数偏少，随访时间较短，其长期疗效有待进一步研究得以验证。

五、应用桡骨横向骨搬移技术治疗上肢动脉闭塞性脉管炎

（一）病例资料

患者中年男性，47 岁，左侧手指发冷、疼痛 1 年并进行性加重来诊。患者 3 年前曾因类似症状发生左侧示指指端坏死，诊断为"动脉闭塞性脉管炎"，并行中远节截指术。

查体可见：患者左侧手指发冷，皮温明显偏低，以左侧拇指和环指、小指为明显，左侧拇指指腹皮肤色暗，示指中远节缺失。尺动脉搏动不能扪及（图6、图7）。

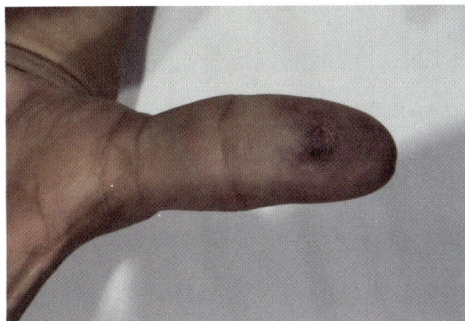
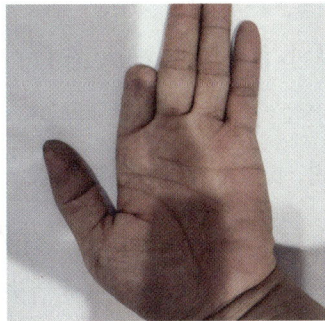

图 6　　　　　　　　　　　　图 7

图6、图7中患者拇指指腹颜色暗，发生部分坏死，手指发冷，皮温低；示指中远节缺失。

（二）影像学检查

术前行上肢 CTA 检查，发现该患者前臂段左尺动脉完全性闭塞（图8）。

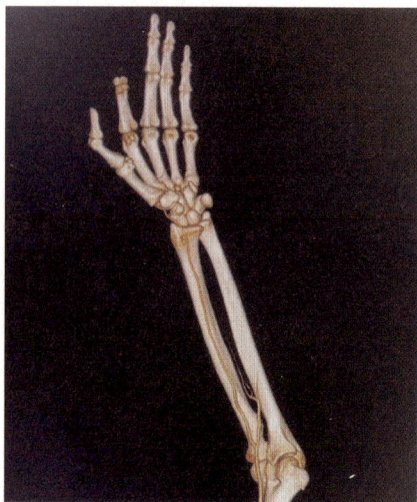

图 8

（三）手术

借鉴胫骨横向骨搬移治疗糖尿病足等下肢缺血性疾病的经验，在与患者充分沟通后，为患者行桡骨远端骨搬移术来重建前臂及手部的血液循环。

手术于前臂桡骨背侧远段设计约 1 cm×3.5 cm 骨块用于横搬。在背侧做长约 7 cm 弧形切口（图9，图10），显露桡骨远 1/3 段，在其背侧设计截骨块，骨块大小 1 cm×3.5 cm（图11，图12），两端的固定针直径选择为 3.0 mm，骨块提拉钉为 2.5 mm。术后 5 天开始进行横向骨搬移操作，每天 1 mm，连续 2 周，之后将骨块原位压回，速度仍然是每天 1 mm。

术后次日患者会有手部发热的感觉。术后随着搬运过程的进展，创面逐渐愈合，手部发冷的感觉消失，皮温明显改善，拇指坏死溃疡灶愈合（图13）。术后随访两年无复发。

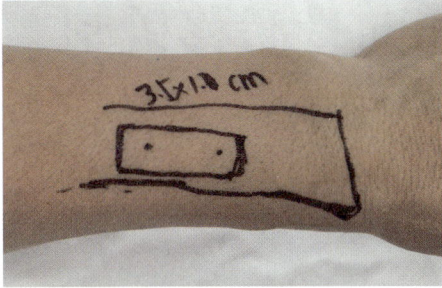

图 9

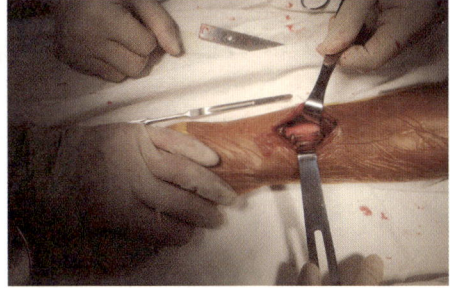

图 10

图 9 为手术在前臂桡骨背侧远段设计截骨块，大小约 1 cm × 3.5 cm。

图 10 为手术显露桡骨远端，在背侧拟截骨处，标记出截骨线。

图 11 为 完成截骨并安装好外固定架。

图 12 为术后 X 线片显示截骨位置与大小。

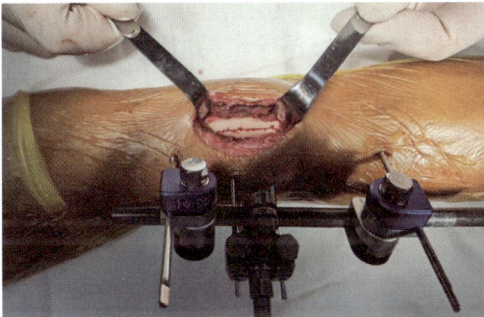

图 11

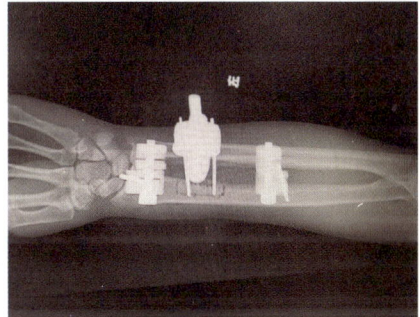

图 12

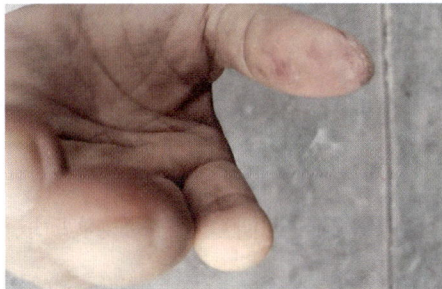

图 13

图 13 为术后复查，可见拇指原发黑坏死灶已经愈合。

第十九章　胫骨横向骨搬移机制

胫骨横向骨搬移来源于 Ilizarov 技术，该技术由苏联 Ilizarov 医生创立，并提出了张力－应力法则（Tension-Stress Effect），即缓慢持续的牵伸会使细胞的增殖和生物合成功能受到激发，组织新陈代谢变得活跃，调动组织自然修复潜能，使骨骼及其附着的肌肉、筋膜、血管和神经同步生长。缓慢刺激的力是促进组织再生的主要原因，这种力量能够诱导出类似胚胎发育过程中的生长机制，使得再生过程在形态和功能上更具生理一致性。这一过程不仅有助于骨组织的修复，也有助于增强组织的结构与功能恢复，特别是在缺血性或糖尿病足等复杂伤口的治疗中，胫骨横向骨搬移技术为糖尿病足微循环重建提供了独特的治疗路径。

一、促进血管组织的再生：胫骨横向骨搬移技术的作用与机制

Ilizarov 提出的胫骨横向骨搬移技术是一项具有开创性意义的治疗方法，其基本原理是通过缓慢、渐进的横向牵拉，在截骨断端区域诱导毛细血管网络和软组织的再生。这项技术的早期研究通过动物实验取得了重要成果。例如，在狗的胫骨实验中，研究者发现，通过逐步横向牵拉胫骨，第 7 天即可观察到大量毛细血管网络的生成，而这些新生毛细血管具有显著的密度优势。到第 21 天，新形成的血管结构已按照胫骨的功能要求，沿骨小梁纵向排列，并

呈现出独特的组织形态特征，比如血管上皮表面的纵向皱褶和环状皱褶。这些结构特征表明，新生血管不仅数量可观，其功能性和稳定性也已达到生理需求。此外，研究者还发现，除了毛细血管网络的再生外，淋巴毛细管以及皮肤毛细管的再生也在牵拉区域被观察到，这进一步佐证了牵拉作用对多种微循环结构的再生具有显著的促进作用。新生的毛细血管通过密集的网状结构与周围软组织相连，为局部组织的代谢和氧供提供了更加高效的支持体系，这为胫骨的修复和周围组织的功能恢复奠定了基础。

在胫骨横向搬移区域，研究者观察到一个显著的现象：在骨组织的再生之前，微血管网络的活跃再生是最早发生的事件。换言之，毛细血管的优先再生为骨组织的后续修复提供了关键的代谢和营养支持。这一发现通过血管造影技术得到了进一步证实，造影显示，搬移区域的新生血管与微循环已经形成了一个完整的结构网络，从而显著改善了患肢的整体血液循环状态。国内学者曲龙教授通过一系列系统性的动物实验，进一步验证了胫骨横向搬移技术的有效性。他提出，采用每天 1 毫米的牵拉速度可以最大程度地激活张力作用，而这种张力不仅能够促进骨组织的生长，还能有效促进毛细血管的形成与扩展。这一发现为临床应用提供了明确的技术参数。

在犬下肢缺血性模型中，实施胫骨横向骨搬移手术后，观察到搬移区毛细血管的新生显著增强。这些新生毛细血管形成了密集的网络结构，大大改善了缺血组织的微循环状态。同样，Matsuyama 等学者通过犬模型研究发现，搬移骨块周围的骨髓发生了明显的重塑现象，同时新生毛细血管在周围区域密集再生，这进一步验证了胫骨横向骨搬移技术在促进骨髓及血管再生方面的积极作用。这些实验结果不仅在理论层面证明了技术的有效性，也为该技术在临床中的推广应用提供了科学依据。

胫骨横向骨搬移技术应用于糖尿病足的治疗，取得了令人瞩目的临床效果，通过长期随访观察，发现接受治疗的患者成功降低了截肢的风险。研究还显示，随着骨块搬移距离的增加，肢体周围的皮肤和骨膜也随之被牵拉，这种牵拉作用显著提高了搬移侧肢体的毛细血管密度。进一步的对比分析表明，搬移侧肢体的皮肤毛细血管密度显著高于对侧未牵拉的肢体，这种密度的增加不仅提高了局部组织的微循环效率，还增强了皮肤的抗感染能力和愈合能力，为糖尿病足患者的创面修复提供了可靠的支持。正因如此，胫骨横向骨搬移技术成为一种能够系统改善局部微循环的独特治疗手段。

连浩宇等研究者深入研究了胫骨横向骨搬移技术在重度糖尿病足治疗中的作用机制。术后 1 个月，通过对患者创面边缘组织的免疫组化检测，发现 Ki-67、CD31 和 VEGF 的蛋白表达量显著增加。这些分子标志物的增多进一步证明了该技术能够显著增强局部细胞的增殖能力以及毛细血管的生成效率。Ki-67 是一种与细胞增殖直接相关的标志物，其表达率越高表明牵拉区域的细胞活性越强；CD31 作为血管内皮细胞的特异性标志物，表明新生血管的形成正在积极进行；而 VEGF 是一种重要的促血管生成因子，其通过诱导内源性血小板激活因子（PAF）和一氧化氮（NO）的生成，显著提高了血管的通透性和功能性。这些变化不仅表明胫骨横向骨搬移能够促进创面组织的修复，同时也为糖尿病足的临床治疗提供了新的思路。

胫骨横向骨搬移术在糖尿病足治疗的早期阶段便能显著提高血清中多种与血管生成相关因子的表达水平，包括 VEGF、bFGF、EGF 和 PDGF 等。这些因子在创面愈合的过程中，通过调控靶细胞的分化、生长和代谢，发挥了不可或缺的作用。其中，VEGF 是血管生成的核心调节因子，能够通过促进内皮细胞的增殖和迁移，直接加速新生血管的生成；bFGF 则主要通过调控细胞外基质的重塑，间接支持血管的生长与稳定；而 EGF 和 PDGF 通过复杂的信号网络共同调控血管生成和组织修复。这些因子的协同作用显著加速了糖尿病足患者创面的愈合过程，并为其提供了长期的功能性修复。

毛细血管的再生为骨组织的再生提供了重要的基础，这种再生能力尤其在骨折修复和胫骨横向骨搬移过程中得到了显著体现。在胫骨横向骨搬移的过程中，持续的牵张应力通过机械力作用，显著促进了骨组织的再生和重塑。相关研究表明，血管不仅在提供氧气和营养物质方面起到关键作用，还可能通过特定的生物学过程分化为成骨母细胞，这进一步揭示了血管生成与骨生成之间的密切联系。在血管再生的三维微结构观察中，动脉伴随成骨过程的现象被清晰记录下来，尤其是在原始矿化前缘区域（即骨形成的关键部位），毛细血管的大量存在进一步证明了成骨过程与血管生成之间复杂且高度协调的相互作用。这些观察强调了骨再生过程的系统性特征，即它不仅依赖于适当的机械和生物刺激，还需具备足够的靶细胞与良好的微环境。

在骨再生的分子机制中，骨形成蛋白（BMP）作为一类非胶原性蛋白质，在骨基质中的功能尤为重要。目前已鉴定出 20 多种 BMP 家族成员，其中 BMP-2、BMP-4、BMP-6 等被广泛认为在骨折修复中起到核心作用。BMP 通过复杂的信号调控网络，不仅直接刺激成骨细胞的分化，还通过调节骨生成和骨吸收的动态平衡，促进骨组织的健康再生。以兔胫骨截骨搬移模型为例，研究发现，BMP 在纤维间隙和成骨细胞中的表达显著上升，尤其是在搬移初期和巩固期早期，表明 BMP 在骨与软骨形成调控中具有不可或缺的作用。

进一步的实验和临床研究证实，胫骨横向骨搬移技术对血管再生的促进作用，不仅局限于骨组织周边。在犬胫骨搬移实验中，Ohashi S 等研究者发现，该技术显著促进了骨块周围肌肉组织的血管再生，从而为慢性缺血性疾病（如糖尿病足）的治疗提供了全新策略。糖尿病足常伴随神经病变，患者往往遭受剧烈且难以缓解的疼痛。张定伟等研究者在治疗 196 例糖尿病足患者（包括 62 例 Wagner 4 级和 10 例 Wagner 5 级病例）中，通过胫骨横向骨搬移技术，不仅显著缓解了患者的缺血性疼痛，还观察到了溃疡愈合的加速及组织的全面恢复。此外，赵晓明等研究者的对比研究进一步揭示了胫骨横向骨搬移术相较于球囊介入治疗及常规治疗的显著优势。他们的研究表明，胫骨横向骨搬移术在下肢血供的重建、溃疡愈合及疼痛缓解方面表现更为出色，术后皮温及踝肱指数显著优于其他治疗方式。这些疗效的实现，可能与血液循环的整体改善、炎症因子的调节作用以及微循环的重建密切相关。尽管胫骨开窗技术可能通过缓解髓内水肿压力、恢复部分小血管供血以改善微循环，但新生皮肤与外周神经的全面恢复仍需进一步研究。基于这些发现，探索胫骨横向骨搬移在细胞和分子水平的作用机制，将为糖尿病足等难治性疾病的治疗提供更全面的理论依据和实践指导。

二、动员骨髓间充质干细胞促进创面修复：胫骨横向骨搬移技术的机制与临床应用

骨髓间充质干细胞（BMSCs）作为一种具有多向分化潜力的成体干细胞，其在再生医学中的应用前景极为广阔。BMSCs 不仅能够分化为骨细胞、软骨细胞和脂肪细胞等多种组织细胞，还能通过分泌多种细胞因子和生长因子调节损伤组织的微环境，从而促进组织修复和再生。这种修复机制使其成为治疗多种疾病的重要研究对象，例如骨折修复、烧伤创面愈合及心血管疾病治疗等。在正常生理条件下，骨髓间充质干细胞大多处于静止状态，并且仅在骨髓腔内以极低的数量存在于外周血中。然而，当机体遭受创伤或出现某些病理性刺激时，BMSCs 能够迅速被动员并活化，进入外周血循环并归巢至损伤组织，参与损伤修复过程。通过深入研究 BMSCs 的生物学特性和调控机制，科学家们正不断探索如何更高效地利用其修复潜能，开辟更广泛的临床应用途径。

近年来，胫骨横向骨搬移技术作为一种新兴的骨修复技术，逐渐受到广泛关注。与传统骨修复手段不同，胫骨横向骨搬移不仅可以在骨牵拉区域有效修复骨组织，还能通过重建局部微循环促进远端肢体的微循环修复。更令人惊叹的是，胫骨横向骨搬移的作用范围远远超出了骨组织本身。研究表明，

这项技术不仅能够促进骨组织的修复，还能有效促进血管、神经及皮肤等多种组织的修复，为慢性难愈合创面（如糖尿病足）提供了新的治疗思路。这种技术通过刺激机体内源性干细胞的动员与激活，显著提高了创面愈合效率。胫骨横向骨搬移技术的研究与应用为骨组织和多种软组织损伤修复提供了全新的治疗策略，不仅提升了患者的生活质量，还为再生医学的研究拓展了新的方向。进一步研究发现，胫骨横向骨搬移技术在促进创面愈合的过程中，可能通过动员和激活体内干细胞，特别是骨髓间充质干细胞和表皮干细胞，促进创面皮肤细胞的增殖与分化，从而加速损伤组织的修复。趋化因子及其受体在干细胞归巢过程中发挥着关键作用。通过增强趋化因子信号或上调骨髓间充质干细胞表面趋化因子受体的表达，可以显著提高干细胞的动员效率，进一步加速创面修复。

趋化因子及其受体在干细胞归巢过程中的作用至关重要。基质细胞衍生因子 –1（SDF-1）作为一种重要的趋化因子，能够动员内皮祖细胞（EPCs）从骨髓进入外周血循环并参与血管生成。研究显示，在缺氧应激条件下，机体内的转录因子 HIF-1α 表达水平显著增加，这一变化直接导致 SDF-1 表达的显著上调。当 SDF-1 与其受体 CXCR4 结合后，能够激活内皮型一氧化氮合酶（eNOS），从而提高一氧化氮（NO）的水平，进一步刺激基质金属蛋白酶 –9（MMP-9）的活化。MMP-9 的激活使配体 sKitL 得以释放，促进内皮祖细胞进入外周血液循环，并参与血管生成过程。SDF-1/CXCR4 轴在干细胞动员、迁移及归巢过程中，以及在血管再生和创面修复中，发挥着至关重要的作用。在研究中，我们利用糖尿病足大鼠模型，通过胫骨横向骨搬移治疗，记录术后大鼠的体重变化，并分析其皮肤伤口的愈合情况，系统评估 TTT 手术对模型大鼠的影响。我们通过免疫荧光、免疫组织化学、qRT-PCR 和 Western blotting 等实验方法，定量和定性分析了 CXCR4 和 SDF-1 的表达水平。研究结果显示，术后糖尿病足大鼠皮肤溃疡部位的 SDF-1/CXCR4 信号通路显著激活，这一发现表明，胫骨横向骨搬移能够通过激活 SDF-1/CXCR4 轴促进创面的愈合，为糖尿病足保肢治疗提供了新的理论支持，更重要的是，这些发现进一步验证了胫骨横向骨搬移技术在组织修复中的广泛应用潜力。

此外，我们的研究结果与连浩宇等研究者的发现高度一致。连浩宇等研究者利用下肢血管 CTA 检查发现，接受胫骨横向骨搬移术治疗的重度糖尿病足患者，其骨搬移段起始部位形成了大量新生血管。术后，部分患者的创面组织经 HE 染色显示出了完整的表皮和真皮结构。与此同时，患者血清中的 SDF-1 水平显著升高，外周血中 CD34 阳性和 CXCR4 阳性细胞数量显著增加，这些结果进一步证明，胫骨横向骨搬移技术通过持续释放 SDF-1，能够动员骨髓间充质干细胞归巢至损伤部位，从而促进皮肤、血管及神经等多种组织的再生修复。研究还发现，接受胫骨横向骨搬移治疗的患者血清中干细胞活化及动员相关因子如 Mip-a、IL-8、G-CSF、GM-CSF 和 SCF 等水平显著升高，同时 PI3K/AKT 信号通路的活性也得到了验证，术后 1 个月，患者外周血单个核细胞中 CD34 阳性和 CXCR4 阳性细胞的比例显著增加，这一系列研究结果表明，创伤组织通过 SDF-1 形成浓度梯度，诱导骨髓间充质干细胞归巢至损伤部位，从而推动创面组织的再生修复，为糖尿病足的临床治疗提供了宝贵的参考依据。

在胫骨横向骨搬移技术的相关研究中，项杰等研究真通过临床试验，对糖尿病患者造血干细胞集落形成的机制进行了深入分析，揭示了这一技术在干细胞动员和创面修复中的重要作用。研究结果表明，胫骨横向骨搬移术能够显著提高患者术后红细胞集落形成单位（BFU-E）和粒细胞 - 巨噬细胞集落形成单位（GM-CFU）的数量。更为重要的是，PI3K/Akt 信号通路的相对表达水平在术后也显著上升，这一信号通路在炎症相关疾病及 BMSCs 移植中发挥了关键作用，特别是在干细胞向创伤组织迁移的过程中。PI3K/Akt 信号通路是 SDF-1/CXCR4 轴的重要下游通路之一，能够通过信号传递调控细胞增殖、分化和迁移的过程。这一研究发现表明，胫骨横向骨搬移技术不仅通过激活 SDF-1/CXCR4 轴，还通过其介导的 PI3K/Akt 信号通路，有效动员了骨髓源性干细胞，如内皮祖细胞（EPCs）和造血干细胞（HSCs），从而促进了创面溃疡的再生与修复，为糖尿病足等慢性创面的治疗提供了新思路和新策略。

　　进一步的研究证实，胫骨横向骨搬移术对糖尿病足创面愈合的机制，不仅限于干细胞的动员和迁移，还涉及皮肤干细胞的增殖与分化过程。姜圣洁等研究者通过对 126 例接受胫骨横向骨搬移术的糖尿病足患者进行了为期 2 至 9 个月的长期随访，结果发现，患者的创面愈合效果显著，术后保肢率高达 99%。在组织学分析中，HE 染色结果显示，术后创面组织结构完整，皮肤表皮层和真皮层得到了良好恢复，同时微血管网络的重建也表现出良好的形态和功能。这些结果进一步说明，胫骨横向骨搬移术在治疗糖尿病足创面时，通过激活皮肤干细胞的机制，显著促进了皮肤组织的修复与再生。免疫组化检测显示，与皮肤干细胞密切相关的标记物 LGR5 和 CK19 的表达水平显著升高，这些标记物的表达变化，表明胫骨横向骨搬移术能够显著激活皮肤干细胞的生物活性，从而加速创面愈合过程，为糖尿病足等慢性创面的保肢治疗提供了全新的临床依据。

　　胫骨横向骨搬移技术作为一种新型的骨修复手段，通过动员骨髓间充质干细胞及激活皮肤干细胞，显著提高了创面愈合效率，为糖尿病足等慢性疾病的治疗提供了全新的解决方案。随着相关研究的深入开展，胫骨横向骨搬移技术不仅为组织再生和微循环修复提供了坚实的理论基础，也为再生医学及干细胞治疗的临床应用拓展了新的方向。

三、骨搬移重建巨噬细胞的极化平衡：机制与临床应用

巨噬细胞是一类具有高度异质性的免疫细胞，其表型和功能受周围微环境的深度调节，并呈现出动态的变化特性。根据其功能特性，巨噬细胞可以被极化为促炎的 M1 型和抗炎的 M2 型两种主要表型。M1 型巨噬细胞通常在受到脂多糖（LPS）或 Th1 型细胞因子（如 IFN-γ 和 GM-CSF）刺激后被激活，表现为分泌大量促炎性细胞因子，包括白细胞介素 -1β（IL-1β）、IL-6、IL-12、IL-23，以及肿瘤坏死因子 α（TNF-α）。这些促炎因子在增强机体免疫反应、清除病原体方面具有重要作用。然而，与之相对的是，M2 型巨噬细胞在 Th2 型细胞因子（如 IL-4 和 IL-13）的作用下被激活，主要分泌抗炎因子，如 IL-10 和转化生长因子 β（TGF-β），从而在调节免疫反应、促进组织修复和血管生成方面发挥关键作用。因此，M1/M2 型巨噬细胞的动态平衡是调节炎症过程以及促进受损组织修复的核心机制之一。

在急性感染或严重炎症的初期，巨噬细胞通常首先被极化为 M1 型，以增强免疫反应，快速清除入侵的病原体。然而，如果 M1 型极化状态持续时间过长，将导致过度的炎症反应，从而引发组织损伤。因此，炎症控制的关键在于适时调节巨噬细胞功能，使其从 M1 型向 M2 型转化。这种转化能够通过分泌 IL-10 和 TGF-β 等抗炎因子，抑制过度的炎症反应，促进组织的修复和重塑，并通过增强血管生成为愈合创造有利条件。由此可见，维持巨噬细胞极化的动态平衡对于防止慢性炎症及其并发症的发生，以及促进损伤组织的修复至关重要。

在糖尿病的病理生理过程中，慢性炎症是核心机制之一，而巨噬细胞的异常极化被认为是推动这一机制的重要驱动力。研究表明，高糖环境能够显著诱导巨噬细胞向 M1 型极化，其表现包括促炎性标志物如 CD11c 和 iNOS

的表达水平上调，同时抑制抗炎性标志物如 Arg-1、CD206 和 IL-10 的表达。
这种极化失衡导致局部炎症反应的持续，并进一步恶化糖尿病足创面的愈合。
此外，高糖环境还通过上调单核细胞中的长链酰基辅酶 A 合成酶 1（ACSL1）
的表达，促进 M1 型巨噬细胞在组织中的积累，从而加剧了慢性炎症和组织
损伤。这些机制共同作用，使得糖尿病足创面的愈合过程显著延迟。

针对上述病理机制，高伟等研究团队设计并开展了基于胫骨横向骨搬移
术的临床研究，以探讨该技术对重度糖尿病足创面愈合的疗效，通过对患者
治疗前及治疗后 1 个月创面边缘组织的取样分析，分别使用 CD86 和 CD163
单抗标记 M1 型和 M2 型巨噬细胞，发现术后患者创面 M1 型巨噬细胞的比
例显著下降，而 M2 型巨噬细胞的比例显著上升，表明 M1 与 M2 的比值较术
前明显降低。这一发现证实了胫骨横向骨搬移术能够有效促进巨噬细胞从 M1
型向 M2 型转化，显著减轻由巨噬细胞介导的糖尿病足慢性炎症反应，从而
加速创面的修复过程。这一研究不仅为糖尿病足的治疗提供了新的理论依据，
还为胫骨横向骨搬移技术的推广应用提供了重要的实验数据支持。

与此同时，生物体中的组织和细胞在日常生理活动中不断受到复杂的机
械信号刺激。机械信号的作用不仅体现在细胞增殖、分化和迁移的调控中，
还在维持组织稳态和促进损伤修复中发挥了关键作用。研究人员通过设计专
门的皮肤牵张装置，探讨了毛发干细胞增殖与机械拉伸之间的关联，发现毛
发再生仅在适当的时间窗口施加适度张力时才能有效发生。通过深入的分子
和遗传分析，研究还揭示了机械拉伸对巨噬细胞功能的深远影响。具体而言，
机械刺激通过引导巨噬细胞对拉伸应力的反应，触发趋化因子的分泌，招募
其他细胞进入损伤区域共同参与组织修复。这一过程中，Wnt 和 BMP-2 信号
通路的动态平衡在调控巨噬细胞向 M2 型极化中起到了核心作用。被极化的
M2 型巨噬细胞进一步分泌生长因子（如肝细胞生长因子 HGF 和胰岛素样生
长因子 IGF-1），激活干细胞的修复能力，从而促进毛发再生。这些研究不

仅揭示了机械信号如何通过化学信号调节细胞行为，也丰富了胫骨横向骨搬移技术在微循环重建和组织再生领域的潜在应用场景。尽管目前已有的研究揭示了机械信号在生长因子分泌调控中的重要作用，但其在其他力学转导通路中的具体机制尚不完全清楚。未来的研究应进一步探索机械刺激如何通过多层次的信号通路整合，影响细胞行为及组织修复过程。这些基础研究成果将为胫骨横向骨搬移技术在糖尿病足等复杂慢性创面疾病的临床治疗应用提供更加坚实的理论支持。通过不断优化该技术并深入研究其潜在机制，我们期待进一步推动其临床转化，造福更多患者。

重建巨噬细胞的极化平衡是控制慢性炎症并促进组织修复的核心机制。胫骨横向骨搬移术通过激活机械信号、调控 SDF-1/CXCR4 轴和 PI3K/Akt 通路，不仅有效实现了 M1 向 M2 的转化，还显著改善了糖尿病足患者的创面愈合。

四、内皮祖细胞及血管生成相关因子：横向骨搬移技术血管生成中的作用与机制解析

在横向骨搬移技术的研究领域，与内皮祖细胞（EPC）相关的研究相对较少，而其在横向骨搬移技术中的具体作用与机制尚未得到充分阐明。众所周知，新血管的形成是一个复杂且精细的生物过程，主要涉及两种机制：血管发生和血管生成。血管发生是指血管母细胞从中胚层分化并在原始位置或周围区域形成初级血管，这是胚胎发育阶段血管系统建立的基础。而血管生成则是在现有血管的基础上，通过血管内皮细胞的增殖、迁移与分化，形成次级血管网，这一机制在成体组织的血管再生和损伤修复中发挥着至关重要的作用。

1997 年，Asahara 等研究者首次报道并命名了内皮祖细胞（EPC），这一发现开创了关于血管再生研究的新领域。研究表明，内皮祖细胞来源于造血

干细胞（HSC），被认为是血管母细胞的前体。EPC 具有多向分化的潜能，是一类能够参与成体血管再生的重要功能性细胞群体。这些细胞广泛存在于外周血、脐带血和骨髓中。在正常生理条件下，外周循环中的 EPC 含量极低，而骨髓作为一个特殊的微环境，为 EPC 提供了良好的自我更新和增殖能力。这一特性为 EPC 在再生医学中的应用奠定了基础。目前，常见的内皮祖细胞表面标志物包括 CD34、CD133、CD31、VEGFR-2、CD144、CD117、CD62E 和 CD45 等。基于上述研究，国外学者通过体外培养人脐带血 CD34+细胞，并使用免疫荧光染色和流式细胞术（FACS）对其表面标志物进行分析，发现这些细胞在培养后能够形成贴壁细胞，并具有内皮细胞的特征。同时，CD133 这一标志物在人类造血干细胞和祖细胞中被广泛检测到。现如今，最广泛应用于外周血中内皮祖细胞鉴定的表面标志物包括 CD34、CD133 和 VEGFR-2。

内皮祖细胞不仅在血管发育中起着关键作用，在出生后的血管修复过程中也扮演着重要角色。根据其生物学特性及体外培养的表现，EPC 可以分为早期 EPC 和晚期 EPC。早期 EPC 主要来源于人类外周血单核细胞（PBMCs），这类细胞虽然具有一定的增殖能力，但功能相对有限。其主要通过分泌炎性细胞因子和旁分泌血管生成因子（如血管内皮生长因子 VEGF、成纤维细胞生长因子 FGF、粒细胞集落刺激因子 G-CSF 以及胰岛素样生长因子 IGF-1），从而促进内皮修复和新生血管形成。晚期 EPC 则通过从外周血中富集 CD34+ 细胞扩增获得，这类细胞不仅具有强大的增殖能力，还具备较高的血管生成潜能，能够直接参与内皮小管的生成以及新生血管的形成。相较于早期 EPC 和成熟内皮细胞（EC），晚期 EPC 表现出更强的迁移能力和血管生成能力。影响内皮祖细胞功能的因素众多，其中细胞因子在调节 EPC 功能中扮演着至关重要的角色。这些调节因子包括趋化因子、生长因子、一氧化氮、微小核糖核酸以及促红细胞生成素等。其中，基质细胞衍生因子 -1

（SDF-1）及其受体CXCR4的信号通路对EPC的存活和归巢功能尤为重要。研究发现，CXCR4受体依赖于SDF-1在组织中的浓度梯度，能够显著增强EPC的趋化能力并促进其募集至血管生成部位。这一机制对于维持血管生成的高效进行至关重要。

近年来，越来越多的研究证实，胫骨横向骨搬移技术能够通过激活SDF-1或CXCR4信号通路，有效促进糖尿病足溃疡皮肤创面的愈合。相关研究表明，在胫骨横向骨搬移过程中，SDF-1的表达显著上调，与CXCR4受体结合后，可以有效动员EPC进入外周血并归巢至损伤部位，从而参与血管新生和微循环重建。这一机制在糖尿病足等慢性创面疾病的治疗中表现出极大的潜力。

横向骨搬移技术作为一种独特的骨科治疗手段，通过激活SDF-1/CXCR4轴显著促进了EPC的动员、归巢及血管生成。这一机制为慢性创面和缺血性疾病的治疗开辟了新的方向。

五、趋化因子在干细胞调控中的作用：以基质细胞衍生因子-1（SDF-1）为核心的多层面解析

趋化因子在调节干细胞的多种生物功能中起着至关重要的作用。特别是在组织损伤或炎症状态下，趋化因子大量释放进入血液循环，形成浓度梯度，从而指导干细胞的迁移、归巢和功能激活，最终参与组织和血管的修复。在趋化因子家族中，基质细胞衍生因子-1（SDF-1，也称CXCL12）是研究最为深入的分子之一。最初，SDF-1被发现与宿主免疫反应有关，能够引导单核细胞和淋巴细胞的靶向迁移，其作用随着研究的深入而被不断扩展。目前已知SDF-1在组织修复、干细胞动员及血管新生等多种生理和病理过程中都发挥了重要作用。SDF-1基因在进化过程中高度保守，其表达在多种细胞和组织中广泛存在，进一步显示了这一趋化因子的核心调控地位。作为内皮祖

细胞（EPCs）和骨髓间充质干细胞（BMSCs）迁移及归巢的关键调控因子，SDF-1 在动员 EPCs 从骨髓进入外周血并参与新生血管形成中起着不可或缺的作用。在糖尿病足等慢性创面修复过程中，研究者提出，SDF-1 通过增强 EPCs 和 BMSCs 的趋化性和迁移能力，加速了血管生成和组织愈合。

通过实验研究，学者们进一步揭示了 SDF-1 在 EPC 功能调控中的具体机制。通过 MTS、Transwell 迁移实验以及体外管形成实验，研究显示，SDF-1 能够显著增强 EPC 的增殖、迁移以及管形成能力。然而，当使用 CXCR4 拮抗剂（AMD3100）、PI3K 抑制剂（LY294002）或丝裂原活化蛋白激酶（MEK）抑制剂（PD98059）处理后，SDF-1 诱导的 EPC 增殖能力显著下降。这表明，SDF-1 对 EPC 的调节主要通过 Akt 和 ERK 信号通路进行，其中 EPC 的迁移和管形成能力更多地依赖于 Akt 信号通路的激活。

在糖尿病足溃疡的修复过程中，SDF-1/CXCR4 信号轴被证明在干细胞调控和组织愈合中发挥了重要作用。SDF-1 通过与其特异性受体 CXCR4 结合，调节细胞周期、趋化作用和多条分子通路，最终促进组织再生。这一信号轴不仅在 EPC 的迁移和血管生成中发挥作用，还被证实对神经干细胞（NSCs）及其他组织干细胞的激活和修复功能具有关键意义。在神经退行性疾病和脑肿瘤中，SDF-1 通过调节反应性脉管系统形成特定生态位，诱导神经祖细胞（NPCs）向损伤部位募集，进一步发挥修复作用。同时，SDF-1/CXCR4 轴还通过调控线粒体氧化磷酸化、ATP 生成和线粒体呼吸等代谢过程，维持细胞的正常生理功能。

研究发现，血小板是 SDF-1 的重要来源，能够通过旁分泌方式招募 EPCs，并通过与 CXCR4 相互作用，调控 EPC 的分化及血管生成能力。在冠状动脉疾病（CAD）患者中，CXCR4 信号传导紊乱导致 EPC 功能障碍，并影响血管新生的能力。然而，通过恢复 CXCR4 信号，能够有效改善 EPC 功能特性并提高新生血管形成效率。这表明，血小板衍生的 SDF-1 不仅对 EPC

的功能有直接调节作用，还对 CAD 等心血管疾病的治疗具有重要意义。

在缺血动物模型中，通过基因转染增强 SDF-1 表达已被证实能够有效促进 EPC 动员并加速血管新生。例如，在一项日本学者开展的研究中，研究者将编码 SDF-1α 的质粒 DNA 转染至缺血后肢动物模型中，结果显示，外周血中的 EPC 数量显著增加，同时缺血肢体的血液灌注得到明显改善。这一研究揭示，SDF-1α 通过 VEGF/eNOS 相关通路显著增强了缺血诱导的血管生成过程。然而，这一效应仅在缺血模型中显现，而在正常动物模型中则未观察到类似的效果。对此，研究人员提出以下机制进行解释：在血管损伤发生时，血小板通过糖蛋白（GP）IIb/IIIa 受体首先黏附于暴露的内膜下层，这为干细胞的动员和归巢提供了信号靶点。激活的血小板随后会分泌趋化因子 SDF-1，该因子在外周血液循环中形成梯度浓度差，诱导祖细胞的初步黏附与迁移。血小板来源的 SDF-1 不仅在体外实验中促进了祖细胞向血管和组织损伤部位的募集，还在体内加速了这一过程，从而增强了修复机制。此外，血小板衍生的 SDF-1 还能诱导内皮祖细胞的分化，并通过与 CXCR4 受体的相互作用调节巨核细胞生成及循环血小板的功能。这一过程不仅在体外实验中显著促进了 EPC 向损伤部位的募集，也在体内增强了血管生成能力。

脑卒中和心肌梗死患者外周血中内皮祖细胞（EPC）的数量显著升高，这一现象与疾病的发生及预后密切相关。特别是在脑卒中患者中，外周血中基质细胞衍生因子-1（SDF-1）的水平升高显著关联于循环中的 EPC 数量及梗死面积的大小。这种机制主要通过缺氧诱导因子-1（HIF-1）实现调控，HIF-1 作为一种关键的转录因子，可在缺氧条件下显著上调内皮细胞中 SDF-1 的表达。其结果是，在缺血和缺氧组织中，SDF-1 的表达水平显著升高。HIF-1 介导的 SDF-1 增加进一步促进 CXCR4 阳性祖细胞向缺血组织的黏附、迁移和归巢，从而推动损伤组织的再生。这表明，CXCR4 阳性祖细胞对缺血组织的募集依赖于 HIF-1 诱导的 SDF-1 浓度梯度的形成，展现出复杂而精确的调控模式。

SDF-1 在缺血区域的作用不仅局限于促进 EPC 的归巢，还通过激活骨髓中的内皮型一氧化氮合酶（eNOS）增强 EPC 的动员能力。通过与其受体 CXCR4 结合，SDF-1 能够刺激 eNOS 生成一氧化氮（NO）。NO 的产生进一步激活基质金属蛋白酶 -9（MMP-9），这一酶类可释放可溶性干细胞因子配体（sKITL），从而动员 C-kit 阳性 EPC 进入外周血循环。此外，SDF-1 还通过上调血管内皮生长因子（VEGF）的表达水平，进一步增强 EPC 从骨髓释放至外周血的能力。在这一过程中，SDF-1 与 VEGF 表现出显著的协同效应，共同推动血管生成的进展。除此之外，其他因子如粒细胞集落刺激因子（G-CSF）、甲状旁腺激素（PTH）、肝细胞生长因子（HGF）、IL-6 和雌激素等也被证明在 EPC 动员中具有重要作用。这些因子的综合作用使得 EPC 能够更加高效地参与缺血区域的修复过程。

在缺血区域中，EPC 的募集对于修复受损的血管内皮及组织的再生至关重要。研究表明，SDF-1 通过与其特异性受体 CXCR4 结合，不仅能够显著增强骨髓来源 EPC 的动员能力，还可引导这些细胞精准归巢至缺血区域，从而提高局部血管的生成效率。进一步研究显示，SDF-1 在缺血区域的上调与内皮细胞的活性密切相关。例如，在小鼠肠道缺血 - 再灌注模型中，使用 SDF-1 和 CXCR4 拮抗剂可显著抑制微循环中 EPC 的募集，导致血管修复能力下降。同样，在急性心肌梗死的小鼠模型中，通过 SDF-1 基因转导能够显著提高 EPC 的募集效率。这些研究结果进一步验证了 SDF-1 在血管再生中的关键调控作用，揭示了其在病理状态下的独特功能。

然而，糖尿病患者的外周循环中 EPC 的数量显著减少，这一现象严重削弱了这些细胞归巢至缺血组织的能力。高糖环境抑制内皮型一氧化氮合酶（eNOS）的活性，这是导致 EPC 动员不足的主要原因之一。值得注意的是，局部应用特定的细胞因子能够有效逆转这一不利影响。例如，在糖尿病动物模型中，SDF-1α 基因的转染通过激活 Akt 信号通路及增强 eNOS 活性，显著提高了 EPC 的动员与归巢效率。此外，最新研究表明，激肽 B2 受体在 EPC 向缺血区域的募集过程中也发挥了重要作用，这一分子对局部血管生成具有显著的促进效应。上述研究揭示了一种新颖的分子机制，进一步扩展了 SDF-1/CXCR4 轴在血管生成祖细胞归巢过程中的应用潜力。

SDF-1 不仅通过调控 EPC 的动员发挥核心作用，还通过促进黏附分子的表达，实现 EPC 的精准定位和高效作用。血管内皮损伤后，血小板迅速聚集至暴露的内皮下层，并在表面表达 P- 选择素。P- 选择素通过与 EPC 表面的 P- 选择素糖蛋白配体 -1（PSGL-1）结合，引导 EPC 黏附至受损部位。此外，E- 选择素作为一种关键的细胞间黏附因子，也在这一过程中起到了至关重要的作用。研究发现，在 E- 选择素敲除小鼠以及使用 E- 选择素抗体处理的野生型小鼠中，EPC 向缺血区域的黏附能力显著降低。而通过局部注射可溶解型 E- 选择素（sE- 选择素），可以恢复 EPC 的黏附功能。这一发现表明，E- 选择素的上调不仅促进了 EPC 在缺血区域的聚集，还显著加速了新生血管的形成。

此外，SDF-1 通过上调其他黏附相关受体（如 α4- 整合素、α6- 整合素和 Caveolin），与多种分子共同参与 EPC 在缺血区域的黏附和定植。这些机制的综合作用使得 EPC 能够在缺血区域内有效发挥修复功能，进一步提升了 SDF-1 在血管生成中的应用价值。未来，关于 SDF-1/CXCR4 轴与黏附分子相互作用的研究将为复杂病理条件下的组织修复提供更深入的理论基础，同时也为糖尿病、脑卒中及心肌梗死等相关疾病的治疗开辟了新的方向。

最新研究揭示，一种新型小分子化合物 Me6TREN 能够通过显著上调基质金属蛋白酶 -9（MMP-9）的表达，降低骨髓中基质细胞衍生因子 -1（SDF-1）的水平，从而有效促进骨髓中内皮祖细胞（EPC）的释放，并显著增加外周血循环中 EPC 的浓度。这一发现凸显了 SDF-1 在 EPC 动员、募集和归巢过程中的核心作用，并进一步确立了其作为血管生成关键调控因子的地位。通过这项研究，科学家们不仅加深了对 SDF-1 调控机制的理解，也为未来开发以 EPC 为靶点的治疗血管疾病的新型治疗方法提供了重要理论支持。这一成果为推动基于祖细胞的血管疾病治疗奠定了坚实的基础。

未来，关于 SDF-1/CXCR4 轴与黏附分子相互作用的深入研究，将为复杂病理条件下的组织修复提供更详细的理论基础。例如，研究可能会进一步揭示 SDF-1 如何与其他因子（如 VEGF、MMP-9、NO 等）协同作用，以实现更高效的 EPC 动员和归巢。此外，基于 SDF-1 的多功能特性，其在糖尿病、脑卒中及心肌梗死等疾病中的应用前景值得期待。

六、血管内皮生长因子（VEGF）与血管生成：核心机制与多层面调控

血管内皮生长因子（Vascular Endothelial Growth Factor, VEGF）作为血小板衍生生长因子超家族的核心成员，是血管生成领域研究中备受关注的关键调控因子。其通过调节血管内皮细胞及内皮祖细胞（Endothelial Progenitor Cells, EPCs）的增殖、迁移和分化，在新血管的形成、淋巴管生成以及血管修复中扮演着核心角色。VEGF 不仅广泛表达于成熟的内皮细胞表面，也显著分布于骨髓来源的 EPCs 中，这种分布特性赋予了 VEGF 多层次的生物学功能。

VEGF 能够通过诱导内源性血小板活化因子（Platelet Activating Factor, PAF）和一氧化氮（Nitric Oxide, NO）的合成，显著增强血管的通透性，为血管生成过程提供了重要的微环境支持。VEGF 在血管生成中的核心调控作用主要依赖于其与特定受体酪氨酸激酶（Receptor Tyrosine Kinases, RTKs）的相互作用，其中最具代表性的是 VEGFR-1 和 VEGFR-2。尽管这两种受体主要分布于血管内皮细胞表面，但它们在功能上存在明显差异：VEGFR-1 在血管的早期发育和稳定性维持中起到关键作用，而 VEGFR-2 则由于其更强的酪氨酸激酶活性和促血管生成效应，成为血管生成过程中的主要信号调控者。

除此之外，VEGFR-3 特异性分布于淋巴管内皮细胞，在淋巴管生成中具有不可替代的作用。

在血管生成过程中，VEGF-A 是最重要的 VEGF 家族成员之一，广泛参与血管生成的多个环节。VEGF-A 通过与 VEGFR-1 和 VEGFR-2 的结合，能够调控内皮细胞的增殖、迁移以及基质分泌功能，从而显著促进新血管的生成。值得一提的是，Asahara 等人的研究首次证实，给予体内 VEGF 后，外周血中的 EPC 数量显著增加，这表明 VEGF 能够通过调控 EPC 的动员与分化，对血管生成产生深远影响。进一步实验显示，VEGF 不仅促进了 EPC 的增殖和分化，还能够诱导其在缺血组织中的归巢。归巢后的 EPC 通过原位分化直接参与新生血管的构建，这一机制为 VEGF 在血管生成治疗中的临床应用提供了重要的理论依据。

临床研究进一步验证了 VEGF 在缺血组织修复中的作用机制。例如，在肢体缺血患者的治疗中，通过过表达 VEGF，显著增加了外周血中 EPC 的数量，并促进了受损部位的血管生成。同时，在血管创伤发生后，受损区域 EPC 的数量会在短时间内迅速增加，而 VEGF 的血浆水平也会急剧升高。这一现象表明，血管创伤能够通过快速释放 VEGF 及其他相关因子，有效动员 EPC 进入外周血，从而为组织修复提供必要支持。进一步研究揭示，VEGF 通过调控内皮细胞的增殖、迁移及基质重塑能力，为受损组织提供了稳定的微环境，使血管修复和新生血管生成的效率显著提升。这些结果不仅为基于 VEGF 的血管生成治疗策略提供了坚实的实验依据，也为未来开发 VEGF 相关药物提供了重要方向。

虽然 VEGF 在血管生成中占据核心地位，但其他生长因子同样在这一复杂生理过程中发挥着重要作用。成纤维细胞生长因子（Fibroblast Growth Factor, FGF）是其中最具代表性的分子之一。FGF 在多种组织中广泛表达，包括血管内皮、血管平滑肌、肌肉及表皮组织等，其在血管生成、肌肉再生及创伤修复中的关键作用已被广泛研究。在众多 FGF 亚型中，碱性成纤维细胞生长因子（bFGF, FGF-2）因其显著的促血管生成效应备受关注。bFGF 不仅能够直接刺激内皮细胞的增殖和迁移，还通过上调 VEGF 的表达，与之协同作用，显著促进新生血管的形成。此外，微血管内皮细胞分泌的血小板源性生长因子（Platelet-Derived Growth Factor, PDGF）也在血管生成中发挥重要作用。研究发现，PDGF 能够显著上调 VEGF 的表达水平，从而增强血管生成能力。这种协同作用表明，血管生成是多种生长因子综合调控的结果，而非单一信号通路的作用。

近年来，机械刺激在血管生成调控中的潜在作用逐渐受到重视。例如，肺血管在机械拉伸条件下可同时诱导 VEGF 和 FGF-2 基因的表达。这一发现表明，机械力不仅直接影响血管细胞的行为，还通过上调关键生长因子的表达，间接促进血管生成。这一机制可能在多种病理生理过程中发挥作用，例如动脉粥样硬化、机械通气治疗，以及运动对血管健康的影响。机械力的这种多重调控作用不仅为理解血管生成的综合机制提供了新思路，也为基于机械信号的血管生成干预策略奠定了基础。

随着对 VEGF 及其作用机制的深入研究，基于 VEGF 的血管生成治疗策略逐渐成为临床研究的热点。例如，VEGF 的基因治疗或蛋白注射已被广泛用于治疗缺血性疾病，如外周动脉疾病、冠心病以及糖尿病足等。此外，通过联合使用 VEGF 与 FGF 等生长因子，可以显著增强血管生成效率，为难愈性创面的治疗提供新希望。然而，需要注意的是，VEGF 的过度表达可能导致血管生成异常，如肿瘤血管的过度生长。因此，在治疗中应精准调控 VEGF 的表达水平，以避免副作用的发生。

七、促红细胞生成素（Erythropoietin, EPO）： 从造血到血管生成的多功能激素

促红细胞生成素（Erythropoietin, EPO）是一种由肾脏和肝脏分泌的糖蛋白激素，其主要功能是在低氧环境下刺激骨髓中的造血干细胞（HSCs）增殖与分化，进而促进红细胞的生成和血液携氧能力的增强。在造血过程中，EPO 通过与其受体 EPO 受体（EPOR）结合，激活一系列信号通路，从而发挥多重调控作用，包括抑制造血细胞的凋亡、促进细胞增殖以及诱导红系祖细胞的成熟。作为造血系统的核心调控因子，EPO 是维持体内血液平衡和适应缺氧条件的关键分子。值得注意的是，造血细胞与内皮细胞具有共同的发育起源，均来源于胚胎期的血管内皮造血干细胞。这一共同起源决定了 EPO 的作用范围并不仅限于造血系统。研究表明，EPOR 在许多非造血组织中也有广泛表达，如神经细胞、内皮细胞、骨骼肌成肌细胞等。这一发现为 EPO 在非造血组织中的多功能性提供了理论依据。例如，EPO 在神经保护、肌肉再生以及血管生成等方面也显示出显著的作用。特别是在血管生成领域，EPO 被认为是重要的调控因子，其通过多种机制促进血管修复和新生血管的形成。

内皮祖细胞（Endothelial Progenitor Cells, EPCs）是近年来血管生成研究中的热点。EPCs 源自骨髓的造血干细胞，能够分化为成熟的内皮细胞并参与血管修复和再生。EPCs 的动员、增殖及功能活性是血管生成的重要环节，而 EPO 对 EPCs 的调控作用逐渐受到广泛关注。研究表明，重组人 EPO 通过激活 EPCs 中的 Akt 蛋白激酶信号通路，显著增强了 EPC 的功能活性，并增加了外周血中功能性 EPC 的数量。Akt 信号通路作为细胞增殖、生存和迁移的重要调控通路，其激活有助于提高 EPC 的抗凋亡能力和分化潜力。Christopher Heeschen 等人的实验进一步验证了这一机制，他们发现 EPO 处理

后的小鼠外周血中 EPC 数量显著增加，同时 EPC 在缺血组织中的归巢能力也得到了增强。这些研究结果表明，EPO 能够通过调控 EPC 的活性，促进血管修复和新生血管的形成，为缺血性疾病的治疗提供了新的思路。由于 EPC 的动员与功能活性在血管生成过程中起到核心作用，EPO 或其类似物（EPO mimetics）被认为是再生血管医学领域潜在的治疗工具。其在缺血性疾病中的应用，例如冠心病、外周动脉疾病和中风等，已成为研究热点。深入研究该领域内容，可以为未来优化和创新治疗策略提供新思路。例如，通过结合 EPO 等生长因子或调控 miRNA 表达，可能进一步提高骨搬移过程中血管生成的效率，为临床治疗带来革命性进展。

　　血管发生是一个复杂且精密调控的生理过程，在胚胎发育、组织修复以及病理性条件（如肿瘤生长、缺血性疾病）中都扮演着重要角色。血管生成过程包括多个关键步骤：骨髓来源的 EPCs 被动员进入外周血，随后通过血液循环到达受损部位，并黏附于受损血管内膜表面。在这一过程中，EPCs 不仅能够修复受损的血管内皮，还通过分泌促血管生成因子，如血管内皮生长因子（VEGF）和基质细胞衍生因子 –1（SDF–1），促进新生血管的形成。血管生成的复杂性在于其受多种细胞因子和信号通路的精细调控。例如，VEGF 是最重要的促血管生成因子之一，其通过激活内皮细胞的增殖和迁移，显著促进血管生成。此外，成纤维细胞生长因子（FGF）和一氧化氮（NO）也在调控血管生成过程中起到重要作用。EPCs 在血管生成中的具体机制主要通过两种方式实现：一方面直接整合到新生血管结构中，另一方面通过旁分泌方式释放促血管生成因子。这些因子与受损组织的微环境共同作用，协同完成血管修复。

总结

　　Ilizarov 微循环重建技术在临床上的疗效已得到广泛认可，但从分子水平深入解析其作用机制仍然具有重要意义。现有研究表明，上述分子机制并非孤立存在，而是通过复杂的信号网络相互交织、协同调控，共同实现微循环的重建。然而，胫骨横向骨搬移手术的分子机制仍有许多未知的信号通路亟待探索。这些未知领域的研究不仅有助于揭示手术的基础机制，也将为未来优化和创新治疗策略提供新思路。

第二十章 广东省第二人民医院 糖尿病足保肢治疗中心 与保肢治疗技术联盟

一、糖尿病足保肢治疗中心与保肢治疗技术联盟

糖尿病足患者往往年龄较大，基础疾病多，无论是患者就诊时的病情还是血管情况等方面，均比较复杂。因此，在治疗糖尿病足的过程中，需要多学科的合作。2021年10月，广东省第二人民医院在前期各学科合作的基础上，由骨科牵头，联合内分泌科、介入血管科、重症医学科、麻醉科、康复科、临床营养科等多个学科，成立糖尿病足保肢治疗 MDT，经医院审批，成立糖尿病足保肢治疗中心。中心采用松散的组织形式开展工作，通过共同讨论，逐步达成共识，制订出省二医糖尿病足诊疗流程。各专科在收治和处理糖尿病足患者时，均按照该流程执行，确保多学科间诊疗策略的同质化。针对每个糖尿病足患者，中心通过多学科联合会诊，为患者制订个性化的诊疗方案。

2021年10月，广东省第二人民医院牵头成立糖尿病足保肢治疗技术联盟。联盟成立后，在广东省推广糖尿病足保肢技术，目前该联盟成员达到30余家。

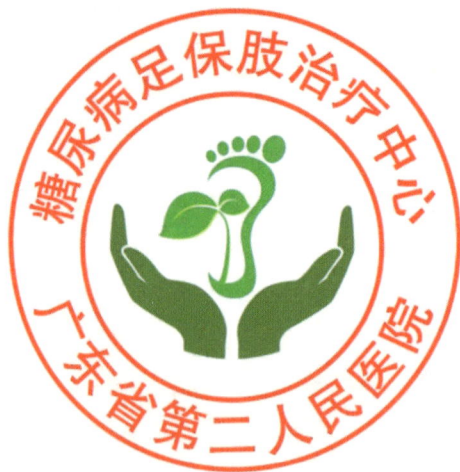

上图展示了糖尿病足保肢治疗中心的 logo，以双手托起的足为基本构型，足部设计为嫩绿色幼芽的形状，代表新生，象征着胫骨横向骨搬移带来的血运再生机制。

二、保肢中心未来的工作

（一）建设一个开放的保肢治疗中心，实现糖尿病足诊疗在多学科间的同质化

实现糖尿病足首诊科室都能给患者一个标准化、同质化的治疗方案，这是保肢治疗中心建设的目的所在。多个学科均可收治，为避免不同学科之间针对同一患者可能给出不同诊疗方案，导致患者选择上的困惑和迷茫，我院糖尿病足保肢团队不断通过病例讨论、文献学习、案例复盘等各种形式，在团队内部对糖尿病足诊疗形成统一认识。在疾病不同的阶段，由不同学科为主进行治疗。患者足部创面较小或者未发生溃破时，以内科治疗为主，必要时给予血管内介入治疗；疾病加重或转好，转另外一个专科继续治疗；适合血管介入治疗时，将患者交给介入血管科进行血管腔内治疗；适合胫骨横向

骨搬移治疗时，交给骨科医师处理；术后创面好转后，交给创面专科护士进行进一步的治疗。

（二）立足临床，深耕机制研究

胫骨横向骨搬移技术治疗糖尿病足取得很好的临床效果，已经成为许多医院保肢治疗的首选治疗方式。但对于胫骨横向骨搬移技术促进下肢创面愈合的机制仍然不是非常清晰，仍然存在许多未知的内容。这些机制的研究，有利于我们进一步理解胫骨横向骨搬移技术，并在临床广泛推广。为此，我们团队未来将致力于机制研究，进一步探索促进血管再生、监测血管再生，判断预后的新方法、新手段。

（三）广泛推广胫骨横向骨搬移技术

借助于由省二医牵头成立的糖尿病足保肢技术联盟，我们将在省内进一步推广该技术的应用，将其作为适宜技术在基层医院推广，进一步降低糖尿病足患者的截肢率，提高保肢的成功率和患者的生活质量。

（四）进一步探索横向骨搬移技术的新应用

横向骨搬移技术的原理和效果是通过微循环的再生来促进血液循环，从而达到修复的作用，促进糖尿病足、脉管炎等创面的愈合。在搬移的过程中，体内各类参与创面修复的细胞因子、干细胞明显增多，理论上对所有的慢创，包括外伤后的创面都是有益的。因此，外伤形成的创面也是未来可以尝试的领域。股骨头坏死的发生是因为各类因素导致股骨头内血管闭塞，临床上在进行股骨头钻孔减压的同时，能够通过临近位置的横向骨搬移促进局部血管再生，这也是一个可以值得探索的思路。

结 语

因一些工作原因，影响到本书的编写进度，但最终在团队历时两年半的不断努力下，《糖尿病足胫骨横向骨搬移治疗与围手术期管理》这本书终于面世了，心中不免有些忐忑，不知道此书是否对大家有所帮助。

糖尿病足的治疗真的是一个需要大家为之不断努力的事情！自开始编写本书以来，我们一边编写，一边临床总结，同时也在开展一部分基础研究，以便为糖尿病足的治疗提供帮助，为大家在技术提升上贡献一点力量。我们成立了糖尿病足保肢治疗技术联盟中心，联合内分泌科、介入血管科、重症医学科、麻醉科、康复科、临床营养科等多个学科，我们一起讨论、一起总结。本书总结了我们的一些工作经验、手术技巧，以及患者围手术期麻醉管理、血糖管理、创面管理、营养膳食管理等方面的内容，如果这些内容能够对大家有所帮助，我们将感到十分欣慰。

如前文所述，胫骨横向骨搬移术的诞生与发展，是糖尿病足治疗领域的里程碑，更是再生医学与临床实践结合的典范。但鉴于本团队能力有限，经验尚有不足，技术尚有改进的空间，望大家批评指正，以便我们在工作中得到进步，使患者的治疗效果得到提升。希望未来技术的融合、机制研究的深入，将进一步提升该技术的疗效与可及性，助力更多患者免于截肢之苦，重获生命尊严。

谨以此书献给我们的同事，感谢大家给予的支持；献给我们团队的家人，他们承担了更多的家庭责任，让我们能够有更多时间从事喜欢的临床工作。

齐勇

2025 年 2 月 15 日

.

参考文献

[1]王爱红，赵湜，李强，等．中国部分省市糖尿病足调查及医学经济学分析 [J]. 中华内分泌代谢杂志，2005，21（6）:496-499.

[2]班绎娟，冉兴无，杨川，等．中国部分省市糖尿病足病临床资料和住院费用等比较 [J]. 中华糖尿病杂志，2014，6（7）:499-499.

[3]管珩，刘志民，李光伟，等．50岁以上糖尿病人群周围动脉闭塞性疾病相关因素分析 [J]. 中华医学杂志，2007，87（1）:23-27.

[4]王爱红，许樟荣，王玉珍，等．有心血管危险因素的老年糖尿病患者有更高的下肢动脉病变患病率 [J]. 老年医学与保健，2005，11（3）:147-149.

[5]王爱红，许樟荣，纪立农．中国城市医院糖尿病截肢的临床特点及医疗费用分析 [J]. 中华医学杂志，2012，92（4）:224-227.

[6]文晓蓉，邢英琦，刘勇，等．腹部及四肢动脉超声若干常见临床问题专家共识 [J]. 中国超声医学杂志，2020，36（12）:1057-1066.

[7]华扬，惠品晶，邢瑛琦．中国脑卒中血管超声检查指导规范 [J]. 中华医学超声杂志（电子版），2015，12（8）:599-610.

[8]中国医师协会超声医师分会．血管和浅表器官超声检查指南 [M]. 北京：人民军医出版社，2011.

[9]邵毅，周召，葛倩敏．糖尿病视网膜病变及黄斑水肿诊疗规范：英国皇家眼科医师学会指南解读 [J]. 眼科新进展，2021，41（7）:601-607.

[10]中国医师协会神经内科医师分会疼痛和感觉障碍专委会．糖尿病性周围神经病理性疼痛诊疗专家共识 [J]. 全科医学临床与教育，2019，17（2）:100-103+107.

[11]谷涌泉，冉兴无，郭连瑞，等．中国糖尿病足诊治指南 [J]. 中国临床医生杂志，2024，52（11）:1287-1296.

[12]崔鸿杰，吴英锋．膝下动脉血运重建治疗下肢动脉硬化闭塞症研究进展 [J]. 血管与腔内血管外科杂志，2023，9（12）:1465-1470.

[13]钱宇轩，谭树平，鲁城然，等．足弓动脉架桥联合浅组静脉动脉化治疗沙漠

足一例 [J]. 中华血管外科杂志，2023，8（1）：53-55.

[14]《多学科合作下糖尿病足防治专家共识（2020 版）》编写组. 多学科合作下糖尿病足防治专家共识（2020 版）精华版（Ⅱ）[J]. 中华烧伤杂志，2020，36（9）：767-785.

[15]中国糖尿病足细胞与介入治疗技术联盟，中国医师协会介入医师分会介入医学与生物工程技术委员会，国家放射与治疗临床医学研究中心. 糖尿病足介入综合诊治临床指南（第九版）[J]. 介入放射学杂志，2024，33（4）：341-354.

[16]张瑞鹏，王辉，戴毅，等. 联合介入及自体外周血干细胞移植治疗下肢动脉缺血性疾病 [J]. 昆明医科大学学报，2018，39（7）：101-105.

[17]林峰，陈铃雄，刘羽，等. 不同踝下流出道病变程度糖尿病足患者接受膝下动脉球囊扩张的疗效及其影响因素 [J]. 介入放射学杂志，2023，32（10）：965-969.

[18]王福生，胡安琦，陈江. 下肢动脉球囊扩张成形术治疗高危糖尿病足的方法、效果及并发症分析 [J]. 糖尿病新世界，2023，26（3）：10-13.

[19]姜国忠，李蕾，李雪岩，等. 斑块旋切术联合药物涂层球囊在糖尿病足溃疡合并严重下肢缺血中的临床疗效 [J]. 血管与腔内血管外科杂志，2020，6（5）：457-459+466.

[20]姚华强，白俊东，张玉娜，等. 药物涂层球囊治疗糖尿病膝下动脉病变有效性与安全性 [J]. 临床军医杂志，2021，49（7）：826-827.

[21]董夷宸，段红永，张琪，等. 下肢动脉硬化闭塞症腔内治疗血管准备方式现状 [J]. 国际外科学杂志，2024，51（3）：190-196.

[22]曲龙. Ilizarov 胫骨横向骨搬移技术的前世，今生，来世——一个治疗方法诞生的岁月历程 [J]. 中国修复重建外科杂志，2020，34（8）：951-955.

[23]曲龙. Ilizarov 胫骨横向骨搬移技术的起源和发展 [J]. 中医正骨，2019，31（10）：4-6.

[24]曲龙，王爱林，汤福刚. 胫骨横向搬移血管再生术治疗血栓闭塞性脉管炎 [J]. 中华医学杂志，2001，81（10）：622-624.

[25]杨大威，纪效民，石健. 胫骨横向骨搬移法治疗下肢动脉硬化闭塞症的临床应用 [J]. 哈尔滨医科大学学报，2004，38（2）：201-202.

[26]花奇凯，秦泗河，赵良军，等.Ilizarov 技术胫骨横向骨搬移术治疗糖尿病足[J].中国矫形外科杂志，2017，25（4）:303-307.

[27]冼呈，赵劲民，苏伟，等.胫骨横向骨搬移微循环再生技术治疗糖尿病足的临床疗效观察[J].广西医科大学学报，2015，32（4）:605-607.

[28]李鹏，徐全胜，刘传华.胫骨横向骨搬移与负压引流技术在糖尿病足治疗中的应用效果分析[J].糖尿病新世界，2024，27（19）:183-185+189.

[29]孙勇，肖耀广，王贺.胫骨横向搬移治疗糖尿病足溃疡［J］.中国骨伤，2018，31（10）: 4-6.

[30]张肇芳.Ethicon Endo-Surgery 超声清创水刀联合封闭负压引流技术在糖尿病足溃疡中的应用[J].中国医疗器械信息，2023，29（6）: 121-123.

[31]陈春君，苏永雄，林宝举，等.糖尿病足的临床治疗进展[J].当代医学，2020，26（31）: 193-194.

[32]王江宁，高磊.糖尿病足慢性创面治疗的新进展[J].中国修复重建外科杂志，2018，32（7）:832-837.

[33]余谦，盛小辉，郑若.银离子敷料联合负压封闭引流技术治疗糖尿病足伤口感染的效果[J].糖尿病新世界，2022，12（24）: 189-192.

[34]谷涌泉.中国糖尿病足诊治指南[J].中国临床医生杂志，2020，48（1）: 19-27.

[35]王欣，刘元波，张世民，等."游离穿支皮瓣常见并发症原因分析与防治"专家共识[J].中华显微外科杂志，2017，40（3）:209-212.

[36]唐举玉.穿支皮瓣的基础理论与基本技术[J].中华显微外科杂志，2022，45（2）: 222-226.

[37]杨丽波.糖尿病足饮食控制血糖在骨科围手术期的分析研究[J].实用临床护理学电子杂志，2020，5（4）:142+155.

[38]曹爱萍.浅谈糖尿病患者围手术期的血糖管理[J].世界最新医学信息文摘，2017，17（57）:56+59.DOI:10.19613/j.cnki.1671-3141.2017.57.031.

[39]王雷，陈金安，胡志为，等.围手术期糖尿病足患者管理的研究进展[J].临床与病理杂志，2018，38（8）:1785-1790.

[40]中华医学会糖尿病学分会.中国 2 型糖尿病防治指南（2020 年版）（上）[J].中国实用内科杂志，2021，41（8）:668-695.DOI:10.19538/j.nk2021080106.

[41] 杨大威，徐玉东，周冬枫.骨搬移法对下肢缺血疾病疗效的基础研究 [J]. 哈尔滨医科大学学报，2003，37（2）:137-139. DOI:10.3969/j.issn.1000-1905. 2003.02.016.

[42] 花奇凯，王林，冼呈，等.Ilizarov 胫骨横向骨搬移微循环重建技术治疗下肢慢性缺血性疾病的临床疗效 [J].中国矫形外科杂志,2015,23(21):2007–2011.

[43] 连浩宇.干细胞动员在胫骨横向搬移治疗重度糖尿病足机制中的作用研究 [D]. 南宁：广西医科大学，2019.

[44] 张定伟，黄俊琪，石波，等.胫骨横向骨搬移技术治疗糖尿病足的并发症分析 [J].中国修复重建外科杂志，2020，34（8）:985-989.

[45] 项杰.胫骨横向骨搬移对糖尿病足患者造血干细胞集落形成及 PI3K/AKT 信号通路的影响 [D].南宁：广西医科大学，2018.

[46] 姜圣洁.皮肤干细胞活化参与胫骨横向骨搬移术促进重度糖尿病足溃疡再生愈合机制研究 [D].南宁：广西医科大学，2021.

[47] 高伟，林震迅，镇普祥，等.胫骨横向骨搬移后巨噬细胞促进重度糖尿病足创面的愈合 [J].中国组织工程研究，2018，22（36）:5811-5815.